临床麻醉新手笔记

CLINICAL ANAESTHESIA
Lecture Notes
（第5版）

原著主编　Matthew Gwinnutt
　　　　　Carl Gwinnutt

主　　译　高志峰　冯　艺
主　　审　米卫东

U0197025

北京大学医学出版社

LINCHUANG MAZUI XINSHOU BIJI（DI 5 BAN）

图书在版编目（CIP）数据

临床麻醉新手笔记：第 5 版/（英）马修·格温纽特
（Matthew Gwinnutt）原著；高志峰，冯艺主译.—北京：北
京大学医学出版社，2017.9（2021.12 重印）
书名原文：Clinical Anaesthesia：Lecture Notes
ISBN 978-7-5659-1655-7

Ⅰ.①临⋯　Ⅱ.①马⋯ ②高⋯ ③冯⋯　Ⅲ.①麻醉学　Ⅳ.
①R614

中国版本图书馆 CIP 数据核字（2017）第 188541 号

北京市版权局著作权合同登记号：图字：01-2017-1639

CLINICAL ANAESTHESIA：Lecture Notes

Matthew Gwinnutt，Carl Gwinnutt

9781119119821
This edition first published 2017 © 2017 by John Wiley & Sons，Ltd.
First edition 1997. © Carl L. Gwinnutt.
Second edition 2004. © Carl L. Gwinnutt
Third edition 2008. © Carl L. Gwinnutt
Fourth edition 2012 © 2012 by John Wiley & Sons，Ltd.

临床麻醉新手笔记（第 5 版）

主　　译：高志峰　冯　艺
出版发行：北京大学医学出版社
地　　址：（100191）北京市海淀区学院路 38 号　北京大学医学部院内
电　　话：发行部 010-82802230；图书邮购 010-82802495
网　　址：http：//www. pumpress. com. cn
E - mail：booksale@bjmu. edu. cn
印　　刷：北京金康利印刷有限公司
经　　销：新华书店
责任编辑：王智敏　　责任校对：金彤文　　责任印制：李　啸
开　　本：889 mm×1194 mm　1/32　印张：9.625　字数：287 千字
版　　次：2017 年 9 月第 1 版　　2021 年 12 月第 2 次印刷
书　　号：ISBN 978-7-5659-1655-7
定　　价：85.00 元
版权所有，违者必究
（凡属质量问题请与本社发行部联系退换）

译者名单

主　译　高志峰（北京大学国际医院）
　　　　冯　艺（北京大学人民医院）

主　审　米卫东（中国人民解放军总医院）

译　者　（按姓氏拼音排序）
　　　　崔　晶（北京大学国际医院）
　　　　丁　琳（北京大学国际医院）
　　　　冯　艺（北京大学人民医院）
　　　　高志峰（北京大学国际医院）
　　　　谷　洁（北京大学国际医院）
　　　　牛东革（北京大学国际医院）
　　　　王　蕾（北京大学国际医院）
　　　　王晓宇（北京大学国际医院）
　　　　张希峣（北京大学国际医院）
　　　　张　莹（北京大学国际医院）
　　　　周宝龙（北京大学国际医院）

原著编者

Russell Perkins FRCA
Consultant Paediatric Anaesthetist
Royal Manchester Children's Hospital
Manchester, UK

Justin Turner FRCA
Consultant in Anaesthesia and Pain Management
Salford Royal Hospitals NHS Foundation Trust
Salford, UK

原著致谢

感谢 Deltex 提供图 3.16 和 3.17。图 3.7 来自 McGuire 和 Younger，2010（详见第 3 章），并且已经获得了牛津大学出版社代表《英国麻醉学杂志》给予的授权。

图 5.12 经 P.Ross 博士授权复制，同时我们十分感谢 J.Corcoran 博士对腹横肌平面阻滞和图 6.1 给予的帮助和建议。

图 9.8、9.9、9.10 和 9.11 经复苏委员会（英国）和 Michael Scott 博士的授权复制。

感谢困难气道协会提供图 5.9，感谢国家气管切开术安全项目组提供图 9.3 和图 9.4，感谢 David Pitcher 博士对"心肺复苏决策"的指导。

我们也要向 Richard Morgan 博士、Gary Smith 教授和 Jas Soar 博士致以谢意，感谢他们对本书前 4 版编写工作的贡献。出于需要，第 5 版保留了他们编写的部分内容。

译者前言（一）

在每年的麻醉科研究生和住院医师入科见面会上，我被问到最多的一个问题是——"您能推荐一本适合我们这些麻醉'新手'的实用而又容易阅读和理解的麻醉书吗？"确实，目前市面上有不少麻醉方面的经典专著、教材和手册可供选择，但密密麻麻的文字和错综复杂的知识常会让这些麻醉"新手"望而却步，即便费时费力读完也不甚了了。为了帮助麻醉"新手"顺利度过这个最艰难，也是最重要的"踏进门槛"的关键时期，我们决定翻译引进 Clinical Anaesthesia：Lecture Notes（《临床麻醉新手笔记》）。本书的蓝本 Clinical Anaesthesia 是英国最权威和经典的麻醉学教材，更是医学生、低年资麻醉医师和麻醉护士的必备工具书。Clinical Anaesthesia：Lecture Notes 不是简单的 Clinical Anaesthesia 的缩略版或精编版，而是把 Clinical Anaesthesia 中最实用、最重要和最核心的内容进行重新编排和再次加工，并加入了最新的麻醉进展，是一本全新的更适合麻醉"新手"的口袋书。

这里也要指出，原版书籍是基于英国的医疗体制、培训模式、工作流程和保险政策等编写而成，并且疾病发病率和药物推荐剂量等数据多针对欧洲人群，与我国的实际情况可能会有所差异，在实际应用时应加以甄别，避免简单照搬。但正所谓"世界是不同的，更是大同的"，本书有关麻醉评估、麻醉实施、麻醉苏醒、围术期急症处理、临床思维培养和围术期医师角色定位等内容，以及英国在住院医师培养和围术期管理方面的先进经验均非常值得我们借鉴和学习。本书另一个亮点，也是其他麻醉书很少涉及的内容，就是在现代麻醉安全管理中越来越重视的"非技术技能"。和原著作者一样，我也推荐你们花点时间阅读第 1 章"麻醉简介"，因为你们需要了解麻醉学科的历史进程，更需要了解它未来的发展方向。

我们相信，这本翻译精良、编排新颖、版式设计简洁、内容简明全面、重点突出的书籍一定能为麻醉"新手"打开一扇窗，帮助你们以微知著、触类旁通，进而胸有成竹、得心应手地从事麻醉临床工作。

最后，希望这本《临床麻醉新手笔记》帮助你们实现麻醉生涯的完美起跑！

冯 艺

译者前言（二）

记得十几年前的我，第一次走进手术室，第一次站在麻醉机前，第一次拿起喉镜……，对于一名像我这样刚刚接触麻醉的"新手"来讲，麻醉学显得过于抽象和难以理解。那时候手头的所有书籍都有些"深奥难懂"，有些"纷繁复杂"，特别希望有一本适合于"新手"的口袋书，能够告诉我"麻醉到底是什么？"。直到最近，我看到了 *Clinical Anaesthesia：Lecture Notes* 这本书，发现它正是那本适合"新手"的，可以用来揭开麻醉学神秘面纱的书籍。它的结构和内容可以完美契合一个麻醉专业的"新手"，主要面向住院医师、见习实习医师、基层麻醉医师、医学生、麻醉护士以及其他与麻醉工作相关的医护人员，当然它也完全可以作为高年资麻醉医师教学的辅助工具书。它采用了直观、清晰的章节设计，简洁地涵盖了麻醉专业的各领域，同时又不失对于细节的充分关注，还与时俱进地探讨了致力于成为"围术期医师"的当代麻醉医师所担负的更广泛的角色，包括术前风险分层、术后疼痛管理以及麻醉实践所必需的非技术技能等。

我们在翻译的过程中力争做到精益求精、准确无误，使其既保留原版书的原汁原味，又符合我国的实际情况。另外，与原版书的作者一样，我们也选择了住院医师和医学生对本书进行了部分校对工作，并听取了他们的建议，力求使中文翻译版《临床麻醉新手笔记》可以充分满足"新手"的需求。中文版具有如下特点：①采用了口袋书的形式，方便携带并随时查阅；②采用了全彩色印刷，保留了文中所有彩色照片、图表和流程图，使知识变得生动，思路变得清晰，更使学习不再枯燥；③保留了文中大量在线的指南链接和重要麻醉学会的网址，便于进一步的阅读和学习；④在文中加入了麻醉重要术语的英文全称，便于"新手"在学习专业知识的同时，熟悉重要的英文词汇。

衷心希望这本《临床麻醉新手笔记》能够成为广大麻醉"新手"们的必备书籍，能够成为一块敲门砖，为"新手"们打好坚实的基础，引领"新手"们走进麻醉的广阔世界！

高志峰

原著前言

虽然距 *Clinical Anaesthesia*：*Lecture Notes* 上一版的出版仅仅过去了四年，但由于知识更新速度很快，促使我们需要对本书进行再版，以确保本书及时反映这些更新和进展，同时也针对上一版收到的反馈做出修改和完善。新版第一个主要变化是，增加了第 1 章"麻醉简介"。我们希望你能花点时间来好好地阅读这一章，哪怕只是简略地了解，因为这一章会帮助你洞悉麻醉专业的历史发展进程以及未来的发展方向。据估计，大约 70% 的住院患者会遇到一位麻醉医师。麻醉专业已经涉及了更广泛的领域，并且很多专业人士参与到了麻醉团队的工作之中。在编写新版时，我们头脑中一直装着这个"团队"，并且希望这本书不仅适用于医学生，还能对麻醉和急诊专业实习生、麻醉医师助理实习生、手术室工作人员和恢复室护士都有所帮助。

本书内容已经全面更新，以反映临床实践、新指南以及新设备和新药物等领域的相关变化。由于超重和肥胖患者日益增多，我们增加了针对这类患者围术期管理的内容，并且还应读者要求，增加了儿科麻醉的相关内容。其他新增加的内容包括加速外科康复（enhanced recovery after surgery，ERAS）和麻醉医师非技术技能（non-technical skills，NTS）重要性的概述。考虑到麻醉医师在今后会进一步介入到围术期管理领域，我们还对围术期常见内科急症诊断和治疗章节进行了保留和适当扩展。

除了内容的更新，新版与之前相比还有两个重要的变化。第一个变化是，为了帮助你采用结构化方法学习麻醉并形成更清晰的思路，我们在每一章的开始都列出了学习目标。学习目标又分为两个部分：第一是通过阅读每一章你应该学到的知识；第二是我们认为很重要的基于这些知识的技能。我们希望这些学习目标可以为你在麻醉时提供一个清晰的想法。即使你不是医学生，我们认为这些学习目标对你也是同样适用的和可以实现的。

第二个变化是，协助读者通过互联网使用大量实用资源。这种途径的潜在问题是，无法控制资源的质量。因此，我们只列出已通过审核的可靠的网站地址链接。文中会出现相关网站的编号，例如［2.2］，而位于章末的"扩展阅读"版块会列出网站地址。

最后，与之前的版本一样，我们希望你会喜欢这本书，但更重要的是，希望这本书能帮助你更好地管理患者。如果它做到了，请推荐给你的朋友；如果它没有做到，请告诉我们！当然，这本书仍然会有不足之处，但我们希望每一次的再版都能使之更加完善。

本书常用缩略词

AAGBI	Association of Anaesthetists of Great Britain and Ireland	大不列颠和爱尔兰麻醉医师协会
ABG	arterial blood gas	动脉血气
ABW	adjusted body weight	校正体重
ACD-A	anticoagulant citrate dextrose solution A	枸橼酸葡萄糖抗凝溶液 A
ACE-I	angiotensin converting enzyme inhibitor	血管紧张素转化酶抑制剂
ACS	acute coronary syndrome	急性冠脉综合征
ADH	antidiuretic hormone	抗利尿激素
AIM	Acute Illness Management	急性病管理
AKI	acute kidney injury	急性肾损伤
ALERT	Acute Life-threatening Event Recognition and Treatment	急性危及生命事件的识别和治疗
ALS	Advanced Life Support	高级生命支持
AMI	acute myocardial infarction	急性心肌梗死
ANTT	antiseptic no-touch technique	抗菌无接触技术
APL	adjustable pressure limiting	可调节压力限制
APLS	Advanced Paediatric Life Support	高级儿科生命支持
ARDS	acute respiratory distress syndrome	急性呼吸窘迫综合征
ASA	American Society of Anesthesiologists	美国麻醉医师协会
AT	anaerobic threshold	无氧阈值
ATN	acute tubular necrosis	急性肾小管坏死
AV	atrioventricular	房室的
BIS	bispectral index	脑电双频指数
BMI	body mass index	体重指数
BNF	British National Formulary	英国国家药典
BiPAP	bilevel positive airway pressure	双相气道正压通气
BP	blood pressure	血压
BTS	British Thoracic Society	英国胸科协会
CAP	community-acquired pneumonia	社区获得性肺炎

CCrISP	Care of the Critically Ill Surgical Patient	危重外科患者管理
CCU	coronary care unit	冠心病监护病房
CEPOD	Confidential Enquiry into Perioperative Death	围术期死亡机密调查
CNS	central nervous system	中枢神经系统
CO_2	carbon dioxide	二氧化碳
COPD	chronic obstructive pulmonary disease	慢性阻塞性肺疾病
COX	cyclo-oxygenase	环氧化酶
CPAP	continuous positive airway pressure	持续气道正压通气
CPR	cardiopulmonary resuscitation	心肺复苏
CPX	cardiopulmonary exercise	心肺运动
CRP	C-reactive protein	C 反应蛋白
CRT	capillary refill time	毛细血管再充盈时间
CSF	cerebrospinal fluid	脑脊液
CT	computed tomography	计算机断层扫描
CTPA	computed tomography pulmonary angiography	计算机断层扫描肺血管造影
CVC	central venous catheter	中心静脉导管
CVP	central venous pressure	中心静脉压
CVS	cardiovascular system	心血管系统
CXR	chest X-ray	X 线胸片
DAS	Difficult Airway Society	困难气道协会
DBP	diastolic blood pressure	舒张压
DBS	double-burst stimulation	双短强直刺激
DNACPR	do not attempt cardiopulmonary resuscitation	不尝试心肺复苏
DS	degrees of substitution	取代度
DVT	deep venous thrombosis	深静脉血栓
ECF	extracellular fluid	细胞外液
ECG	electrocardiogram	心电图
EEG	electroencephalograph	脑电图
EMLA	eutectic mixture of local anaesthetics	局麻药共溶性合剂
ENT	ear，nose and throat	耳、鼻、喉
EPLS	European Paediatric Life Support	欧洲儿科生命支持

ETC	European Trauma Course	欧洲创伤课程
ETT	exercise tolerance test	运动耐量测试
EWS	Early Warning Score	早期预警评分
FAST	focused assessment with sonography in trauma	创伤的目标导向超声评估
FBC	full blood count	全血细胞计数
FEEL	focused echocardiography in emergency life support	心肺复苏时的目标导向心脏超声评估
FEV_1	forced expiratory volume in 1 second	第一秒用力呼气容积
FFP	fresh frozen plasma	新鲜冰冻血浆
FICM	Faculty of Intensive Care Medicine	重症监护医学学院
FiO_2	fractional inspired oxygen concentration	吸入气中的氧浓度分数
FRC	functional residual capacity	功能残气量
FRCA	Fellow of the Royal College of Anaesthetists	英国皇家麻醉医师学会会员
FVC	forced vital capacity	用力肺活量
GCS	Glasgow Coma Scale	格拉斯哥昏迷评分
GFR	glomerular filtration rate	肾小球滤过率
GI	gastrointestinal	胃肠道
GTN	glyceryl trinitrate	硝酸甘油
HAFOE	high-airflow oxygen enrichment	高流量富氧
HAP	hospital-acquired pneumonia	医院获得性肺炎
Hb	haemoglobin	血红蛋白
HbA1c	glycosylated haemoglobin	糖化血红蛋白
HDU	high-dependency unit	加护病房
HIV	human immunodeficiency virus	人类免疫缺陷病毒
HR	heart rate	心率
HRT	hormone replacement therapy	激素替代疗法
5-HT	5-hydroxytryptamine	5-羟色胺
HTLV	human T-cell lymphotrophic virus	人类嗜 T 淋巴细胞病毒
IBW	ideal body weight	理想体重
ICF	intracellular fluid	细胞内液
ICM	intensive care medicine	重症监护医学
ICP	intracranial pressure	颅内压
ICU	intensive care unit	重症监护治疗病房

I：E	ratio inspiratory：expiratory ratio	吸呼比
ILMA	intubating LMA	插管型喉罩
IM	intramuscular	肌内注射
INR	international normalized ratio	国际标准化比值
IPPV	intermittent positive pressure ventilation	间歇正压通气
IR	immediate release	速释
ITU	intensive therapy unit	加强治疗病房
IV	intravenous	静脉注射
IVC	inferior vena cava	下腔静脉
IVRA	intravenous regional anaesthesia	静脉区域麻醉
JVP	jugular venous pressure	颈静脉压
K^+	potassium ions	钾离子
kPa	kilopascals	千帕
LA	local anaesthetic	局麻药
LBBB	left bundle branch block	左束支传导阻滞
LBW	lean body weight	去脂体重
LED	light-emitting diode	发光二极管
LFT	liver function test	肝功能检查
LMA	laryngeal mask airway	喉罩
LMWH	low molecular weight heparin	低分子量肝素
LP	lumbar puncture	腰椎穿刺
LSD	lysergic acid diethylamide	麦角酸二乙胺
LVF	left ventricular failure	左心室衰竭
MAC	minimum alveolar concentration	最低肺泡有效浓度
MAP	mean arterial pressure	平均动脉压
MET	metabolic equivalent	代谢当量
	medical emergency team	医疗急救组
MH	malignant hyperpyrexia	恶性高热
MHRA	Medicines and Healthcare products Regulatory Agency	药物和保健产品监管机构
MI	myocardial infarction	心肌梗死
MODS	multiple organ dysfunction syndrome	多器官功能障碍综合征
MR	modified release	缓释
MRI	magnetic resonance imaging	磁共振成像

Na$^+$	sodium ions	钠离子
NCEPOD	National Confidential Enquiry into Patient Outcome and Death	国家患者结局和死亡机密调查
NEWS	National Early Warning Score	国家早期预警评分
NIBP	non-invasive blood pressure	无创血压
NICE	National Institute for Health and Care Excellence	国家卫生与保健优化研究所
NMDA	N-methyl-D-aspartate	N-甲基-D天冬氨酸
N$_2$O	nitrous oxide	氧化亚氮
NPSA	National Patient Safety Agency	国家患者安全机构
NSAID	non-steroidal anti-inflammatory drug	非甾体抗炎药
NSTEMI	non-ST segment elevation myocardial infarction	非ST段抬高型心肌梗死
NYHA	New York Heart Association	纽约心脏协会
OCP	oral contraceptive pill	口服避孕药
ODP	operating department practitioner	手术室工作人员
OHS	obesity hypoventilation syndrome	肥胖低通气综合征
OLV	one-lung ventilation	单肺通气
OSA	obstructive sleep apnoea	阻塞性睡眠呼吸暂停
OSAHS	obstructive sleep apnoea and hypopnoea syndrome	阻塞性睡眠呼吸暂停低通气综合征
OS-MRS	Obesity Surgery Mortality Risk Score	肥胖手术死亡率风险评分
OTC	over the counter	非处方药
PA（A）	physician's assistant（anaesthesia）	医师助理（麻醉）
PaCO$_2$	arterial partial pressure of carbon dioxide	动脉血二氧化碳分压
PACU	postanaesthesia care unit	麻醉后监护治疗病房
PCA	patient-controlled anaesthesia	患者自控麻醉
PCI	percutaneous coronary intervention	经皮冠状动脉介入治疗
PCV	pressure-controlled ventilation	压力控制通气
PDPH	postdural puncture headache	硬膜穿破后头痛
PE	pulmonary embolism	肺栓塞
PEA	pulseless electrical activity	无脉性电活动
PEEP	positive end expiratory pressure	呼气末正压通气
PEF	peak expiratory flow	最大呼气流量

PEFR	peak expiratory flow rate	最大呼气流速
PMGV	piped medical gas and vacuum system	管道医用气体和真空系统
PaO$_2$	arterial partial pressure of oxygen	动脉血氧分压
POCT	point of care testing	即时检验
PONV	postoperative nausea and vomiting	术后恶心呕吐
PPCI	primary percutaneous coronary intervention	急诊经皮冠状动脉介入治疗
PPI	proton pump inhibitor	质子泵抑制剂
psi	pounds per square inch	磅／平方英寸
PSV	pressure support ventilation	压力支持通气
PT	prothrombin time	凝血酶原时间
pVT	pulseless ventricular tachycardia	无脉性室性心动过速
RBBB	right bundle branch block	右束支传导阻滞
ROSC	return of spontaneous circulation	自主循环恢复
RRT	renal replacement therapy	肾替代治疗
RSI	rapid-sequence induction	快速序贯诱导
RSVP	Reason，Story，Vital signs，Plan	原因、过程、生命体征、计划
SBAR	Situation，Background，Assessment，Recommendation	现状、背景、评估、建议
SBP	systolic blood pressure	收缩压
SGA	supraglottic airway	声门上气道
SIRS	systemic inflammatory response syndrome	全身炎症反应综合征
SOBA	Society for Obesity and Bariatric Anaesthesia	肥胖和减肥手术麻醉学会
SpO$_2$	peripheral oxygen saturation	外周血氧饱和度
STEMI	ST segment elevation myocardial infarction	ST 段抬高型心肌梗死
SVC	superior vena cava	上腔静脉
TAP	transversus abdominis plane	腹横肌平面
TBW	total body weight	总体重
TCI	target-controlled infusion	靶控输注
TIVA	total intravenous anaesthesia	全凭静脉麻醉
TOF	train-of-four	四个成串刺激
TTE	transthoracic echocardiography	经胸超声心动图
U&E	urea and electrolytes	尿素和电解质

VCO_2	carbon dioxide production	二氧化碳生成量
VF	ventricular fibrillation	心室颤动
VIE	vacuum-insulated evaporator	真空-绝缘蒸发器
VO_2	oxygen consumption	耗氧量
V/Q	ventilation/perfusion ratio	通气 / 血流比值
VT	ventricular tachycardia	室性心动过速
VTE	venous thromboembolism	静脉血栓栓塞
WBC	white blood cell	白细胞
WHO	World Health Organization	世界卫生组织

目 录

目 录

麻醉简介

张 莹 高志峰 译 冯 艺 校

全身麻醉

早在 1772 年 Joseph Priestley 就首次合成了氧化亚氮，并且自 19 世纪初人们就已经认识到氧化亚氮具有镇痛作用，但当时主要被用作消遣性药物（所以氧化亚氮又被称为"笑气"）。美国康涅狄格州的牙科医师 Horace Wells 注意到，他的一名助手虽然胫骨受到严重损伤，但在氧化亚氮的作用下，当时并没有感觉到疼痛。随后，在 1844 年 Wells 吸入氧化亚氮后在没有痛觉的状态下拔出了自己的智齿，随后他将氧化亚氮应用到了医疗工作中。但在 1845 年 Wells 受邀在哈佛医学院演示氧化亚氮用于拔牙时，由于患者抱怨疼痛，氧化亚氮的作用受到了质疑。此外，当时为了得到足够好的效果，往往会给患者吸入接近 100% 浓度的氧化亚氮，这就会存在严重缺氧的风险。这一问题在 19 世纪 60 年代末得到了解决，当氧化亚氮在压力控制下从气瓶中输出时，会相应地有20% 的氧气同时输出。这一方法的出现大大增加了氧化亚氮的应用。

1846 年 10 月 16 日，无痛手术第一次成功地在麻省总医院公开展示。牙科医师 William Thomas Green Morton 给患者 Edward Abbott 吸入乙醚［（C_2H_5）$_2$O］蒸气，牙科医师 John Warren 为 Abbott 切除了下颌肿瘤。几周后，哈佛大学的解剖学和生理学教授 Oliver Wendell Holmes 提议将诱导时的状态命名为"麻醉（anaesthesia）"，该词源于希腊语，由 an（没有）和 aisthesis（感觉）组成。Morton 所使用的简易设备（图 1.1a）与现代的麻醉机（图 1.1b）的比较见图 1.1。

不出所料，乙醚的发现被迅速传播。1846 年 12 月 19 日，来自伦敦的内科医师 Francis Boott 博士协助牙科医师 James Robinson 给患者拔智齿时使用了乙醚，并成功说服伦敦大学的外科教授 Robert

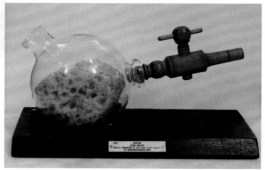

(a)

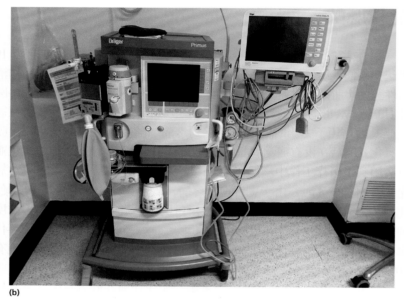

(b)

图 1.1 （a）1846 年 10 月 16 日 William Morton 在麻省总医院首次向公众展示全身麻醉时使用的乙醚吸入器的复制品。经大不列颠和北爱尔兰麻醉医师协会许可复制。（b）现代一体化麻醉系统

Liston，在对 Frederick Churchill 行腿部截肢手术时应用乙醚，两次乙醚的使用都取得了圆满成功。

尽管乙醚麻醉得到广泛应用，但由于乙醚在蒸发的同时液体冷却，使得剂量很难控制。第一个应用科学方法使用乙醚蒸汽的人是来自伦敦的医师 John Snow，他发明了可以控制乙醚输出浓度的几个小设备。他后来又将此技术应用于氯仿，并分别在 1853 年 4 月

和 1857 年 4 月成功地使用氯仿帮助维多利亚女王分娩了第八个孩子 Leopold 和最后一个孩子 Beatrice。在 19 世纪末，氧化亚氮、乙醚和氯仿的组合被广泛应用于麻醉的实施。

在随后的 50 年，其他的吸入麻醉药被陆续研制出来，包括氯乙烷、环丙烷和三氯乙烯，但乙醚、氯仿和氧化亚氮仍然占据主导地位。吸入麻醉药的又一重大突破发生于 1951 年，在曼彻斯特帝国化学工业公司（ICI）工作的 Charles Suckling 合成了氟烷，随后在 1956 年曼彻斯特皇家医院的 Michael Johnstone 首次将氟烷应用于临床。氟烷的出现被认为是现代吸入麻醉药的开端。在随后的 40 年又合成出了几个更复杂的卤代烷化合物，也就是我们今天仍然在广泛使用的吸入麻醉药：异氟烷、七氟烷和地氟烷。

另一个彻底改变全身麻醉的具有里程碑意义的事件是神经肌肉阻滞药或称"肌松药"的发现。亚马逊河区的印第安人将植物的提取物箭毒涂抹于箭头可导致命中猎物瘫痪。1812 年有研究发现，动物可以依赖人工通气存活到箭毒作用消退并可以完全恢复。1850 年法国生理学家 Claude Bernard 证明箭毒可作用于神经肌肉接头，从而揭示了箭毒作用的原理。1900 年毒扁豆碱被发现有拮抗箭毒的作用，箭毒可以在需要的时候被拮抗，而不用等待自然恢复。有意思的是，箭毒的首次临床应用并不是用于麻醉，而是在 1934 年被用于破伤风的治疗。直到 1942 年，蒙特利尔麦吉尔大学的 Harold Griffith 和 Enid Johnson 才将箭毒作为麻醉药物之一应用于一位阑尾切除术患者。1946 年利物浦的 Gray 和 Halton 首次在英国将箭毒（右旋筒箭毒碱）应用于临床麻醉。5 年后琥珀胆碱（琥珀酰胆碱）被应用于临床麻醉，这距其 1906 年被首次报道后，也是经历了很长时间才被真正应用于临床。1966 年第一个人工合成肌松药泮库溴铵面世，随后在 20 世纪 80 年代早期维库溴铵和阿曲库铵相继面世。

最后，气管插管是全身麻醉历史中不可或缺的组成部分。气管插管是从 18 世纪急救复苏时插入气管中的金属管发展而来。来自格拉斯哥的外科医师 William MacEwen 首次将一根可弯曲的金属管插入需要切除舌根部肿瘤的患者的气管中，患者可直接经这根金属管吸入混有氯仿的空气，从而避免了气管造口。随后出现了很多相似的技术，但只有 Magill 和 Rowbotham 首次实现了利用气管导管确保气道安全，同时又不影响面部和气道的重建手术。Magill 进一步将气管导管的材质升级为可重复利用的橡胶制品，并成为之后 40 多年的国际通用标准。目前，由聚氯乙烯（PVC）制成的一次性气管导管已经全面取代了橡胶气管导管。

局部麻醉和区域麻醉

玻利维亚和秘鲁的印第安人通过咀嚼具有刺激作用的红曲霉古柯的叶子，能够保持在不疲倦状态下长时间的狩猎。在 19 世纪 50 年代中期，人们从古柯中提取出了其活性成分——被命名为可卡因的一种生物碱。Freud 将其应用于治疗吗啡成瘾和神经症患者。Freud 认识到可卡因具有减弱黏膜反应的作用，因此他请同事眼科医师 Carl Koller（维也纳）对可卡因进行了相关研究。Koller 的研究首先在动物身上进行，然后在自己和朋友身上进行，最后才在患者身上进行。Koller 将可卡因慢慢滴到结膜囊里，首次使眼科手术在完全无痛状态下完成。到了 19 世纪 90 年代，可卡因被应用于神经及神经丛阻滞，但那时候人们并没有意识到它的成瘾性，造成实验者在实验的过程中逐渐成为瘾君子。成瘾性的问题促进了更安全的替代药物的发展，到 20 世纪初期斯妥伐因和普鲁卡因（奴佛卡因）已在临床广泛应用。利诺卡因（利多卡因）在 1943 年问世，1948 年首次应用于临床，布比卡因则在 1963 年问世。

中枢神经阻滞或脊髓麻醉的发展始于 1885 年的一次偶然事件。来自纽约的神经科医师 James Corning 意外地将可卡因注射到了狗的鞘内，他观察到可卡因产生的一些深远影响，之后他又将可卡因注射到患者的鞘内。他创造了一个新术语——"脊髓麻醉（spinal anaesthesia）"，并建议将其应用于手术。1898 年来自德国的外科医生 August Bier 首次在术前应用可卡因给患者进行了脊髓麻醉。为了证明这项技术的安全和有效，Bier 在患者身上成功地重复应用这项技术后，甚至让助手将可卡因注射到了他自己的鞘内。斯妥伐因和普鲁卡因的出现消除了毒性和成瘾的风险，使得脊髓麻醉得以普及传播。

不久后又出现了硬膜外麻醉，最初是通过骶管入路的给药技术来实现的。20 世纪 30 年代，意大利外科医师 Achille Dogliotti 开始在欧洲推广现今已被广泛应用的腰段硬膜外麻醉，并由 Charles Massey Dawkins 在 20 世纪 40 年代推广到英国。之后不久便出现了硬膜外腔置管技术，实现了连续镇痛。

麻醉学的今天

麻醉从最初将乙醚或氯仿滴在盖于患者脸上的纱布上的时代逐渐发展而来。缺乏有效控制和使用相对毒性大的药物会导致药物效果不确切，并且使得包括死亡在内的并发症的发生并不罕见。对于患者的监测仅包括摸脉搏、观察皮肤颜色以及呼吸频率和深度。培训和练习只能在实际工作中去实现，也没有制定出相关的标准或规程。

目前在英国，已完成医疗培训的医师需要进一步完成 7 年的培训才能成为麻醉医师。在此期间，为了成为英国皇家麻醉医师学会会员（FRCA），他们还要参加系统培训项目（training programme）并通过研究生考试[1.1]。此外，很多麻醉医师还要接受很多额外的亚专科培训，例如重症监护，疼痛管理，心胸外科、神经外科或儿科的麻醉。麻醉医师是英国国家医疗服务体系（National Health Service，NHS）中最大的群体。据估计，超过 60% 的患者在住院期间会遇到一位麻醉医师。

当今，麻醉医师必须详细了解生理学、药理学、解剖学和物理学的知识。这些知识是非常重要的；在麻醉中，各种麻醉技术、先进的设备和使用的药物必须合理地组合才能达到所需要的效果。多种药物的使用和手术的"应激"都会对患者的生理状态产生重大影响。因此，必须对患者进行密切监测；在进行大部分操作时，麻醉医师会通过各种电子设备监测患者的生理变化、麻醉药物的浓度、氧气的浓度和呼吸机的运转。这些进步使现代麻醉变得很安全；自 20 世纪 60 年代以来，麻醉相关的死亡率已降低了 10 倍，从 357 例 / 百万例麻醉下降到了 34 例 / 百万例麻醉。

现在的麻醉医师不再仅仅只是为满足患者进行手术而做麻醉；他们作为团队的一部分，承担了比以往更多的角色和职责。

术前评估

尽管不是所有患者都需要由麻醉医师在术前评估门诊进行术前评估，但所有患者确实都需要在术前由专业人员进行评估。这个角色通常是由护士承担。（译者注：目前在我国，还不能由护士独立进行术前评估。）他们会根据当地规范，进行询问病史、查体及预约检查。对于预计发生麻醉和手术并发症风险较低，可以安全手术的患者，可由护士进行评估。而对于预计风险较高的患者，则需要由麻醉医师在评估门诊进行进一步的检查和评估。

麻醉助理

没有麻醉药物、技术和设备的发展，现在的大部分手术都无法正常进行。不同于 50 年前，重要的是我们要承认麻醉医师现在是管理患者术前、术中和术后的医护团队的领导者这一事实。当麻醉医师在手术室工作的时候，总是由手术室工作人员（operating department practitioner，ODP）或麻醉护士来协助。这些麻醉助理人员（anaesthetic assistant）都经历了系统培训项目以协助麻醉医师进行安全的麻醉操作，并且肩负从检查和准备麻醉设备到协助患者复苏等多种职责。

医师助理（麻醉）

2004 年，医师助理（麻醉）［physicians' assistant（anaesthesia），PA（A）］成为了麻醉团队的最新成员。PA（A）是已经获得了研究生学历并完成了全部培训后，在麻醉专科顾问医师（consultant anaesthetist；译者注：为英国麻醉医师的最高专业职称）的监督和指导下工作的专业人员。一般情况下，一位麻醉专科顾问医师负责管理两位 PA（A）或一位 PA（A）和一位麻醉实习生。PA（A）的职责是帮助提高手术室效率，使手术得以更快地周转，进而增加手术例数。他们还协助参与术前评估门诊、心肺运动试验和心脏停搏团队的工作。

即刻术后管理

所有接受过麻醉的患者都要在术后或麻醉后监护治疗病房（postanaesthesia care unit，PACU）度过一段时间，通常简单地称之为"恢复室（recovery unit）"。PACU 是一个专业化的区域，在这里接受过专业训练的护士或 ODP 会对麻醉或手术后的患者进行一段时间的密切监测。PACU 的建立旨在减少麻醉和手术恢复期间大量可预防的死亡事件。如今，所有术后不需要立即回重症监护治疗病房的患者都要送往 PACU。在 PACU，护士或 ODP 会监测患者的生命体征，并给予药物以减轻患者的疼痛和恶心呕吐。归根到底，麻醉医师全面负责患者在 PACU 的管理，直到患者返回病房。

重症监护中的麻醉医师

1952 年哥本哈根遭受了毁灭性的脊髓灰质炎疫情，导致数以百计的患者呼吸和延髓功能衰竭。许多患者能幸存下来是因为，当时招募了约 1000 位医科和牙科学生，通过气管造口对患者进行了为期数周的人工通气（图 1.2）。次年，提出这种治疗方法的麻醉医师 Bjorn Ibsen 在欧洲设立了第一个重症监护治疗病房（intensive care unit，ICU），许多人将他视作"重症监护之父"。

20 世纪 60 年代和 70 年代，英国逐步建立了 ICU。Ron Bradley 教授被认为是首位全职重症监护临床医师，他负责管理伦敦圣托马斯医院的 ICU。很多 ICU 都是由具有相关训练经历和管理人工通气患者经验的麻醉医师负责管理。如今，重症监护已成为一个由专职 ICU 护士、理疗师、药剂师、营养师、技术员、放射科医师和微生物学家组成的多学科专业。在面对重大疾病和创伤时，现代 ICU 的专业人员和专业设备可以支持或临时替代患者的许多器官系统的功能。这些知识和技能正是重症监护医学（ICM）发展的基础。在英国，重症监护已成为一个独立专业（译者注：在我国，重症监护同样也已成为一个独立专业），在 2010 年成立了重症监护医学学院（FICM），在 2012 年出台了一个独立的培训项目。因此，现在其他医疗专业人员也可以在 ICM 进行培训，例如呼吸内科、肾内科、心

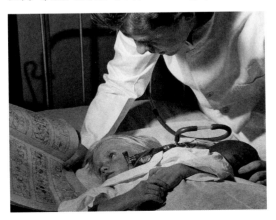

图 1.2　1952 年哥本哈根脊髓灰质炎流行期间，儿童通过气管造口人工通气。经哥本哈根大学医学博物馆许可复制

内科和急诊科，当然也包括传统的麻醉医师[1.2][1.3]。

疼痛管理中的麻醉医师

麻醉的目标就是使患者在没有疼痛的状态下进行手术，因此麻醉医师充分运用他们的技术参与急性和慢性疼痛的管理。1990 年英格兰皇家外科医师学会和麻醉医师学会（当时的名字）联合出版了《术后疼痛》，这本书强调医院需要加强服务以确保充分的镇痛，减少疼痛引发的副作用的发生率以及相关的术后并发症的发病率和死亡率。麻醉医师已在由现代医院建立的多学科急性疼痛管理团队中起到了主导作用。

癌症和非恶性疾病引起的慢性疼痛也属于麻醉医师的管理范围。慢性疼痛影响着所有年龄的患者并严重降低患者的生活质量。成功的疼痛管理需要对患者受疼痛影响的所有方面进行全面的生理心理社会学评估。

为实现这一目标，麻醉医师走在了建立"疼痛门诊"（现在称为"疼痛医学"或"疼痛管理部门"）的最前端。疼痛门诊的建立使得患者可以在门诊接受治疗和个体化疼痛管理，包括评估、心理支持、药物注射治疗、神经调控和康复治疗。

2007 年美国皇家麻醉医师学会成立了疼痛医学院，并制定了疼痛治疗的指南。学院还专门编写了培训大纲，并组织了针对疼痛管理专业的从业资格考试。

麻醉学的未来

尽管在过去 50 年，手术和麻醉的安全性已经取得巨大进步，但证据表明患者在经历大手术之后仍然会遭受到很多本可以避免的伤害（harm）。这些伤害在术前或者术后经过干预是完全可以预防的，例如纠正术前贫血、实施术后镇痛和保证液体平衡。从传统上讲，手术团队应该负责患者围术期的管理，但越来越多的外科医师把关注点放在了对复杂手术技术方面的培训，而疏忽了患者复杂的医疗需求。对患者围术期管理的任务正落向其他专科医师。因此，围术期医学亚专业应运而生，而麻醉医师由于具有独到的训练和经验而成为了该亚专业的领头人。

　　在患者的诊治过程中，麻醉医师未来可能会扮演越来越多的角色，从手术决策到出院，以确保每个患者的个体化需求得到满足并将潜在的伤害最小化。

扩展阅读

[1.1] www.rcoa.ac.uk
[1.2] www.ficm.ac.uk
[1.3] www.ics.ac.uk

2

麻醉评估及术前准备

张希峣　高志峰　译　冯艺　校

学习目标

通过阅读本章，应掌握以下知识：

☐ 术前评估门诊的作用
☐ 可能影响麻醉实施或麻醉风险的并存疾病
☐ 麻醉前哪些检查是必需的
☐ 气道评估及预示可能存在气管插管困难的指征
☐ 麻醉相关风险
☐ 获得全身麻醉及区域麻醉的知情同意

将这些知识应用于以下临床实践中：

☐ 询问病史，着重关注可能影响麻醉实施的因素
☐ 体格检查，着重关注气道的评估
☐ 与麻醉医师一起制订麻醉计划

　　麻醉医师所受的培训和经验使他们最具资格来评估每一位患者接受麻醉时的风险。理想情况下，每一位患者在手术前均应接受麻醉医师的评估，以识别、处理并最小化麻醉风险。传统上，麻醉评估是在患者入院后，通常在拟行择期手术的前一日进行。然而一旦此时发现患者存在严重的并存疾病，手术将被迫推迟，但又没有足够的时间收治其他需要手术的患者，这就会导致手术间的空置和浪费。为了提高效率，目前越来越多的患者在择期手术当日才被收入院，这进一步减少了充分进行麻醉评估的机会，限制了检查的实施，

实际上妨碍了对并存疾病的优化处理。以上原因导致择期手术患者术前管理发生了显著改变，其中就包括引入专门用于麻醉评估的门诊。目前存在多种形式的"术前"或"麻醉评估"门诊，以下内容旨在概述其主要功能。如果需要进一步学习，请参考大不列颠和爱尔兰麻醉医师协会（Association of Anaesthetists of Great Britain and Ireland，AAGBI）发布的相关资料[2.1]。

术前评估门诊

第一级

尽管不是所有患者都需要由麻醉医师在术前评估门诊进行术前评估，但所有患者确实都需要在术前由专业人员进行评估。这个角色通常是由护士承担。（译者注：目前在我国，还不能由护士独立进行术前评估。）他们会根据当地规范，进行询问病史、查体及预约检查（见下文）。这样做的主要目的是识别那些在麻醉和手术期间并发症发生风险低的患者。包括：

- 没有并存疾病的患者；
- 并存疾病控制良好且不影响日常活动的患者，如高血压；
- 不需要做检查或只需要做基本检查的患者（表 2.1）；
- 没有麻醉困难的相关病史或预测因素的患者；
- 需要接受并发症发生风险很小的手术的患者。

在满足上述要求后，患者可以准备接受手术。在这个阶段，患者通常会得到一份说明手册，以了解麻醉相关的初步信息。入院后，手术团队的一位成员会对患者再次评估，以确保其自门诊就诊后没有发生任何重大变化，还会重申知情同意并在合适时间标记手术部位。麻醉医师将会：

- 确认术前评估结果；
- 查看基本检查的结果；
- 向患者解释适合手术操作的麻醉方式选择；
- 取得麻醉的知情同意；
- 有判断实施麻醉是否安全的最终决定权。

表 2.1 无并存疾病患者（ASA Ⅰ）的基本检查

患者年龄	小手术	中等手术	大手术	特大手术
16～39	无	无	FBC	FBC，RFT
可选	无	无	RFT，BS	凝血，BS
40～59	无	无	FBC	FBC，RFT
可选	ECG	ECG，FBC，BS	ECG，BS，RFT	ECG，BS，凝血
60～79	无	FBC	FBC，ECG，RFT	FBC，RFT，ECG
可选	ECG	ECG，BS，RFT	BS，CXR	BS，凝血，CXR
≥80	ECG	FBC，ECG	FBC，ECG，RFT	FBC，RFT，ECG
可选	FBC，RFT	RFT，BS	BS，CXR，凝血	BS，凝血，CXR

BS，random blood glucose，随机血糖；CXR，chest X-ray，X 线胸片；ECG，electrocardiogram，心电图；FBC，full blood count，全血细胞计数；RFT，renal function tests，肾功能检查，包括钠、钾、尿素和肌酐。
凝血包括凝血酶原时间（PT）、活化部分凝血活酶时间（APTT）、国际标准化比值（INR）。
来源：国家卫生与保健优化研究所

第二级

显然，并非所有患者都符合上述情况。常见的原因包括：
- 并存疾病影响日常生活；
- 发现以前未诊断的疾病，例如糖尿病或高血压；
- 疾病控制情况不理想，例如心绞痛、慢性阻塞性肺疾病（chronic obstructive pulmonary disease，COPD）；
- 基本检查结果异常。

这些患者将需要接受进一步检查，如心电图（electrocardiogram，ECG）、肺功能、超声心动图或在其他专科医师给出建议或处理意见后再重新进行评估。进一步检查的结果将决定患者是否需要由麻醉医师进行评估。

第三级

需要到术前评估门诊由麻醉医师进行评估的患者包括：
- 合并妨碍日常活动的并存疾病（ASA Ⅲ，见下文）；

- 已知存在麻醉困难的病史，例如气管插管困难、对药物过敏；
- 预计有潜在麻醉困难的因素，例如病态肥胖或有麻醉后发生持续呼吸暂停的家族史；
- 将接受复杂手术，无论是否计划在术后进入重症监护治疗病房（ICU）。

通过问诊，麻醉医师可以：

- 对患者的医疗情况进行全面评估；
- 评估其他专科医师给出的建议及检查结果；
- 要求进行进一步的检查；
- 了解既往麻醉药物应用情况；
- 决定最为适合的麻醉方式，如全身麻醉或区域麻醉；
- 取得知情同意，进行解释及记录：
  - 可选择的麻醉方式及潜在的副作用；
  - 麻醉相关风险。
- 讨论术后护理计划。

这些患者在入院后也将由麻醉医师再次进行访视评估，以确认患者自门诊就诊后病情是否发生显著变化，解答关于麻醉的问题并获得知情同意。

这个流程的最终目的是确保一旦患者被收入院并计划进行择期手术，不会因患者"不适合"或术前检查不充分而取消手术。显然，患者接受门诊评估日期和计划进行手术日期的间隔不能过长，最好不要超过 4 ～ 6 周。

麻醉评估

麻醉评估的内容包括：对每位患者采集病史、体格检查以及随后的相应辅助检查。当由非麻醉专业人员进行评估时，需要使用标准化方案以确保评估涵盖所有相关内容。本章节着重阐述麻醉医师对患者进行评估时需要关注的重点。

现病史及既往史

对于麻醉医师而言，患者心血管和呼吸系统的病史相对更为重要。

心血管系统

重点询问以下疾病的症状：

- 缺血性心脏病；
- 心力衰竭；
- 高血压；
- 瓣膜性心脏病
- 传导障碍、心律失常；
- 外周血管疾病，既往存在深静脉血栓（deep venous thrombosis，DVT）或肺栓塞（pulmonary embolus，PE）。

既往有心肌梗死（myocardial infarction，MI）病史的患者在围术期发生再梗死的风险更高。距首次心肌梗死时间越长，发生再梗死的风险越低。将风险降至可接受水平或降至与无心肌梗死病史患者相同风险水平的间隔时间因人而异。对于单纯心肌梗死且运动耐量测试（exercise tolerance test，ETT）正常的患者，择期手术通常只需推迟 6 ～ 8 周。应询问患者心绞痛发作的频率、严重程度和可预测性。心绞痛频繁发作或发作不可预测提示不稳定型心绞痛。对于此类患者，麻醉之前需要进一步讨论和优化抗心绞痛治疗。美国心脏协会（American Heart Association，AHA）已经发布了围术期心血管评估指南（见"扩展阅读"部分）。

心力衰竭是预测围术期并发症最重要的因素之一，会使围术期心脏并发症发病率和死亡率升高。描述心力衰竭严重程度最好使用公认的量表，例如纽约心脏协会（New York Heart Association，NYHA）分级（表 2.2）。

未经治疗或控制不佳的高血压会加重麻醉期间的心血管反应。高血压和低血压都会增加发生心肌缺血和脑缺血的风险。高血压的严重程度决定处理的方式。在可能情况下，应将门诊所测血压结果与家庭血压监测结果相结合，进行综合分析。

- 1 级高血压：门诊血压等于或高于 140/90 mmHg。没有证据证明为治疗高血压推迟手术可以改善预后。
- 2 级高血压：门诊血压等于或高于 160/90 mmHg。重新考虑高血压治疗方案。如果方案不变，则需要密切监测以避免麻醉及手术期间的血压波动。
- 3 级高血压：门诊收缩压等于或高于 180 mmHg，舒张压等于

表 2.2　纽约心脏协会（NYHA）心功能分级及相对应的特异性活动量表

NYHA 心功能分级		特异性活动量表分类
Ⅰ级	患者有心脏病，但日常活动量不受限制	可以完成 ≥ 7 METs 的活动。以 5 英里 / 小时（英里 / 小时，mph；1 mph = 1.609 km/h）速度慢跑 / 步行、滑雪、打壁球或篮球、铲土
	一般体力活动不引起疲劳、心悸、气喘或心绞痛	
Ⅱ级	患者有心脏病，体力活动轻度受限制	可以完成 ≥ 5 但 < 7 METs 的活动
	休息时无自觉症状，一般体力活动引起疲劳、心悸、气喘或心绞痛	在平地上以 4 英里 / 小时的速度行走，从事园艺种植工作，完成正常性生活
Ⅲ级	患者有心脏病，体力活动明显受限制	可以完成 ≥ 2 但 < 5 METs 的活动
	休息时无症状，但小于一般体力活动即可引起疲劳、心悸、气喘或心绞痛	完成大多数家务、打高尔夫球、推动割草机、淋浴
Ⅳ级	患者有心脏病，不能从事任何体力活动 休息状态下也出现心力衰竭或心绞痛症状，任何体力活动后加重	患者不能完成任何 ≥ 2 METs 的活动。受症状限制，穿衣活动不能连贯完成，不能进行任何 NYHA Ⅲ级的活动

MET，代谢当量

或高于 110 mmHg。如果血压达到此水平，则心肌缺血、心律失常和脑出血的风险极高，患者需要先进行高血压治疗，择期手术应推迟。如果为限期（例如癌症）或急诊手术，则需要在有创血压监测下迅速控制血压。如果已知患者有高血压，应与其全科医师进行核实，以了解其在院外正常状态下的血压情况。

呼吸系统

具体询问以下疾病的相关症状：

- COPD，
- 哮喘，

- 感染，
- 限制性肺疾病。

若患者术前已存在肺部疾病，尤其在合并肥胖或进行上腹部或胸部手术时，其术后发生肺部感染的风险增加。除非是危及生命的紧急情况，否则应推迟急性上呼吸道感染患者的麻醉和手术。

运动耐量的评估

运动能力（exercise capacity）早已被公认为是术后并发症发病率和死亡率的良好预测指标。这是因为手术会诱发与运动类似的生理反应，即增加组织氧耗，从而增加心排血量和氧输送。通过询问患者在不诱发胸痛或气短等症状的情况下能完成哪些日常体力活动，可以判断患者的心肺储备功能。例如：

- 您能跑步追公交车吗？
- 您爬坡能爬多远？
- 您在平地能走多远？
- 您能逛街购物吗？
- 您一口气能爬几层楼？
- 您能做家务吗？
- 您能生活自理吗？

这些问题都是非常主观的，答案取决于患者的认知，患者往往会高估自己的运动能力！

通过参考特异性活动量表（见表 2.2），可以更加客观地做出评估。常见的体力活动依据其代谢当量或者说 MET 来分级，1 MET 指静息时消耗的能量（或更准确地说是氧气）。活动越费力，用以描述的 MET 值越大。这是一个有指导意义的方法，但并不是对所有患者都有特异性，且也要依赖于患者对自身运动能力的评估。

其他重要的关注点

- 消化不良、烧心和反流：有食管裂孔疝的可能。如果症状在身体前倾或平躺时加重，则反流和误吸的风险增加。
- 类风湿性疾病：关节运动受限导致手术体位摆放困难。颈椎和颞下颌关节受累可使气道管理复杂化。还常伴有慢性贫血。
- 糖尿病：增加缺血性心脏病、肾功能障碍、自主神经和周围神经病变的发病率。同时使围术期并发症发生的风险增高，尤其易发生血糖调节失控、低血压和感染。

- 神经肌肉疾病：呼吸功能较差［用力肺活量（FVC）＜ 1 L］的患者容易发生肺部感染，且术后需要通气支持的概率增加。延髓功能差的患者易发生误吸。需要小心使用肌松药。可以考虑区域麻醉。
- 慢性肾衰竭：贫血和电解质异常。药物排泄的改变限制了麻醉药的选择。需要协调好手术和透析治疗的时机。
- 黄疸（与肝功能障碍相关）：凝血功能障碍。药物的代谢和排泄改变。需要特别注意阿片类药物的使用。

既往麻醉及手术史

既往的手术麻醉史通常发生在医院，也偶尔发生在口腔科诊室。询问围术期发生的所有问题，如恶心、呕吐、做梦、知晓、黄疸。询问患者在术后是否有被告知一些信息，例如插管困难或苏醒延迟。有可能的话，查阅以前的麻醉记录，以排除或确认插管困难、药物过敏或不良反应（如恶性高热，见下文）等特殊事件。一些患者可能佩戴有"Medic-Alert"手环或类似的装置以提供细节信息或联系方式。既往手术史的细节可以揭示潜在的麻醉问题，例如心脏、肺或颈椎手术。

家族史

应询问所有患者是否有家庭成员发生过麻醉相关并发症，例如长时间呼吸暂停的病史提示假性胆碱酯酶缺乏（见第 4 章），不明原因的死亡提示恶性高热（见第 4 章）。如果在检查过程中发现患者存在以上任何问题，择期手术应推迟。在紧急情况下，必须相应地调整麻醉，例如对于具有恶性高热的潜在或实际家族史的患者，要避免应用可能诱发恶性高热的药物。

用药史及过敏史

确定所有处方药和非处方药（OTC），包括补充和替代药物。除非特别询问，患者常常会忘记提及口服避孕药（OCP）和激素替代疗法药物（HRT）。总体来说，患者服用药物的数量随年龄增长而增加。许多常见的处方药，例如血管紧张素转化酶抑制剂

（ACE-I）可以对麻醉产生重要的影响。可以参考最新的英国国家药典（BNF）[2.2]。应关注患者对药物、乳胶、局部制剂（例如碘）、黏合敷料和食品的过敏史。

个人生活史

- 吸烟史：确定吸烟的量。通常用吸烟的包数–年数来计算：用每天吸烟的包数乘以吸烟年数。通过给出总吸烟量的概念，可以实现个体之间的比较。吸烟从长期来看会导致慢性肺部疾病和癌症，同时吸烟对围术期也会产生很多严重影响。吸烟产生的一氧化碳会与血红蛋白结合而减少氧的携带，同时吸烟产生尼古丁会刺激交感神经系统引起心动过速、高血压和冠状动脉狭窄。纤毛功能受损会增加术后肺部感染的风险。在麻醉之前停止吸烟可以降低围术期发生并发症的风险——提前停止吸烟的时间越长，效果越好。指南建议：戒烟8周可以改善气道；戒烟两周可以降低气道敏感性；在麻醉前24小时戒烟可以降低碳氧血红蛋白水平。应在术前评估门诊向患者提供相关帮助和建议。

- 酒精：以每周消费的单位衡量；每周＞50单位［译者注：unit，1单位定义为10 ml（8 g）纯酒精］的酒精可导致肝酶诱导和麻醉药物的耐药。必须考虑术后酒精戒断综合征的风险。

- 药物：仔细询问关于消遣性药物（毒品）的问题，包括类型、频率和给药途径。这类患者有感染乙型肝炎病毒和人类免疫缺陷病毒（HIV）的风险。静脉内药物滥用后由于静脉广泛血栓的形成，可能存在静脉通路开放困难。术后可能发生戒断综合征。

- 妊娠：所有育龄妇女应注意末次月经的日期。如果需要进行X线检查，麻醉医师可能是手术室中唯一能够提供此信息的人。麻醉会增加早期妊娠自然流产的风险。在怀孕后期，反流和误吸的风险会增加。择期手术最好推迟到分娩后。

评估术后恶心呕吐的风险

多数患者会出现术后恶心呕吐（postoperative nausea and vomiting,

PONV），在不同组别的患者中发生率为 25% ～ 80%。恶心呕吐会导致许多不良后果，包括增加患者的焦虑和不满情绪，加重疼痛，增加误吸风险，导致伤口裂开以及在日间手术后可能出现的延迟出院。因此有必要识别出易发生 PONV 的高风险患者并给予相应预防措施。有四个主要的独立危险因素可以帮助预测患者发生 PONV 的可能性：

- 女性；
- 非吸烟者；
- 既往有 PONV 病史或有晕动症；
- 麻醉中应用阿片类药物。

PONV 的发生率随着危险因素个数增加而增加，具有 0、1、2、3 和 4 个危险因素的患者对应的 PONV 发生率分别约为 10%、20%、40%、60% 和 80%。在 Apfel 评分系统中，将上述四种风险因素各设定为 1 分，计算出总分，从而对每个患者的 PONV 风险进行分层并指导预防措施。评分为：

- 0 ～ 1 分的患者为 PONV 低危患者，不需常规应用止吐药物；
- 2 分或以上的患者为 PONV 高危患者，应该接受联合药物治疗（应用具有不同作用机制的药物）。

对于有两个或两个以上危险因素的患者，还应该考虑选择区域麻醉、全凭静脉麻醉（TIVA）等 PONV 发生率较低的麻醉方法，并尽可能在麻醉中避免阿片类药物的使用。

体格检查

重点检查心血管和呼吸系统；如果病史中已知其他系统存在与麻醉相关的问题，则需要进行相应检查。在检查结束时，应评估患者的气道以识别相关潜在问题。如果计划行区域麻醉，则应检查相应的解剖结构（例如欲行椎管内麻醉则需检查腰椎）。

心血管系统

重点检查以下疾病的体征：

- 心律失常，
- 心力衰竭，
- 高血压，

- 瓣膜性心脏病，
- 外周血管疾病。

不要忘记检查外周静脉以识别开放静脉通路的潜在问题。

呼吸系统

重点检查以下疾病的体征：
- 呼吸衰竭；
- 通气受损；
- 肺不张、肺实变、胸腔积液；
- 额外呼吸音或呼吸音消失。

神经系统

需要识别已经存在的外周和中枢神经系统慢性疾病，并记录周围神经病变所致运动或感觉障碍，以确保术后的异常不归因于术中的损伤。还应注意，一些疾病会影响心血管和呼吸系统，例如营养不良性肌强直和多发性硬化。

肌肉骨骼系统

如果患者患有结缔组织疾病，应注意运动受限和畸形。慢性类风湿疾病通常会导致患者肌肉质量减少，且合并外周神经病及肺部问题。应特别注意患者的颈椎和颞下颌关节（见下文）。

气道

应对所有患者进行气道评估，以识别具有困难插管潜在风险的患者。

观察患者的解剖结构，尤其注意：
- 张口受限；
- 下颌后缩；
- 牙齿的位置、数量及健康情况；
- 舌大小；
- 颈前部的软组织水肿；
- 喉或气管的偏移；
- 颈椎屈曲和伸展受限。

　　以上观察虽然均具有主观性，但发现其中任何一项都预示可能存在插管困难。

　　此外，还可以进行一些简单的床旁测试。

- Mallampati 分级：嘱患者坐直，张开嘴并且用力伸舌。依据咽部结构可见分为 Ⅰ ～Ⅳ级（图 2.1）。
  Ⅲ级和Ⅳ级提示插管困难。
- 甲颏距离：患者颈部用力后伸，测量颏尖端至甲状软骨切迹之间的距离（图 2.2）。距离小于 7 cm 提示插管困难。
- Calder 测试：嘱患者尽可能使下颌骨前伸，观察下门齿在上门齿之前、与上门齿平齐或在上门齿之后。后两者提示喉镜暴露困难。
- Wilson 评分：体重增加，头部和颈部运动受限，开口受限，下颌后缩或龅牙都使插管困难度增加。

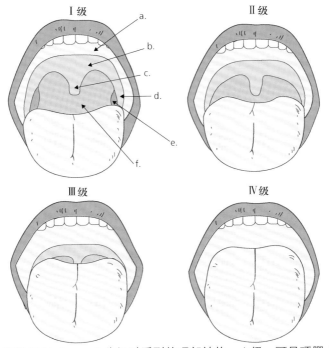

图 2.1　在进行 Mallampati 分级时看到的咽部结构。Ⅰ级：可见硬腭（a）、软腭（b）、腭垂（又称为悬雍垂）(c)、腭咽弓（d）、腭扁桃体（e）和咽后壁（f）。Ⅱ级：可见硬腭、软腭、腭垂、腭咽弓和咽后壁。Ⅲ级：可见硬腭、软腭和腭垂基底。Ⅳ级：只可见硬腭

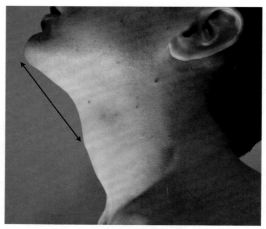

图 2.2 甲颏距离

无论是单用还是联合应用，以上测试都不能预测出所有的困难插管。Mallampati 分级为 Ⅲ 级或 Ⅳ 级结合甲颏距离 < 7 cm 可以预测 80% 的困难插管。如果预计存在插管困难，应该相应地调整麻醉计划。如果出现了插管困难，必须将相关情况记录在患者病历中的明显位置并告知患者。

检查

没有必要进行所谓的"常规"检查，只有当某项检查的结果会影响对患者的处理时，才应考虑进行该项检查。一般来说，所需进行的检查取决于患者的年龄、并存疾病的性质和严重程度以及计划实施的手术。对于没有并存疾病的患者（ASA Ⅰ，见下文），最新指南概要见表 2.1。对于每个年龄组和手术等级，上面的条目显示"推荐的检查"，下面的条目显示"可选的检查"（取决于患者特性）。只有有症状的患者才考虑进行尿液检查。

辅助检查

以下内容指导了什么时间需要一些常见的术前检查。同样，是否需要进行检查取决于手术的等级和患者的年龄。

关于术前检查的更多信息可以在 NICE 出版的临床指南 3（Clinical

Guideline 3）中找到[2.3]。

- **尿素和电解质**：服用地高辛、利尿剂或类固醇的患者和患有糖尿病、肾脏疾病、呕吐、腹泻的患者。
- **肝功能检查**：患有肝脏疾病，有大量饮酒史（＞ 50 单位 / 周），有转移瘤或营养不良的患者。
- **血糖**：患有糖尿病、严重的外周动脉疾病或长期服用激素的患者。
- **心电图**：高血压，具有缺血性心脏病的症状或体征，心律失常或 40 岁以上的糖尿病患者。
- **X 线胸片**：有心脏或呼吸系统疾病的症状或体征的患者，疑似或已知患有恶性肿瘤并计划行胸科手术的患者，或生活在结核病高发区域但一年内没有进行过 X 线胸片检查的患者。
- **肺功能测试**：对于轻度运动就出现呼吸困难、COPD 或哮喘的患者，应测量最大呼气流速（PEFR）、1 秒用力呼气容积（FEV_1）和 FVC。对于静息时就出现呼吸困难或发绀，FEV_1 ＜ 60% 预测值或欲行胸科手术的患者，还应检查吸空气时的动脉血气分析。
- **凝血筛查**：接受抗凝治疗的患者，有出血倾向、肝病或黄疸病史的患者。
- **镰状细胞检查（sickledex 法）**：有镰状细胞贫血家族史或属于镰状细胞贫血高风险种族的患者。如果检查结果阳性，需要进行电泳，以明确诊断。
- **颈椎 X 线**：类风湿关节炎，颈部重大创伤或手术史，或当预计插管困难时。

心肺运动测试

　　心肺运动（cardiopulmonary exercise，CPX）测试可以客观地测定出每个患者在一定条件下增加向组织输送氧的能力，可用于评估患者的身体素质。CPX 可以分辨出高风险患者，以更好地为围术期管理进行准备。

　　进行 CPX 测试时，患者在自行车功量计上进行阻力逐渐增加的运动（与蹬车爬坡类似），同时通过口器进行呼吸（图 2.3）。通过监测和分析吸入和呼出气体的容量和成分以测定氧气消耗量〔VO_2，ml/（min·kg）〕、二氧化碳产生量〔VCO_2，ml/（min·kg）〕、呼吸

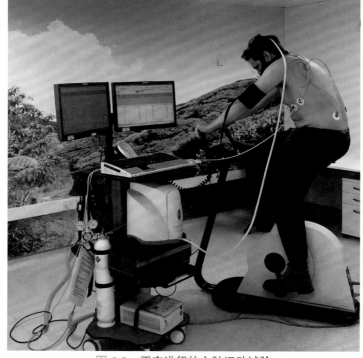

图 2.3　正在进行的心肺运动试验

频率、潮气量和每分通气量。此外，通常还要监测患者的外周氧饱和度（SpO_2）和 ECG。CPX 测试的原理是，运动时 VO_2 与 VCO_2 相同。随着运动强度的增加，可以达到一个临界点，此时氧气输送不再能满足代谢需求并且开始无氧代谢。此时 CO_2 的产生量超过耗氧量，被称为无氧阈（anaerobic threshold，AT）。如果运动强度进一步增加，耗氧量将最终达到平台期（VO_2 max），这表示了有氧代谢的峰值。许多体质测试选择测量 AT 是因为它在 VO_2 max 之前出现，老年患者更容易完成且受患者主观影响小。AT 越低，患者的心肺功能储备越少，术后并发症发病率和死亡率越高。表 2.3 显示了一些用于预测风险和提高术后护理等级的标准。

　　然而，并不是所有患者都可以通过这个方法进行评估；例如，存在严重肌肉骨骼功能障碍的患者可能不能通过运动达到 AT。这种情况需要进一步的检查。无创评估心脏功能的最常用的方法是某些类型的超声心动图（见下文）。还可参考美国心脏病学会 / 美国心脏

表 2.3　无氧阈（AT）值用于预测术后风险及护理等级

值	风险及护理等级
AT ＞ 14 ml/（min·kg）	无特殊风险，病房基本护理
AT 11 ～ 14 ml/（min·kg）	低风险，术后需要 HDU 护理
AT ＜ 11 ml/（min·kg）	高风险，术后需要 ITU 护理
基础耗氧量	3.5 ml/（min·kg）

HDU，加护病房；ITU，加强治疗病房

协会的指南[2.4]。

超声心动图

超声心动图在许多疾病诊疗中都是一种能够多方面评估心脏功能的工具。对于心力衰竭或心肌梗死的患者，可以通过计算射血分数，观察心肌收缩力和由冠状动脉疾病引起的局部室壁运动异常来评估左心室功能。对于慢性肺疾病的患者，可以评估右心室功能和肺动脉压力。对于主动脉瓣狭窄的患者，可以测量瓣（口）面积，计算跨瓣压差，这是反映疾病严重程度的很好的指标。对于新发心房颤动的患者，可以发现心房内血栓的存在。所有检查都应在静息状态下完成，而当患者代谢需求增加时，所测得的指标没有指导意义。通常可以通过注射多巴酚丁胺等正性肌力药物来增加心率和心肌作功，以模拟运动并达到麻醉中或手术后的状态，这些变化均可以被监测和记录下来（多巴酚丁胺应激超声心动图）。这个方法对于评估运动能力受限患者（例如严重的骨关节炎）的心脏功能特别有效。

医疗转诊

对于存在严重内科（或外科）并存疾病的患者，应在术前评估门诊（而不是在入院当天）进行评估，以便有时间进行充分的检查和治疗。以下列举了一些需要获得专科医师建议的常见病例。

心血管疾病

- 未经治疗或控制不佳的高血压或心力衰竭。
- 经过治疗仍有症状的缺血性心脏病（不稳定型心绞痛）。
- 心律失常：未经控制的心房颤动、阵发性室上性心动过速、二度和三度心脏传导阻滞。

- 有症状或新诊断的瓣膜性心脏病或先天性心脏病。

呼吸系统疾病

- COPD，特别是在静息状态存在呼吸困难。
- 支气管扩张。
- 正在口服激素或 $FEV_1 < 60\%$ 预测值的病情不稳定的哮喘患者。

内分泌疾病

- 胰岛素依赖性和非胰岛素依赖性糖尿病患者合并酮尿症、糖化血红蛋白（HbA1c）> 10% 或随机血糖 > 12 mmol/L。对于稳定的糖尿病患者，有些地区也要求对其转诊以进行围术期处理。
- 正在接受治疗的有症状的甲状腺功能减退或甲状腺功能亢进。
- Cushing 病或 Addison 病。
- 垂体功能减退。

肾脏疾病

- 慢性肾功能不全。
- 正在接受肾替代治疗的患者。

血液病

- 有出血倾向，例如血友病、血小板减少症。
- 正在接受抗凝治疗。
- 血红蛋白病。
- 红细胞增多症。
- 溶血性贫血。
- 白血病。

肥胖患者

识别超重和肥胖患者最常用的方法是计算体重指数（BMI），其计算方法为：

$$体重（kg）/ [身高（m）]^2$$

依据这个指数我们将人群分为不同类别（表 2.4）。

然而单独依靠 BMI 进行人群划分存在明显的问题，因为它不能

表 **2.4**　世界卫生组织基于体重指数（BMI）的肥胖分类

类别	BMI
体重过轻	< 18.5
正常	18.5 ～ 24.9
超重	25.0 ～ 29.9
1 级肥胖	30.0 ～ 34.9
2 级肥胖	35.0 ～ 39.9
3 级肥胖（病态肥胖）	> 40

区分体重是来源于脂肪还是肌肉，也并不能提供关于身体内脂肪分布的任何信息。

参考脂肪分布因素，作为替代的评估参数是计算患者的腰围 / 身高比。较多脂肪包围腹腔内脏器的中央型肥胖患者（"苹果"身材）较周围型肥胖患者（"梨"身材）具有更大的健康风险。腰围 / 身高 > 0.55 提示健康风险增加。最好联合应用这两种评估指标来确定患者是否存在肥胖相关的健康风险。

由肥胖和减肥手术麻醉学会（SOBA）[2.5] 和 AAGBI[2.6] 发布的最新指南建议对肥胖患者的睡眠呼吸障碍和静脉血栓栓塞（VTE）风险进行更详细的评估。所有 BMI > 35 的患者均应使用 STOP-BANG 量表筛查阻塞性睡眠呼吸暂停（obstructive sleep apnoea，OSA）（表 2.5）。

表 **2.5**　用于筛查睡眠呼吸暂停的 STOP–BANG 量表

S	打鼾（**S**noring）。你打鼾的声音大吗（比说话声音大或是透过关闭的门可以听到）？
T	疲惫（**T**ired）。你经常在白天感到疲惫或困倦吗？
O	发现（**O**bserved）。有没有人发现你在睡眠时呼吸暂停？
P	血压（Blood **P**ressure）。你是否患有高血压或者正在接受高血压治疗？
B	体重指数（**B**MI）> 35 kg/m^2
A	年龄（**A**ge）> 50 岁
N	颈部（**N**eck）。男性颈围 > 43 cm（17 英寸），女性颈围 > 41 cm（16 英寸）
G	性别（**G**ender）：男性

每个阳性发现得 1 分，总和为 STOP-BANG 分数

得分＞5 提示患者有较高的 OSA 的风险，与之相关的是困难插管和术后呼吸、心血管并发症的较高发生率以及重症监护治疗病房停留时间和住院时间的延长。未诊断出 OSA 或未使用夜间持续气道正压通气（CPAP）的患者的并发症风险最高。上述内容以及对心肺系统的具体评估可以指导进一步检查，并提示是否需要额外的围术期监测和支持治疗。

心血管系统

肥胖患者常合并高血压、缺血性心脏病、心房颤动、高脂血症和心力衰竭。虽然病史和体格检查可以反映出一些心脏疾病的症状和体征，但缺少体力活动会限制患者的运动耐力并掩盖一些症状。需要更多地应用 12 导联 ECG，并且对于不能充分运动的患者可以采用应激超声心动图。

呼吸系统

需要仔细询问患者关于呼吸困难、运动耐力和 OSA 的相关病史。在术前评估门诊中可以很容易测得脉搏血氧饱和度，若在仰卧位吸空气状态下 $SpO_2 < 95\%$，则表明患者需要进一步检查或转诊至呼吸科。患有哮喘或 COPD 的病态肥胖患者发生围术期呼吸道并发症的风险更高。肥胖患者发生喘息的原因更可能是由于气道梗阻而不是哮喘；高达 50% 患者的喘息症状随体重减轻而缓解。可以通过比较支气管扩张剂治疗前后的肺功能结果来鉴别气道梗阻和哮喘。

表 2.6 总结了心肺相关警示征象。具有表 2.6 中任何征象的患

表 2.6　肥胖患者的心肺相关警示征象

- 功能储备差
- 异常的 ECG；左心室肥大或劳损，电轴右偏，RBBB，肺型 P 波，T 波低平
- 血压或缺血性心脏病未控制
- 吸空气时 $SpO_2 < 95\%$
- 哮喘或 COPD 控制不佳
- 深静脉血栓或肺栓塞病史
- STOP-BANG 得分＞5（见表 2.5）

COPD，慢性阻塞性肺疾病；RBBB，右束支传导阻滞

者，必须考虑给予：

- 动脉血气分析和睡眠监测；
- 术前 CPAP；
- 超声心动图；
- 转诊到心肺专科；
- 由具有丰富肥胖患者管理经验的团队实施麻醉（围术期管理）；
- 接受大手术后转入加护病房（HDU）。

内分泌及胃肠道系统

病态肥胖患者的糖尿病发病率高。应向所有患者询问糖尿病的相关症状，如果有症状，应进行适当的检查。应充分评估已确诊的糖尿病患者的血糖控制情况，例如 HbA1c，以及是否存在并发症，特别是冠状动脉疾病、糖尿病肾病和自主神经功能障碍。改善围术期血糖可以减少伤口感染、酮症或乳酸性酸中毒等并发症的发生。询问是否有反酸的症状；可以在术前给予适当的预防性抑酸治疗。

其他事项

在择期手术前几周进行术前评估可以有充分时间优化患者的并存疾病，进行麻醉计划和安排适当的术后护理等级。知情同意应在与患者充分交流可能增加的麻醉相关风险（见下文）后进行。在充分评估和解释潜在风险后，一些患者可能会重新考虑是否进行手术。

麻醉及手术相关风险

麻醉医师最常被问到的一个问题就是"接受麻醉有什么风险？"英国皇家麻醉医师学会及 AAGBI 共同发布了一个面向患者的指导手册——《你和你的麻醉》（*You and Your Anaesthetic*）[2.7]。麻醉相关风险及其发生率如下。

常见风险（1% ～ 10%）

这些风险并不危及生命且即使在麻醉很平稳的情况下也可能发生。包括：

- 在建立静脉通路时出现的压痕和疼痛，

- 咽喉痛,
- 头痛,
- 头晕,
- 术后恶心和呕吐,
- 瘙痒,
- 尿潴留。

不常见风险（1‰）

包括:
- 牙齿损伤,
- 肺部感染,
- 肌肉疼痛,
- 现有病情恶化,如心肌梗死,
- 全麻术中知晓。

罕见风险（< 1/10 000）

包括:
- 麻醉药物过敏,
- 眼部损伤,尤其在俯卧位时,
- 神经损伤,
- 缺氧性脑损伤,
- 死亡。

英国皇家麻醉医师学会的报告显示,一般状况良好的患者行非急诊手术的麻醉风险为每 100 000 例麻醉有 1 例死亡。这个数据是基于围术期死亡机密调查（CEPOD 1987）的结果,其显示在大约 500 000 例手术中,总的围术期死亡率为 0.7%,而其中完全由麻醉造成的死亡只有 3 例——死亡率为 1/185 000 例手术。分析麻醉所致的死亡病例,发现主要因素是人为错误。

显然,麻醉本身是非常安全的,尤其是对于一般状况良好的患者而言。除了人为错误,最可能的主要风险是药物不良反应或药物相互作用。麻醉本身很少增加并发症发病率和死亡率,但当与外科手术风险和并存疾病风险叠加时,并发症发病率和死亡率都会增加。目前许多方法都在试图量化这些风险。

危险因素

依据患者体格状态得到的 ASA 分级是最常用的风险评估量表。依据欲实施手术治疗的疾病以及原有的并存疾病对患者体格状态的影响，将患者分为一至五级。这种分级相对来说比较主观，会造成不同评分者对同一患者的分级存在差异。由于患者的人群、样本量、手术种类以及术后追踪时长不同（比如术后 48 h 死亡或者术后一周死亡），导致不同的研究对各个分级的死亡率有不同的结果。但总体上，分级较高的患者围术期死亡的风险更高（表 2.7）。

术后死亡最常见的原因是心肌梗死。非致死性梗死会造成严重的并发症，特别是对于既往有心脏疾病的患者。心脏疾病会增加风险，不同手术也有其固有的不同等级的风险，比如腕管减压术的风险低于髋关节置换术，而后者的风险又低于主动脉瘤手术。基本上可以总结为"病情越重，手术越大，则风险越高。"

患者被评估为"低危"并不代表一定不会出现并发症，同样评估为"高危"也不代表就一定会出现并发症；这只是对于可能性的一种提示。**对于出现并发症的患者而言，其概率就是 100%**！从根本上讲，应当考虑每位患者的风险 / 获益比。如果某位患者有明确

表 2.7 ASA 身体状态量表

分级	身体状态	绝对死亡率（%）
I	没有器质性或心理疾病的健康患者。接受手术的疾病是局部的，不会引起全身性的不适	$0 \sim 0.3$
II	需手术治疗的病症或其他病理过程造成轻度系统性疾病的患者，疾病不以任何方式限制患者的活动，例如控制满意的高血压、病情稳定的糖尿病。年龄 > 80 岁的患者自动进入 II 级	$0.3 \sim 1.4$
III	任何原因造成严重系统性疾病的患者，有明确的活动功能受限，例如缺血性心脏病、COPD	$1.5 \sim 5.4$
IV	严重系统性疾病的患者，疾病对患者生命有持续的威胁，例如不稳定型心绞痛	$7.8 \sim 25.9$
V	无论手术与否，生命难以维持 24 h 的濒死患者	$9.4 \sim 57.8$
VI	被宣布脑死亡的患者，其器官被用于移植	

注：在分级后标明"E"，代表急诊手术。
COPD，慢性阻塞性肺疾病

发生并发症的风险，那么对于只能带来很小获益的手术就不值得冒险，而对于可以提供更大获益的手术则应当进行。当然，一定要在向患者提供所有相关信息并与其进行详细而充分的讨论之后，才能做出决定。

改善术前准备已被证实可以进一步降低患者的围术期死亡率，可通过以下途径实现：优化患者的身体状况，对需要急诊手术的患者进行充分复苏，提供必要的术中监测和恰当的术后重症管理。

极度肥胖的特殊风险

虽然大多数超重和肥胖的患者相对健康且与正常体重患者面临的风险相似，但极度肥胖的患者风险较高。尽管肥胖手术死亡率风险评分（OS-MRS）是针对进行减肥手术的患者建立的，但对于那些进行非减肥手术的患者也同样适用。每存在一个危险因素记 1 分，计算总分用来预计死亡风险（表 2.8）。

表 2.8　肥胖手术死亡风险评分

危险因素	得分
BMI > 50 kg/m^2	1
男性	1
年龄 > 45 岁	1
高血压	1
具有肺栓塞的危险因素：	1
既往静脉血栓栓塞病史	
腔静脉滤器	
睡眠呼吸障碍	
肺动脉高压	
死亡风险	
0 ～ 1 分	0.2% ～ 0.3%
2 ～ 3 分	1.1% ～ 1.5%
4 ～ 5 分	2.4% ～ 3.0%
每存在一个危险因素记 1 分	

手术分类

传统上，手术被划分为择期或急诊两类。国家患者围术期结局和死亡机密调查（NCEPOD）认为这样分类很不精确，重新划分了四个类别。

1. 立即（immediate）：挽救生命、肢体或器官。复苏与手术同时进行。从决定手术到进入手术室仅在几分钟之内——例如腹部或胸部的重大创伤伴不能控制的出血、重要神经血管受损、主动脉瘤破裂。

2. 紧急（urgent）：病情急性发作或恶化以致危及生命、肢体或器官。手术通常在复苏完成后进行。例如复合（开放性）骨折、内脏穿孔、马尾综合征。此类别细分为：

2A——决定手术后 6 h 内进入手术室

2B——决定手术后 24 h 内进入手术室

3. 限期（expedited）：需要早期干预的稳定患者。病情并未对生命、肢体或器官造成直接威胁。决定手术后几天内实施手术。例如闭合性骨折、肌腱损伤、某些肿瘤手术。

4. 择期（elective）：手术计划在患者入院前制订。此类别包括 1 ~ 3 类未涵盖的所有情况。典型的例子是关节置换术、胆囊切除术、疝修补术。

所有择期手术和大多数限期手术可以按照上面描述的方式进行评估。但对于立即和紧急手术，则并不一定可行。此时应尽可能地获得过敏史、既往病史、经常服用的药物和既往接受麻醉的信息。对于创伤患者需要询问受伤的原因和过程，这有助于及时发现其他的损伤。受伤的细节有时候需要由亲属和（或）救护人员提供。应对心血管和呼吸系统进行体格检查，并对可能的困难气道进行评估。考虑进行相关检查的前提是，检查结果可能会直接影响麻醉实施。当生命或肢体受到威胁时，评估时间会更少或没有时间评估。**所有急诊患者均应被认为是饱胃状态。**

预防静脉血栓栓塞（VTE）

在英国，每年因医院获得性 VTE 死亡的人数为 25 000 人。现在要求评估所有住院患者 VTE 的风险并采取适当的预防措施。手术和创伤患者 VTE 风险增加的原因如下：

- 麻醉和手术时间 > 90 min；
- 全身麻醉下行盆腔或下肢手术，麻醉和手术时间 > 60 min；
- 伴有炎症或腹腔内情况的急诊手术；
- 预期活动度减少。

非手术因素进一步增加 VTE 风险：

- 癌症活动期或正在接受癌症治疗；
- 年龄 > 60 岁；
- 进入重症监护治疗病房；
- 脱水；
- 已知血栓形成；
- BMI > 30 kg/m²；
- 一种或多种重要的并存疾病（例如心脏病、呼吸系统疾病、内分泌或代谢紊乱）；
- 个人或直系亲属有 VTE 病史；
- 应用激素替代疗法（HRT）；
- 使用含雌激素的避孕药；
- 伴静脉炎的静脉曲张。

同时也需要评估患者的出血风险：

- 活动性出血；
- 获得性凝血功能障碍（例如肝衰竭）；
- 同时应用抗凝药物；
- 已在 4 h 内接受了或者将在 12 h 内接受椎管内麻醉（或腰椎穿刺）；
- 急性卒中；
- 血小板减少症；
- 未经控制的高血压（> 230/120 mmHg）；
- 未经治疗的出血性疾病（例如血友病）。

如果 VTE 的风险超过出血风险，则应采取预防 VTE 的措施。所采用的方法取决于手术的类型和部位，可以应用机械方法（例如防血栓弹力袜、气动小腿挤压装置）或应用药物（例如肝素、磺达肝素或利伐沙班）。所有患者应在入院 24 h 后再次进行评估，以确定是否存在病情变化，是否已经进行了相应的处理以及是否发生不良反应。

获得知情同意

何为知情同意?

知情同意是指患者同意接受某个特定的操作。医生会提出建议,但只有患者本人才可以做出是否接受操作的决定。虽然通常认为只有实施手术时才需要获得知情同意,但实际上在对患者实施体格检查、进行辅助检查及麻醉等任何有创性操作时,都需要获得知情同意。未经同意对患者进行有创操作,可能会导致索赔。获得知情同意可以是口头或书面的,两者均有效。知情患者的行为也可以间接表达知情同意,但是这种形式的知情同意必须在患者完全理解操作内容时才有效。举例而言,患者在理解检查的意义后主动伸出手臂接受抽血检查。无论获得何种形式的知情同意,提供充足而准确的信息都是至关重要的。当患者不清楚知情同意的具体内容或不知道他们有权拒绝时,就不意味着同意。内容明确的书面同意书是临床上获得手术或侵入性操作知情同意的最常见形式。

在法律上,所有 16 岁及以上的人均被认为有能力做接受治疗的决定,除非有证据证明其没有此能力。患有精神障碍或损伤并不意味着缺乏做决定的能力[2.9]。一些本有能力做决定的患者,在药物或酒精中毒、剧痛、休克状态时,则会暂时丧失做正确决定的能力。在判断某人是否有能力做正确决定时,不应将一些似乎不合理或无正当理由的决定作为证据。

对于有能力做正确决定的患者,有五个先决条件。他们应该:

- 了解所建议进行的操作及其目的和原因;
- 了解获益、风险以及其他选择;
- 了解不接受所建议操作的后果;
- 充分获得做决定所需的信息;
- 能够表达他们的决定。

患者做出的决定不一定需要得到其他人的理解,但必须尽一切努力避免因缺乏或误解信息所导致的非常不合理的决定。不合理的决定也可能提示患者患有精神疾病,此时应由法院来确定患者的决策能力。

有决策能力的成年人做出的拒绝接受治疗的决定是有法律约束

力的（除非法律另有规定，例如精神卫生法），即使这种拒绝可能导致患者死亡（例如耶和华见证人拒绝输血）。虽然患者可以拒绝治疗或选择非最佳方案进行治疗，但是他们不能坚持要求实施还没有进行的治疗。

需要告知患者哪些内容？

麻醉医师应该为每位患者选择最佳的麻醉方法，但当存在多种麻醉方法可以选择时，应向患者解释不同选择的风险和益处。最新的规定已经明确，评估风险重要与否并不能降低风险发生率，且不能由临床医师对要告知的内容进行选择。医师应确保患者了解所建议治疗方法所涉及的重大风险以及合理的替代方案。如果一个正常人站在患者的立场上认为该风险可能对患者有重要意义，或者医生已经意识到或按常理应该意识到患者很可能认为该风险有重要意义，那么该风险就是"重要的"[2.10]。在听取患者的需求和向患者提供足够的信息之间需要达成平衡，以确保患者可以理解；患者不需要提出具体的问题。然而当患者表现出对某些方面的关注时，医师需要提供充足的信息并让患者理解这些问题，这样才能确保患者在知情的前提下做出决定。建议即使严重事件发生风险只有 0.01%，也应该在知情同意过程中讨论此严重事件的相关内容（见"扩展阅读"）。医师在法庭辩论时，不能再凭其他医师的做法作为辩护理由（Bolam原则）。

与麻醉有关的典型信息包括：
- 麻醉间的环境和患者在麻醉时将会遇到什么人，特别是如果有医学生或正在进行培训的医护人员在场时；
- 需要建立静脉通路和静脉输注（滴注）；
- 需要进行有创性监测和具体监测的名称；
- 区域阻滞时会发生什么；
- 如果单独应用区域阻滞，患者在手术过程中会保持清醒，以及在清醒的状态下会听到什么；
- 预充氧；
- 环状软骨压迫；
- 麻醉诱导：最常见的是静脉诱导，但偶尔也可能是吸入诱导；
- 患者会在哪里"醒来"——通常在恢复室，但在一些手术后可能会在重症监护治疗病房苏醒（在这种情况下，患者应在术前几天有机会到重症监护治疗病房参观并见到部分工作人员）；

● 区域麻醉后的麻木感及运动功能障碍；

● 可能存在的引流管、导管和输液通路——患者可能会误认为发生了意外情况；

● 需要输血的可能性；

● 术后疼痛管理，尤其是需要患者配合的方式——例如患者自控镇痛装置（见第 8 章）；

● 麻醉操作相关风险（见上文）。

大部分患者想要了解手术前能够进食进水的最后时限，以及是否需要继续服用药物和如何在禁水的前提下服用药物。英国皇家麻醉医师学会以及 AAGBI 认为，对于胃排空功能正常的患者，清饮料会迅速排空，因此日间手术患者和住院患者可以允许在麻醉前 2 h 饮用清饮料。但此建议不适用于胃排空延迟的患者，例如创伤、疼痛或胃肠道疾病患者，以及使用阿片类药物的患者。对于固体食物（包括牛奶或含牛奶的饮料），胃排空的证据还不太明确，相对统一的建议是在清淡饮食后禁食 6 h。如果需要给予术前用药，应告知患者大致的用药时间、用药方式和可能的影响。最后，需要询问患者是否还有问题或哪些方面还需要进一步解释。

告知相关信息后，必须允许患者有足够的时间来思考和做出决定。因此知情同意不能只发生在患者入院时，更不能发生在手术之前的麻醉间内！知情同意通常开始于术前评估门诊，相关信息以宣传手册的形式告知患者，例如由英国皇家麻醉医师学会及 AAGBI 共同发布的《你和你的麻醉》[2.7]。

应该由谁来进行知情同意？

从上面的内容可知，进行知情同意的人必须能够为患者提供所有必要的信息，并回答患者的问题。这个人必须接受过相关培训并熟悉知情同意的步骤，最好由资深临床医师或实施该操作的专业人员来进行。复杂问题的知情同意可能需要多学科共同参与。

如果在获得手术同意和手术开始之间存在较长的时间间隔，或有新的信息出现，则需要再次确认知情同意，目的是提供新的信息，并让患者有机会提出问题并重新考虑他们的决定。该过程可以委托给经过培训、有资质并熟悉该操作的医师，他们可以回答患者的问题。

儿童和缺乏决策能力的成人的知情同意问题更为复杂。更多信息，请参见 AAGBI 发布的"麻醉知情同意"（*Consent for Anaesthesia*）[2.11]。

知情同意的证据由什么构成？

虽然没有法律要求患者在麻醉或手术（或其他操作）之前必须签署同意书，但大多数患者在操作前都会被要求签署同意书。对于麻醉，也可以采用口头同意的形式，但建议将对话内容在病历中进行书面记录。（译者注：在我国，所有接受麻醉的患者必须签署知情同意书。）

昏迷的患者如何处理？

在患者头部严重受伤等紧急情况下，要求亲属或其他人代表患者签署手术同意书并不合理，因为没有人可以代表另一个成年人做出决定。对于这种情况，在患者恢复决定能力之前，如果需要通过干预来挽救生命或避免状况恶化，医务人员必须要保障患者的最大利益。这意味着不但要考虑所实施治疗的好处，还要考虑个人和社会因素。医务人员需要与家属就个人和社会因素进行交流，并告知所计划的治疗方案及理由。当成年人对某治疗方法已经提出了明确和合理的拒绝（例如耶和华见证人拒绝输注血液），则不得给予该治疗。如果患者已经委任了律师或有委托代理人或监护人，则相关治疗方案需要与他们进行协商。（译者注：在我国，由医院行政部门参照律师建议，指导处理原则。）

在患者的病历中，必须清晰地记录所做决定的理由以及为何此方案对患者能达到利益最大化。尽管法律没有明文规定，但如果治疗决定复杂或不明确，也应该在病历中将此方案进行单独记录。有关知情同意的更多细节，建议读者参考由英国医学会[2.12]和卫生部指南[2.13]发布的知情同意工具包（*Consent Tool Kit*）。

扩展阅读

Agnew N. Preoperative cardiopulmonary exercise testing. *Continuing Education in Anaesthesia*, *Critical Care and Pain* 2010；**10**（2）：33-37.

Dhesi JK, Swart M. Specialist pre-operative assessment clinics. *Anaesthesia* 2016; **71**（Suppl. 1）: 3-8.

Janssen NB, Oort F, Fockens P, *et al*. Under what conditions do patients want to be informed about their risk of a complication? A vignette study. *Journal of Medical Ethics* 2009; **35**: 276-282.

Nadella V, Howell SJ. Hypertension: pathophysiology and perioperative implications. *BJA Education* 2015; **15**（6）: 275-279.

Nightingale CE, Margarson MP, Shearer E, et al. Perioperative management of the obese surgical patient. *Anaesthesia* 2015; **70**: 859-876.

Wolters U, Wolf T, Stutzer H, Schroder T. ASA classification and perioperative variables as predictors of postoperative outcome. *British Journal of Anaesthesia* 1996; **77**: 217-222.

［2.1］ www.aagbi.org/publications/guidelines/docs/preop2010.pdf Preoperative assessment and patient preparation. The role of the anaesthetist. Association of Anaesthetists of Great Britain and Ireland. November 2010.

［2.2］ www.medicinescomplete.com/mc/bnf/current/The current British National Formulary（BNF）online.

［2.3］ http://guidance.nice.org.uk/CG3/NICEGuidance/pdf/English National Institute for Health and Care Excellence（NICE）guidance on preoperative tests. June 2003.

［2.4］ http://content.onlinejacc.org/article.aspx?articleid=1893784 ACC/AHA 2014 Guideline on Perioperative Cardiovascular Evaluation for Noncardiac Surgery. A Report of the American College of Cardiology/American Heart Association Task Force on Practice Guidelines.

［2.5］ http://sobauk.co.uk Society for Obesity and Bariatric Anaesthesia web site. Up-to-date guidelines on the anaesthetic management of obese patients.

［2.6］ http://onlinelibrary.wiley.com/enhanced/doi/10.1111/anae.13101/Perioperative management of the obese surgical patient 2015. Association of Anaesthetists of Great Britain and Ireland.

［2.7］ www.rcoa.ac.uk/document-store/you-andyour-anaesthetic Patient information guides from the Association of Anaesthetists of Great Britain and Ireland and Royal College of Anaesthetists.

［2.8］ www.rcoa.ac.uk/system/files/PI-RISK15-DEATH-2013 Patient information from the Royal College of Anaesthetists: Risks associated with your anaesthetic-Section 15 Death or brain damage.

［2.9］ www.legislation.gov.uk/ukpga/2005/9/contents Mental Capacity Act 2005. Department of Constitutional Affairs.

［2.10］ www.supremecourt.uk/cases/uksc-2013-0136.html Details of the High Court decision in the case of Montgomery v Lanarkshire Health Board.

［2.11］ www.aagbi.org/publications/guidelines/docs/consent06.pdf Consent for anaesthesia. Revised edition 2006. Association of Anaesthetists of Great

Britain and Ireland.

[2.12] http://bma.org.uk/support-at-work/ethics/consent/consent-tool-kit BMA consent tool kit.

[2.13] www.dh.gov.uk/en/Publicationsandstatistics/Publications/Publications-PolicyAndGuidance/DH_103643 Department of Health（UK）guidance on consent. Second edition.

3

麻醉设备和监测

周宝龙　丁　琳　译　高志峰　校

学习目标

通过阅读本章，应掌握以下知识：

☐ 如何应用不同种类的气道设备
☐ 气体和蒸汽是如何输送给患者的
☐ 麻醉机的功能
☐ 机械通气
☐ 常用监测设备的功能及局限性

将这些知识应用于以下临床实践中：

☐ 对患者进行基本监测
☐ 解读脉搏血氧仪读数
☐ 解读基本的二氧化碳图波形

　　麻醉是一门实践性专业。为保证麻醉安全，麻醉医师必须熟悉所用的设备，包括简单设备和专用设备，而后者的复杂性日益增加。药物和保健产品监管机构（英国）（MHRA）保证所有设备和药物达到相应的安全标准[3.1]。下文将对目前所用的设备和监测进行概述。其中会包括一些非常简单的设备；这些设备通常是最有价值的，但如果错误使用，可能会危及患者安全[3.2]。

气道设备

　　始终保证患者气道通畅，这是麻醉医师应具备的最重要的技能。越来越多的气管导管和气道设备可以帮助麻醉医师建立人工气道[3.3]。安全和有效地使用各种设备依赖于一些基本知识，例如气道的解剖结构，同样也依赖于使用设备所需要的特殊技术。由于篇幅所限，本章不能涵盖目前所有通气设备的具体细节，并且期望一个人能够熟练使用每一种设备也是不现实的。所以，最重要的是要清楚应该何时使用以及怎样恰当地使用有限的设备。下文将介绍几种常用通气设备；安全有效地使用各种设备所需要的技能会在第 5 章中进行介绍。

面罩

　　面罩（facemasks）通过与脸部轮廓相似的设计以及边缘的充气套囊，实现了与患者脸部的严密贴合。面罩多为由透明塑料制成的一次性用品。由于该设计便于发现患者呕吐和成功通气后的"白雾样"变化，因此这种面罩已广泛用于复苏（图 3.1）。

简易辅助设备

　　口咽通气管（Guedel）和应用较少的鼻咽通气管，常用于在麻醉诱导时维持气道通畅。然而，这并不能保证气道通畅或保护气道不被污染。

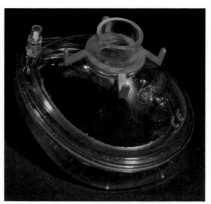

图 3.1　一次性塑料面罩

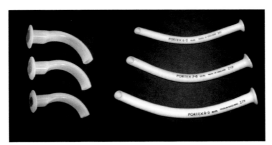

图 3.2 口咽和鼻咽通气管

口咽通气管

口咽通气管（oropharyngeal airway）为弧形的塑料导管，其横截面是扁平的，口腔端带有凸缘（图 3.2）。口咽通气管应放置于舌体之上，以防止其向后坠入咽腔。口咽通气管有多种型号，可满足从新生儿到成人的所有患者的需要。最常用型号为 2 ~ 4 号，分别适用于不同体型的成人。比较患者门齿和下颌角的垂直距离与口咽通气管的长度，据此估计所需要的型号。

鼻咽通气管

鼻咽通气管（nasopharyngeal airway）为可塑形的圆筒状塑料导管，咽部端为斜开口，鼻腔端带有凸缘（图 3.2）。其沿着鼻底，以一定弧度进入咽部。鼻咽通气管根据内径大小（mm）区分型号，其长度随内径的增加而相应增长。鼻咽通气管一般不适用于儿童，直径 6 ~ 8 mm 的鼻咽通气管分别适用于不同体型的成人。比较鼻咽通气管内径与鼻前孔大小，据此估计正确的型号。

声门上气道装置

喉罩

喉罩（laryngeal mask airway，LMA）是经典的声门上气道（supraglottic airway，SGA）装置。正如它的名字一样，喉罩主要由放置在喉部开口处的"通气罩"构成，此外，还有一根导管从口腔内伸出，直接与麻醉呼吸系统相连接。在罩口周边有一圈充气气囊，其可增加喉罩稳固性，并在喉部周围形成一个相对密封的环境。喉罩有多种型号，适用于从婴儿到成人的所有患者。对于成年女性和男性，最常用的型号是 3 号、4 号和 5 号。最初设计的喉罩是用于有自主呼吸的患者，其实完全也可以通过喉罩给患者进行机械通气，但要注意避免过高的通气压力造成气体从套囊边缘漏出，从而导致通气量降低和胃胀气。最初的 LMA（或经典的 LMA）是可重复使用的，每次使用后需要进行灭菌处理。考虑到朊病毒疾病（组织海绵状脑病）传播的风险，喉罩与绝大多数通气设备一样，现在都已经变成了一次性用品（图 3.3a）。

还有许多改进型的喉罩。

● 可弯曲的加强型喉罩：因其导管部分可以弯曲并远离手术

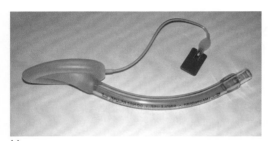

(a)

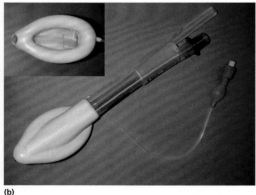

(b)

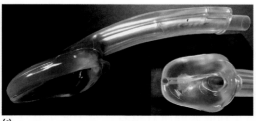

(c)

图 3.3　声门上通气设备。
（a）一次性 LMA。（b）LMA
Pro-Seal™。（c）i-gel™

入路，且不会出现打折或阻塞，适用于颌面部、耳部、鼻部和喉部的手术。

- Pro-Seal™ 型喉罩（图 3.3b）：这类喉罩在其通气罩背部还有一个气囊，可改善通气罩和喉头之间的密闭性，减少机械通气时的漏气。它还有一个引流管，可用于引流胃内容物。
- i-gel™（图 3.3c）：这类喉罩应用波状外形的高度可塑的固体凝胶样材质来匹配喉部的解剖结构，以替代传统的充气气囊。它还有一个狭小的吸引通道用来吸引胃内容物，并且主导管周围的增强塑料可以起到"牙垫"的作用。为一次性用品。

气管导管

气管导管（tracheal tube）为塑料（PVC）材质，是一次性用品，可防止交叉感染。根据管腔内径标注气管导管的型号，每种型号之间直径相差 0.5 mm，适用于从婴儿到成人的所有患者。导管长度可以满足经口和经鼻插管。通过一个 15 mm 的标准接头，气管导管可以与呼吸机相连接（图 3.4a）。

用于成人麻醉的气管导管有一个充气套囊，可防止正压通气时麻醉气体沿导管向外泄露，以及异物被吸入肺内。通过指示气囊注入空气可使导管套囊充气膨胀，指示气囊末端为可避免漏气的单向活瓣。导管套囊被充气后，会变成球形。现已研制出各类专用导管，如图 3.4b ～ d 所示。

- 异型气管导管：用于头颈外科手术。可预制成向"北面"（朝向前额）或向"南面"（朝向下颌）弯曲，带有接头，可使呼吸回路远离术野（例如朝向下颌的 RAE 气管导管，图 3.4b）。
- 加强型气管导管：当普通气管导管可能出现打折或梗阻时，例如由于头部的摆放位置或手术操作原因，可使用加强型气管导管（图 3.4c）。
- 双腔气管导管：有两个并行的独立通气管腔，其中一个通气管腔远端超过另一个。常用于胸科手术，麻醉医师可选择性地进行单肺通气，为非通气侧肺的手术操作提供最佳视野。根据导管尖端进入的主支气管，分为"左"双腔气管导管和"右"双腔气管导管（图 3.4d）（见第 7 章）。

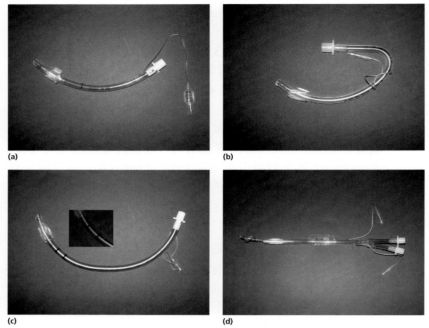

图 3.4　气管导管:(a)标准型,(b)异型管(RAE 管),(c)加强型管,(d)双腔管

- **无套囊气管导管**：用于约 8 岁以下的儿童，因为声门下的狭窄结构自然就可以提供一个密闭环境。（在一些儿科医院，对于该年龄段的儿童也会使用特制的有套囊的气管导管。）

喉镜

直接喉镜

直接喉镜（laryngoscope）是传统喉镜，可在直接明视下暴露声门，以便置入气管导管。直接喉镜由前端带有灯泡的喉镜片和装有电池为喉镜片供电的手柄构成。最常用的是弯喉镜片，由 Robert Macintosh 爵士设计并以其名字命名（图 3.5a）。喉镜片有多种不同型号。喉镜片的设计一直在改进和发展，其中最成功的一种是 McCoy 喉镜片（图 3.5b、c），其在手柄处有一杠杆与喉镜片尖端相联动，可增加会厌提起的高度，以便更好地暴露声门。偶尔也会用到直喉镜片，如 Magill 喉镜片。

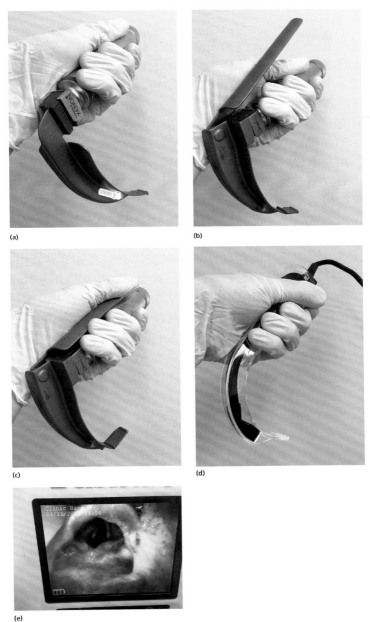

图 3.5 （a）Macintosh 喉镜。（b）McCoy 喉镜。注意手柄处的操纵杆可使镜片尖端弯曲。（c）尖端弯曲的 McCoy 喉镜。（d）（e）Glidescope®，喉部结构可显示在屏幕上

间接喉镜

近年来，已利用先进的光学和电子技术研制出许多设备，用以克服上述喉镜无法直接暴露声门时的困难。操作者可直接通过设备或通过一个独立显示屏来观察喉部结构。下面将重点介绍间接喉镜所用到的各种技术。

- 可视喉镜（videolaryngoscope）：目前临床上可视喉镜有很多品牌，以 Glidescope® 喉镜为例，Glidescope® 为一次性使用弯喉镜片，带有一个视频摄像头和光源（图 3.5d）。图像可以呈现在相连接的显示屏上，这样可以更好地显示喉部结构。不同大小和形状的喉镜片可以满足所有年龄患者的使用。这些设备都有一个共同的缺陷，即尽管可以很好地显示声门，但由于喉镜片弧度过大，可能会导致气管导管置入困难。为解决这一问题，可在喉镜片上加入气管导管引导槽，或使用可弯曲的管芯或探条。此类设备还可以用作教学和培训，因为指导老师可以看到学生所看到的内容并及时提出建议和指导，从而帮助学生提高技能。

- 纤维支气管镜（fibreoptic bronchoscope）（图 3.6）：纤维支气管镜为一个细的可弯曲的支气管镜，可通过无数微小直径的玻璃纤维将视野前端的图像传至目镜或显示屏上。通过手柄可调节纤维支气管镜前端的角度，以便使其指向正确的方向。此外还有一个吸引专用管腔，可用于清除气道分泌物。纤维支气管镜可用来引导气管插管，还可用来检查双腔气管导管的对位情况。纤维支气管镜操作可用在适度镇静和气道表面麻醉后的清醒患者，也可用在麻醉后的患者。纤维支气

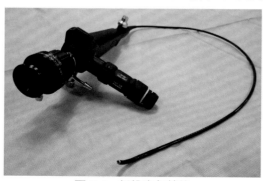

图 3.6　纤维支气管镜

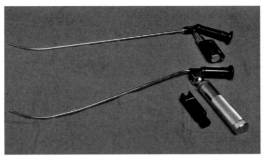

图 3.7　光棒。Bonfils（上），Shikani（下）。来源：McGuire 和 Younger（2010）。
经牛津大学出版社许可后转载

管镜在使用后需要进行清洗和消毒。

- 光棒（optical stylet）（图 3.7）：其原理与可弯曲纤维支气管镜相似，但由于其是硬制的，所以只适用于经口插管的全身麻醉患者。

气管导管探条

气管导管探条（tracheal tube introducer）通常由一种 60 cm 长的可塑形材料制成。使用前可先将其弯曲成一定的弧度，以便紧贴会厌下方盲探置入气管。探条有一定的硬度，气管导管可以通过其进入气管。

困难气道车

医院的每个手术间和加强治疗病房（ITU）都应配备有困难气道车（difficult airway trolley）（图 3.8）。理论上，整个医院的困难气道车都应该是标准化的（包括设备和布局）。困难气道车内备有上述的气道设备，以便麻醉医师处理困难气道。

麻醉的安全实施

手术室的气体供应

大多数医院采用管道和负压系统（PMGA）来提供氧气、氧化亚氮、医用空气和负压吸引。

管道出口相当于自闭式插口，每一种气体都有特定的配置、颜

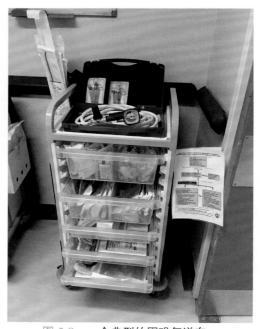

图 3.8　一个典型的困难气道车

色和标签。输送到手术室的氧气、氧化亚氮和空气的压力是 400 千帕（kPa），1 kPa 约等于 7.501 毫米汞柱（mmHg）。气体（和负压）通过具有颜色标识的加强软管输送进入麻醉机（氧气-白色、氧化亚氮-蓝色、负压-黄色）。这些软管通过气体专用接头与墙壁上的管道出口连接，并通过气体专用螺母和螺口与麻醉机连接。瓶装气体在管道供气故障时备用。

　　尽管必须通过核对钢瓶上的标签来确定气体种类，但实际上瓶身和瓶肩颜色（译者注：不同国家的颜色略有不同，建议参考国内教科书）（表 3.1）已标明了气体种类。最近有相关法规建议所有医用气体钢瓶都应为白色瓶身和彩色瓶肩，并要求在 2025 年之前逐渐更换完成。在过渡期间为防止发生错误，气体种类会写在所有钢瓶的瓶身上。所有钢瓶都有撞针安全机制，以防止将错误的钢瓶气罐连接到错误的麻醉机端口上。

氧气

　　通过管道输送的氧气来自储存的液态氧，液态氧储存在一个压力

表 3.1　医用气体钢瓶颜色

气体	旧颜色		新颜色	
	瓶身	瓶肩	瓶身	瓶肩
氧气	黑色	白色	白色	白色
氧化亚氮	蓝色	蓝色	白色	蓝色
Entonox（笑气）	蓝色	蓝色 / 白色	白色	蓝色 / 白色
空气	灰色	白色 / 黑色	白色	黑色 / 白色
二氧化碳	灰色	灰色	白色	灰色
氦气 / 氧气	棕色	棕色 / 白色	白色	棕色 / 白色

1000 kPa（7 ～ 10 bar），温度约 — 160℃的负压-隔热蒸发器（VIE）中，其实际上就是一个大型保温瓶。当需求增加时，环境热能可以将液态氧气化，形成气态氧。气体在从 VIE 向管道系统输送的过程中，被周围环境温度加热。将备用压缩氧气钢瓶与 VIE 并联，以防主要系统出现故障。与麻醉机直接相连的小型钢瓶可作为应急储备。当一个钢瓶储满氧气时，压力为 13 700 kPa（137 bar，2000 psi）。随着氧气的输出，压力成比例地下降。

氧化亚氮

管道输送的氧化亚氮来自由数个并联的大型钢瓶和一个共同的歧管所组成的储存装置。通常会有两个这样的装置，一个用于输送所有打开阀门的钢瓶中的气体（运行中的装置），另一个为备用装置。此外，还有一个小型的应急供应系统。小型钢瓶可直接连接在麻醉机上。室温下，氧化亚氮在钢瓶中以液态和气态两种形式存在。只要有液态形式存在，钢瓶中的压力就可以维持恒定（5400 kPa，54 bar，800 psi）。只有当所有液体都蒸发，钢瓶中只有气态的氧化亚氮存在时，或钢瓶排空时，压力才会降至零。

医用空气

医用空气由压缩机或钢瓶提供。压缩机将空气输送至中心储气站进行干燥和过滤，以达到输出前的质量要求。供给手术室用于麻醉的医用空气压力为 400 kPa，而用于医疗设备的医用空气压力为 700 kPa。

负压

PMGV 系统的最后一部分是医用负压系统。一个负压系统中有两个泵，能够产生至少低于大气压 50 kPa 的负压。负压被输送到麻醉间、手术间和其他需要的地方。在出口和泵之间设置有几个排水管和细菌过滤器，以防止吸引的液体造成泵污染。

麻醉机

麻醉机的主要功能是：

- 将来自管道或钢瓶的高压气体降低至一个对患者安全的压力；
- 控制气体流量，将一种已知的、精确的、可调节的气体混合物输入麻醉呼吸系统。除了这些功能之外，现代麻醉机通常包含完善的监测设备和呼吸机。

降低压力

储有气体的钢瓶具有很高的压力（见上文），其压力取决于所含气体的种类和温度。从钢瓶输送出来的气体会通过一个减压阀，以确保其压力保持在 400 kPa，并恒流输送至流量计。管道输送的气体压力已经是 400 kPa，不需要再进行减压。

控制气体流量

传统上，大多数麻醉机都是通过使用流量计来实现气体流量的控制（转子流量计，图 3.9）。特制的、标有刻度的流量计通过一个针形阀控制气体流量，可以用于各种气体。旋转的浮标漂浮在气流中，其上缘指示的刻度即代表气体流量。

在现代麻醉机中，流量计已被电子流量计所取代。麻醉医师只需要简单输入所需要的气体流量和成分，气体就会被输送到麻醉呼吸系统。气体的流量将会以数字形式或以流量计的数位表示法显示在显示屏上。

麻醉机的气体传输系统有几个内置安全装置：

- 氧气和氧化亚氮的调节是联动的，防止输出气体的氧浓度低于 25%。
- 快速充氧装置可向呼吸回路提供流量大于 40 L/min 的纯氧。
- 氧气输送失败时有声音警报——此时会停止氧化亚氮的输

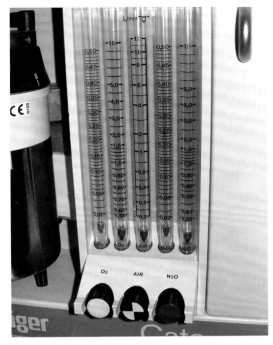

图 3.9 麻醉机上的氧气、空气和氧化亚氮流量计

送，并且如果患者具有自主呼吸，空气将会被混入。

- 单向阀可以最大程度减少反向压力对流量计和蒸发器功能的影响。

产生麻醉蒸汽

通过蒸发器获得麻醉蒸汽，蒸发器可输出精确的吸入麻醉药浓度（图 3.10）。

- 蒸发器将容器中的液态麻醉药变成饱和蒸汽。
- 最终的麻醉气体浓度是通过改变进入蒸发器的气体比例来控制的。
- 麻醉药蒸发会导致潜在热量丢失，使得剩余液态麻醉药温度降低，从而减少进一步蒸发，导致输送给患者的麻醉药浓度下降。为了解决这一问题，蒸发器中加入了一个弥补温度下降的装置。
- 大多数麻醉机都可以安装多个蒸发器。为了防止意外吸入多种麻醉气体，麻醉机装有"互锁"装置。这是一个机械装置，用来防止同时打开多个蒸发器。

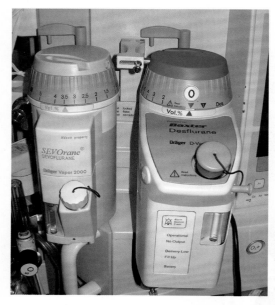

图 3.10 麻醉机上的七氟烷蒸发器（左）和地氟烷蒸发器（右）。注意安在彩色表盘之间的互锁装置可防止两种气体同时蒸发

由此产生的气体和蒸汽混合物将最终被输送到麻醉机上的共同出口，然后再通过专门的呼吸系统输送给患者。

麻醉呼吸系统

将气体和麻醉蒸汽的混合物从麻醉机输送给患者需要通过一个麻醉"回路"，或者更准确地说，是一个麻醉呼吸系统（anaesthetic breathing system）。气体和麻醉蒸汽的混合物通过面罩、声门上设备或气管导管最终到达患者肺部。既往存在多种不同类型的麻醉呼吸系统，但现在大都被回路系统（circle system）所取代。这些系统的细节问题不在本书范围内，但它们的某些共同特征将会在下文中给予介绍。由于多个患者可能依次使用同一个呼吸系统，所以会在呼吸回路的患者端放置一个低阻力的一次性细菌过滤器，并在下一个患者使用前更换，以降低交叉感染的风险，或者使用一次性呼吸回路，并在不同患者之间进行更换。

呼吸系统的组成部分

所有系统都包括以下部分。

● 一个输入新鲜气体的连接件：连接到麻醉机上的共同气体出口。

- 一个贮气囊（reservoir bag）：容量一般为 2 L。贮气囊有以下几个作用：当麻醉机提供恒速低流量气体时，可满足患者最大吸气流量需求（30 ~ 40 L/min）；必要时进行手动通气；以及观察有自主呼吸患者的通气情况。贮气囊还可以充当一个安全装置。如果呼吸系统出现梗阻，即使在低压力下，贮气囊也会膨胀。
- 一个可调节压力限定（adjustable pressure-limiting，APL）阀：用于释放呼出的气体，排出二氧化碳。在自主呼吸时，将 APL 阀调至最小，以防阻碍呼气。关闭 APL 阀，挤压贮气囊，使呼吸系统内产生正压，然后进行手控通气。

回路系统

很多传统麻醉呼吸系统采用高流量的新鲜气体和麻醉蒸汽，以防止呼出气体的重复吸入和高碳酸血症的发生。呼出的气体被排放到空气中，因此"浪费"了其中没有用过的氧气和麻醉蒸汽。回路系统（图 3.11）通过"循环利用"部分呼出气体，解决了低效率的问题，使得麻醉机的气体流量可低至 0.3 ~ 0.5 L/min。

- 呼出的气体将通过一个装有碱石灰的容器（吸收罐）。钠石灰为钙、钠和氢氧化钾的混合物，可通过化学作用清除二氧化碳。
- 在二氧化碳被清除之后，氧气和麻醉气体会补充到呼出的气体中并达到目标浓度，接着混合气体会被患者再次吸入。
- 当气体通过吸收罐时，由于吸收二氧化碳发生的化学反应，气体会被加热和湿化。

使用回路系统时，有以下几点需要注意。

- 吸入气体是呼出气体和新鲜气体的混合物，它的成分组成受患者自身摄取的麻醉气体和新鲜气体流量等多种因素影响。回路中的氧气和麻醉气体的浓度并不完全对应麻醉机或蒸发器所设置的浓度。因此，必须要进行吸入氧浓度和麻醉气体浓度监测，以确保患者不会出现：
  - 缺氧；
  - 麻醉气体浓度不够导致术中知晓；
  - 过高的麻醉气体浓度。
- 碱石灰中加入了一种指示剂，当其不能再吸收更多的二氧化

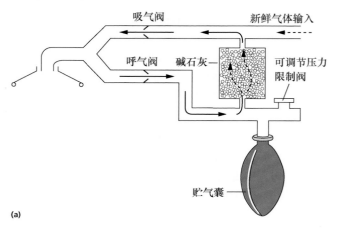

(a)

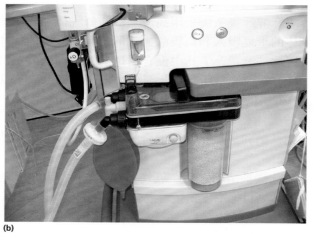

(b)

图 3.11 （a）回路系统图解。（b）麻醉机的呼吸回路系统。图中所示的大部分部件都是一体化的；只能看到呼吸管路、贮气囊以及碱石灰容器

碳时，颗粒的颜色会发生改变，例如从粉红色变为白色。（译者注：不同品牌产品颜色有可能不同。）

- 一个标准的回路内部具有 6 L 的容积，所以从改变新鲜气体混合物的组成成分到回路中气体达到平衡，会有几分钟的延迟。新鲜气体流量越低，这个延迟时间就会越长。

当使用回路系统时，患者可以进行自主呼吸，也可以进行机械通气。

机械通气

　　许多麻醉机都可以进行机械通气，只是功能上稍有不同。下文将只对机械通气的原理进行概述；更多详细资料参见本章最后的"扩展阅读"。

　　自主呼吸时，胸腔内产生的负压会促使气体进入肺内；而在机械通气时，这一过程正好相反。向麻醉气体提供正压，以克服气道阻力和胸廓的弹性回缩力，使气体能够进入肺内的这一技术被称为间歇正压通气（intermittent positive pressure ventilation，IPPV）。为了产生正压，呼吸机需要动力——通常为气动或电动。在自主呼吸和机械通气中，呼气都是靠肺和胸廓的回缩被动产生的。

　　当进行机械通气时，以下参数是可调节的：

- 潮气量；
- 呼吸频率；
- 通气模式，一般选择容量控制或压力控制；
- 吸气时间和呼气时间；
- 吸气峰压；
- 应用并调节呼气末正压（positive end expiratory pressure，PEEP）。

通气模式

　　麻醉医师对通过呼吸机输送给患者的潮气量进行设定的通气模式就是容量控制通气（volume-controlled ventilation，VCV）。气道压取决于设定的容量和患者呼吸系统的顺应性。呼吸机按照预设的潮气量输送给患者，但当气道的顺应性下降时，可能会导致高气道压和肺损伤（气压伤）。另一种模式是压力控制通气（pressure-controlled ventilation，PCV），需要设置呼吸机产生的气道压的最高值。所设定的压力和患者呼吸系统的顺应性决定潮气量的大小。尽管这种模式可降低气压伤风险，但可能会导致潮气量过大，而造成容积伤。麻醉机上的第三种通气模式是压力支持通气（pressure support ventilation，PSV），用于存在自主呼吸，但潮气量不够的患者。这种模式下，麻醉医师可以通过麻醉机检测患者的自主呼吸，并提供少量的正压以帮助增加潮气量。

　　在所有通气模式下，都可以通过 PEEP 的使用来预防全身麻醉患者出现肺泡塌陷，进而改善呼吸顺应性和通气 / 血流比值。

现代麻醉机

技术的进步让几乎所有上述功能都可以集成到一个单一的工作单元中（图 3.12）。麻醉医师通过电子控制装置（图 3.13）来决定：

- 自主或控制通气；
- 每种所需气体的流量；
- 吸入氧浓度。

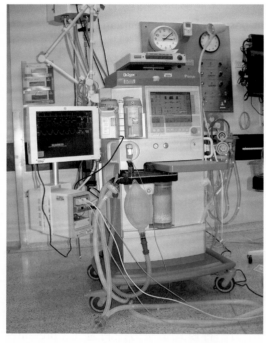

图 3.12 现代一体化的麻醉机和监护仪

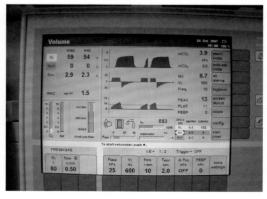

图 3.13 图 3.12 中麻醉机的控制按键和显示屏的近照

一些机器可设定蒸发浓度；另外一些机器可设定蒸发器输出的气体浓度，并可以通过调节，使其达到需要的呼气末浓度。上述所有的设定都可以进行监测和显示，还可设置报警，以防止超出预设的限制。电源故障时，备用电池可以维持关键的运行。如果备用电池失效，仍可对患者进行手控通气。

使手术室污染最小化

除非采取特殊措施，否则麻醉废气会污染手术室环境。呼吸系统和机械呼吸机排出体积不等的多余的和呼出的气体至空气中，患者在苏醒期呼出麻醉气体以及麻醉装置泄露。尽管没有确凿的证据表明长期接触低浓度吸入麻醉药存在危害，但是仍应该尽量降低手术室环境的污染程度。这可通过多种方式来实现：

- 应用废气处理系统；
- 降低气体流量，比如使用回路系统；
- 避免使用麻醉气体，例如使用全凭静脉麻醉（TIVA）（见第5 章）或区域麻醉；
- 术间使用净化空调系统。

废气处理系统

废气处理系统收集呼吸系统和呼吸机产生的废气，并将其通过管道系统排至室外。应用最广泛的是一种动力系统，其将较小的负压与呼吸系统或呼吸机的呼气阀相连接，把废气排至外部环境。通过将压力阀开至最低，可防止过高的负压作用于患者肺部。然而这个系统并不能真正解决污染问题；它只不过是将废气从一个地方转移到了另一个地方。氧化亚氮和麻醉气体（影响程度较小）都会导致臭氧分解，从而加剧温室效应。

血管内置管

所有接受麻醉的患者都需要开放静脉通路，以便给予液体、血液制品和药物。有不同长度和直径的输液通路可供选择。一般来说，长度小于 7 cm 的称为"套管"（cannula），长度大于 7 cm 的称为"导管"（catheter）。以外径表示套管的规格（G），也有用毫米（mm）表示的，其最大输注速度会在外包装上注明。临床上使用的套管的主要类型如下。

- 套管针：最常用，型号从 14 G（2.1 mm）到 24 G（0.7 mm），不同颜色代表不同型号。套管针由一个斜口型金属针和包裹在其外的塑料套管组成。针的另一端是一个透明的"回血腔"，当针尖置入静脉后可在回血腔内看到回血。所有的套管都有一个 Luer-Lok™ 装置，用于连接输液器。有的套管针带有"翅膀"，可使用黏性敷料将其固定在皮肤上；还有的套管针带有用于给药的注射阀。目前越来越普遍使用带有保护装置的套管针，一旦针尖从套管中拔出，即有一个装置覆盖锐利的针尖，防止发生针刺伤（图 3.14）。

- Seldinger 套管：主要用于中心静脉置管，也可用于外周静脉，通常选择较大管径用于快速输液。

有些患者需要一个动脉通路，用于密切监测血压（见下文）。有两种常用套管可以满足需要。第一种和静脉套管针相似，只是将注射阀去掉（防止药物误注入动脉内），并连接一个换能器。第二种是一种小型的 Seldinger 套管。两者都是由塑料制成的圆筒形套管。在成人中，常选择 20 G 的套管进行桡动脉置管。

输液器和液体加温仪

液体和血液（在悬挂于输液架上的袋子中）通过与静脉套管针上的 Luer-Lok™ 装置相连接的输液器输入患者体内。不同的输液器有不同的用途；有些输液器专用于某些输液泵。一般来讲，用于静脉输液的输液器有一个不带滤器的简单滴注器，管径也比较细。用于输血和输血液制品的输液器有一个带有滤网过滤器的滴注器，可过滤掉血凝块，管径也比较粗大。

静脉输液的温度通常为室温（20℃），而血液和血液制品的温度

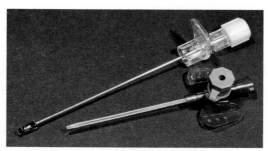

图 3.14　安全型套管针。一旦针从套管中拔出，针尖就会被保护起来，以降低针刺伤风险

可能只有 4℃，在输注时可导致患者体温严重下降；为防止这一情况的发生，通常需要在输注的同时进行液体加温。可通过具有两个同轴线管腔的输液器对液体进行加温，这种输液器的外管腔有热水流经；或通过加热板对液体进行加温。不同的加温系统有不同的最大流速和加温效率，但目的都是将液体加热，使其温度在进入人体时能尽可能地接近体温。

患者保温

暴露于低温环境、体腔内液体蒸发、静脉输注低温液体以及吸入相对干燥和低温的麻醉气体，都会导致绝大多数患者在麻醉期间核心体温下降。而麻醉后体温调节能力降低和不能产生寒战反应会使体温下降更加严重。低体温与苏醒延迟以及术后并发症的增加密切相关，因此必须采取措施预防低体温的发生。最常用的方法是使用压缩空气进行加温，通过有孔的毯子（一次性使用），将加热后的空气吹向患者体表非手术部位。另一种方法是将患者置于通过电或循环热水加热的温毯上。

血液回收机

血液回收机应用于预计会有大出血的手术，例如主动脉瘤手术、心脏手术和骨科大手术，以减少异体血的输入。机器配备有一个供术者从术野收集患者血液的吸引器。收集的血液与肝素生理盐水或抗凝的枸橼酸葡萄糖溶液 A（ACD-A）混合，以防止发生凝集，再通过一个滤器去除其中的脂肪颗粒和其他杂质，然后进行离心，去除其他血细胞和血浆，剩下的即为浓缩红细胞。最后将浓缩红细胞悬浮在溶液中，以备回输给患者。

超声

超声（ultrasound）是通过探头发出的高频率声波和人体组织产生的反射波来探测组织密度的变化，然后由计算机进行处理，并将图像呈现在显示屏上，以直观反映患者的解剖结构。最近，越来越多的麻醉医师开始使用超声引导穿刺，例如中心静脉置管或周围神经阻滞。使用超声引导穿刺的目的是在穿刺过程中将针尖始终处于可视状态，从而减少并发症的发生，同时可使局麻药更好地分布，以增强神经阻滞的效果。超声还越来越多地应用于创伤和紧急生命支持时的诊断，例如创伤的目标导向超声评估（FAST 扫描）以及心肺复苏时的目标导向心脏超声评估（FEEL）。在 ITU，超声已经成为一种非常有价值的诊断和监测工具，例如诊断胸膜和心包积液以及评估心功能（充盈功能、收缩力、瓣膜功能）。

微量注射泵

简单的微量注射泵（syringe pump）可以通过设定程序，以某一速度（ml/h）持续输注药物，并且在输注一定量后停止输注。微量注射泵可在很大的输注速度范围内保持输注的精确性，通常为0.1 ～ 1000 ml/h 或者更大范围。这些注射泵还含有报警装置，例如当出现注射阻力过高时。还有更加精密的微量注射泵，其运用复杂的数学模型来预测输注药物（例如丙泊酚和瑞芬太尼）的血浆和中枢神经系统浓度。麻醉医师将患者的详细信息，如性别、体重指数（BMI）、年龄和目标浓度录入后，微量注射泵会计算和调整所需的输注速度。这种技术称为靶控输注（target-controlled infusion，TCI）。TCI 可提供合适的药物浓度，达到精确滴定的效果，使得患者可以进行清醒镇静或 TIVA[3.4]。

测量和监测

测量和监测密切相关，但又有不同。当测量结果不在预设限值内时，如果测量仪器能够发出报警，那么这个测量仪器就是监测仪。在麻醉期间，患者和其所使用的设备都会被进行监测。

监测患者

为保证麻醉安全，必须进行心电图（electrocardiogram，ECG）、血压（无创）、脉搏血氧饱和度、二氧化碳以及氧气和吸入麻醉气体浓度监测。是否需要进行其他监测，则需要根据患者状态和手术情况而定[3.5]。

心电图

ECG 易于应用，能够反映心率和心律，可预示缺血和某些电解质（例如钾和钙）严重紊乱的发生。可应用三个导联监测 ECG——一个置于右肩（红色）、另一个置于左肩（黄色）、第三个置于左侧下胸部（绿色），此时可显示相当于 12- 导联 ECG 中的标准 II 导联的波形。现在很多 ECG 监测仪可以在前胸部使用 5 个电极，这样就可以显示出所有的标准导联和 V$_5$ 导联的波形。但是只通过 ECG，并不能判断心排血量是否合适，因为即使心排血量很低，ECG 也有可能完全正常。

无创血压

无创血压是麻醉和手术过程中最常用的监测患者血压的方法。在手术室内，听诊柯氏音（korotkoff sound）比较困难，因此自动化设备被广泛应用于手术室。先将袖带绑于上臂肱动脉之上，电子气泵进行充气，然后对袖带进行控制性放气。由微型处理器控制的压力传感器通过动脉搏动来测量袖带压力的变化。最初的动脉搏动代表收缩压，搏动的振幅峰值相当于平均动脉压。舒张压则通过公式计算出来。

气动袖带的宽度必须达到臂围的 40%，充气的部分应达到臂围的一半以上。如果袖带太窄，测出的血压偏高；如果袖带太宽，测出的血压偏低。可以通过监护仪设定测压频率和设置报警，当测得的血压超出设定的范围时，会触发报警。无创血压无法做到持续监测，而且在血压过高或过低以及在心律失常患者中，测量结果会不准确。

脉搏血氧饱和度仪

脉搏血氧饱和度仪（pulse oximeter）为一个含有发光二极管（LED）和光电探测器的探头，可以放置在指（趾）端或耳垂。LED 交替发射电磁波谱中的两种不同波长的可见光和红外光。这些光透过组织传播，可不同程度地被组织、氧合血红蛋白和还原血红蛋白吸收，最终到达光电探测器的光强度会被转化为电信号。组织和静脉血对光的吸收程度是不变的，但动脉血对光的吸收程度随着心动周期而变化。基于这一原理，可将外周动脉血氧饱和度（SpO$_2$）认为既是一种波形又是一个读数。这个波形还可以用来作为心率读数的参考。

当 SpO$_2$ > 90% 时，脉搏血氧饱和度仪的精确度可达 ±2%。可根据饱和度水平和心率设置报警。因此脉搏血氧饱和度仪可以提供循环和呼吸两个系统的信息，并且具有以下优势：

- 持续监测组织氧合水平；
- 不受皮肤色素沉着的影响；
- 便携（电源或电池供电）；
- 无创。

尽管如此，该设备还存在一些重要的局限性。

- 不能识别严重低氧。因为在血红蛋白解离曲线中，饱和度 90% 时的 PaO_2 为 8 kPa（60 mmHg）。
- 脉搏血氧饱和度仪不是肺泡通气充足的指示仪，因为通气不足可以通过增加吸入氧浓度来补偿，以维持血氧饱和度。
- 当血管严重收缩时，由于信号的搏动成分减少，读数不准确。
- 含有某些特殊血红蛋白时，读数不准确：
  - 碳氧血红蛋白：导致 SaO_2 偏高；
  - 高铁血红蛋白血症：当 $SaO_2 > 85\%$ 时，饱和度数值偏低。
- 随着血红蛋白含量下降，饱和度读数逐渐降低（但不受红细胞增多症的影响）。
- 饱和度受外部光源的影响。
- 当患者过度运动时，读数不准确。

在许多现代麻醉系统中，上述监测设备被集成并显示在一个屏幕上（图 3.15）。

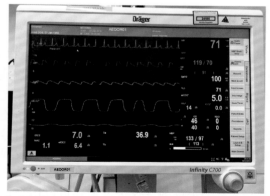

图 3.15　一体化监测仪可显示 ECG、心率、有创血压（动脉波形）、脉搏血氧波形、呼气末二氧化碳浓度和波形、吸入和呼出氧气浓度、地氟烷浓度、饱和度以及体温

二氧化碳监测

二氧化碳监测仪（capnometer；通常称为二氧化碳分析仪）的工作原理是二氧化碳对红外光的吸收程度与其浓度成正比。对于健康人来说，呼出气体中的呼气末二氧化碳（end-tidal CO_2，呼末二氧化碳，$PetCO_2$）浓度与动脉血二氧化碳分压具有良好的相关性，前者比后者低 5 mmHg 或 0.7 kPa。在机械通气时，对二氧化碳浓度进行持续分析可以形成一个波形，称为二氧化碳波形图（waveform capnography）。其主要用于表示通气是否充足；$PaCO_2$ 与肺泡通气量成反比。当患者的心排血量降低时（比如低血容量、肺栓塞），$PaCO_2$ 和 $PetCO_2$ 之间的差值会加大，主要是由于通气/血流比值失调区域增加所致。有肺部疾病的患者，由于肺换气功能较差，两者之间的差值也会增大。在对呼末二氧化碳浓度进行分析时，需要考虑到上述情况[3,6]。现在的二氧化碳分析仪在呼末二氧化碳浓度超出预设限值后都会发出报警。二氧化碳波形图的其他用途见表 3.2。

麻醉气体浓度分析

当使用吸入麻醉药时，应监测其在混合吸入气体中的浓度。可利用其对红外线的吸收程度进行监测，类似于二氧化碳浓度监测。每一种吸入麻醉药只对应一个最佳吸收波长，吸收程度取决于吸入麻醉药的浓度。一个能发出恰当波长的设备可用于校准所有常用吸入麻醉药。

表 3.2　二氧化碳波形图的应用

- 作为肺泡通气程度的一个指标，以：
  - 确保机械通气期间血碳酸浓度正常
  - 控制神经外科手术中低碳酸血症的程度
  - 避免脑循环受损者出现低碳酸血症，如老年患者
- 作为管路连接脱落的指标（读数突然降至零）
- 判断气管插管是否在气管内（呼出气体中有 CO_2）
- 可表示重复吸入程度（吸入气体中出现 CO_2）
- 可预测心排血量。如果心排血量降低且维持通气，那么由于 CO_2 不能输送至肺脏，呼末 CO_2 会降低，如：
  - 低血容量
  - 心脏停搏，此时可用于预测胸外心脏按压的有效性和自主循环恢复
  - 大面积肺栓塞
- 可能是恶性高热发生时的首发症状

外周神经刺激仪

用于评估给予神经肌肉阻滞药后，神经肌肉的阻滞程度，例如在手术结束时，判断神经肌肉阻滞程度是否已下降至适合进行拮抗。用 50 mA 的电流对支配独立肌群的外周神经进行刺激，以观察或测量肌肉收缩情况。有一种方法是对腕部尺神经进行刺激，以观察拇内收肌的收缩（颤搐）。尽管更多时候是通过观察或触摸来判断肌肉收缩情况，但测量肌肉收缩力或复合动作电位会更加客观。刺激模式包括：

- 1.5 s 内 4 个频率为 2 Hz，持续时间为 0.2 ms 的刺激——四个成串刺激（TOF）；
- 频率为 50 Hz，持续时间为 5 s 的单个刺激——强直刺激；
- 两组频率为 50 Hz，间隔为 750 ms 的 3 个短强直刺激——双短强直刺激（DBS）。

应用非去极化肌松药后，成串刺激的肌颤搐幅度出现进行性降低，称为"衰减"（'fade'）。在 TOF 中，第四个肌颤搐（T4）与第一个肌颤搐（T1）幅度的比值可用于衡量神经肌肉阻滞程度。无肌颤搐反应可见于神经肌肉阻滞程度过深，例如用药后不久或不能提供一个有效刺激时。应用去极化肌松药后，成串刺激的肌颤搐幅度降低，但会保持在同一水平；也就是不衰减。

体温

根据最新 NICE 指南，麻醉期间应持续监测患者体温[3.7]。最常用的是一种热敏电阻——电阻随温度变化而变化的半导体元件。可放置在食管（心脏温度）或鼻咽部（大脑温度）。也可置入直肠，但是除了会令人不愉快之外，粪便还可以使热敏电阻绝缘，导致数值不准确。导尿管的前端也可放置热敏电阻以监测膀胱温度。红外线鼓膜温度计可间断监测体温，但是使用前一定要清理外耳道。尽管体温监测是用来判断和防止低体温发生的，但患者体温突然升高可能首先提示恶性高热的发生（见第 4 章）。

有创或直接血压

这是最准确的测量和监测血压的方法，常用于复杂的、长时间的手术或危重患者。外周动脉置入一个套管，通过液体预充的管路与换能器连接。换能器可将动脉搏动的压力信号转换成电信号，随后电信号被放大，并以动脉波形和收缩压、舒张压、平均动脉压的形式显示出来（见图 3.15）。

中心静脉压

中心静脉压（central venous pressure，CVP）是通过将导管（中心静脉导管，central venous catheter，CVC）置入中心静脉进行监测的，常选择颈内静脉或锁骨下静脉。导管的尖端位于上腔静脉和右心房交界处。如上文所述进行连接，以显示波形和压力。

虽然可以测量 CVP 的绝对值，但其变化趋势可以提供更多信息。当 CVP 较低时，常常会进行"液体冲击"。在快速输液时，可以观察到 CVP 的变化。对于低血容量患者，CVP 的升高是短暂的，很快会回到之前水平；而对于血容量正常的患者，CVP 会出现更明显且持久的升高。过量补液会出现持续升高的 CVP。

CVP 的监测常用于可能出现大量体液转移或大出血的手术，或者即使很轻微的体液变化都会带来危害的患者，例如心力衰竭患者。除了受容量平衡的影响，CVP 还受到很多其他因素的影响（表 3.3），尤其是心功能和正压通气。血压低而 CVP 高（绝对值或液体冲击时）可能预示心力衰竭。然而大多数临床医师认为，此时更应该选择使用经食管多普勒超声或脉搏波形心排血量监测设备监测左心室功能。

食管多普勒心排血量监测

食管多普勒探头的置入是相对无创的，其超声波发射传感器经过食管被放置于降主动脉前方，类似于放置胃管（图 3.16）。食管多

表 3.3　影响中心静脉压的因素	
● 零点位置	● 肺栓塞
● 患者体位	● 肺动脉高压
● 容量状态	● 三尖瓣疾病
● 心力衰竭	● 心包积液，心脏压塞
● 胸内压升高：	● 上腔静脉阻塞
○ 机械通气	
○ 咳嗽	
○ 用力	

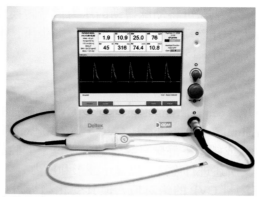

图 3.16 经食管多普勒监测仪和食管探头。经 Deltex Medical 许可后转载

普勒心排血量监测的原理是血液流经一个圆柱体（主动脉）时，可通过横截面积和流速（应用多普勒效应测出）计算出流量。既往的设备是通过计算降主动脉的血流量和应用上半身血流量校正因子来计算出心排血量。现在的设备（例如 CardioQODM™）应用列线图，并结合年龄、体重、身高和使用肺动脉导管通过热稀释法测定的心排血量，将每个患者降主动脉的血流速度转换为总的心排血量。这种方法排除了造成误差的一个重要因素，即上半身的血流量。监测是连续的，可发现心排血量的突然变化，并且由于是测量主动脉中的血流，其准确性不受外周阻力变化的影响。有时需要轻微调整探头的位置，使探头尽可能与血流轴向平行，从而获得最准确的测量结果。经食管多普勒的应用价值很大，尤其是应用于液体冲击后监测心排血量的变化趋势（图 3.17），目前广泛应用于大型腹部手术中。

脉搏分析心排血量监测

目前有三种系统可供使用。

- PiCCO®：脉搏指示连续心排血量监测（pulse-index continuous cardiac output，PiCCO）。这种设备需要中心静脉导管和放置在大动脉（如股动脉）的专用动脉导管。经 CVC 注射固定容积的冷生理盐水，并经动脉导管检测由此引起的血液温度下降，从而计算心排血量。随后，连续分析动脉波形，根据校准后的数据计算心排血量。

- LiDCO®：锂稀释法连续心排血量监测（lithium dilution continuous cardiac output，LiDCO）。这种设备需要外周静脉套管

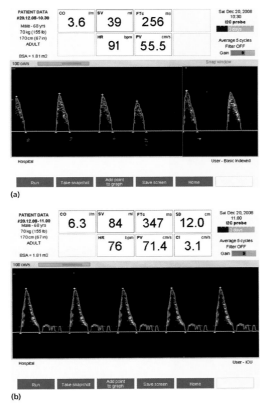

图 3.17 （a）窄波代表低血容量。注释：心排血量（CO）3.6 L/min，每搏量（SV）39 ml，心率（HR）91 次 / 分。（b）对患者进行静脉快速输液后波形变宽。观察到血流动力学改善：CO 6.3 L/min，SV 84 ml，HR 76 次 / 分。经 Deltex Medical 许可后转载

和动脉套管。经外周静脉套管注射一定量的氯化锂来进行校准。经动脉套管抽血，通过锂传感器测定血液中锂浓度的变化，从而计算心排血量。随后，连续监测动脉脉压，根据校准后的数据，运用动脉脉压与血流之间的算法衍生出心排血量（图 3.18）。

上述两种设备都需要定期校准。

- Flotrac®：这种设备无需校准，只需要一个动脉套管。Flotrac® 通过与专用传感器和监护仪相连接，可详细分析动脉波形，反推计算每搏量。通过监测脉率，可以计算出心排血量。还需要输入患者的年龄、性别和体重，用来估计血管顺应性。

以上三种设备需要没有衰减的高质量的动脉波形，以正确评估心排血量。

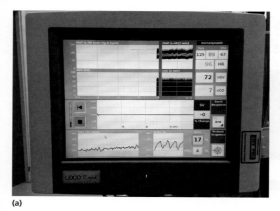

(a)

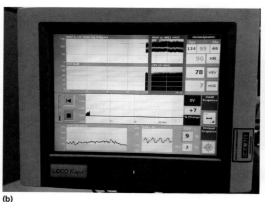

(b)

图 3.18 （a）脉搏轮廓（锂稀释法心排血量，LiDCO）监测。注释：BP 125/67 mmHg，MAP 89 mmHg，HR 96 次／分，每搏量（nSV）72 ml，每搏量变异度（SW）17%。（b）在快速补液之后，观察到血流动力学改善：BP 134/69 mmHg，平均动脉压（MAP）95 mmHg，HR 90 次／分，nSV 78 ml，SVV 9%

脑电双频指数（BIS）

这是一种监测麻醉深度的方法（图 3.19）。全身麻醉可以改变脑电图（EEG）——随着麻醉深度加深，脑电活动普遍减少。脑电双频指数（bispectral index，BIS）记录复杂和难以解释的原始脑电图数据，通过专门的处理软件，生成 0（皮层无电活动）～ 100（完全清醒）范围内的数值，用于预警苏醒或知晓的风险。绝大多数操作者认为，全身麻醉中 BIS 保持在 40 ～ 60 是合适的。BIS 应用在以下情况时更有价值，包括：不能监测吸入和呼出吸入麻醉药浓度时，如心肺转流术（cardiopulmonary bypass，又称为体外循环）；全凭静脉麻醉时，需要预测血药浓度以避免血流动力学不稳定的患者麻醉过深；以及既往全身麻醉时发生过术中知晓的患者。

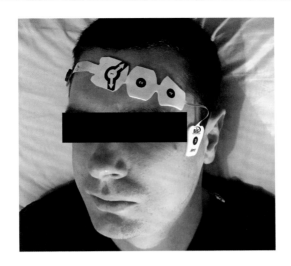

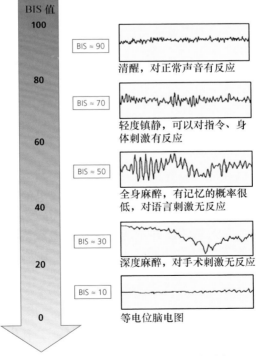

图 3.19 BIS 设备以及 BIS 值所代表的意义

失血

严格地说，是计算而非监测失血。简单估计手术中失血量很容易完成。纱布可以进行称重，湿纱布重量与干纱布重量的差值，即为纱布吸收的血量。减去冲洗液，可计算吸引器中的血量。但这些方法只是估算，因为血液可能残留在体腔内，洒在地板上以及被无菌单和手术衣吸收。在儿科手术中，少量的失血也有可能很重要，因此应将所有有吸收性的敷料进行洗涤，去除其中的血液，并通过比色法对所得溶液进行分析，以估计失血量。

根据需要，在麻醉期间还可以监测许多其他生理参数，例如大量输注库存血患者的凝血情况和血红蛋白浓度；糖尿病患者的血糖浓度；心脏外科手术心肺转流期间的动脉血气和酸碱分析。

必须认识到，上述标准不仅适用于那些接受全身麻醉的患者，还包括接受镇静、局部或区域麻醉以及转运过程中的患者。

最后，**永远不要只依靠监护仪**——定期对患者进行观察、体格检查以及临床判断，对于避免错误信息的误导是必不可少的。

监测设备

随着麻醉对复杂设备的依赖性日益增加，AAGBI 建议应连续监测氧气供应并校准呼吸系统的功能。

氧气供应

所有麻醉机都配有氧气供应失败时的报警装置。连续监测吸入气体的氧浓度是必不可少的。可通过使用燃料电池氧气分析仪进行监测，其产生的电流与氧浓度成正比，并将氧浓度以数值形式显示。**需要牢记的是，吸入氧浓度并不能保证动脉血氧饱和度正常**，因为吸入氧浓度可能不足以弥补通气不足和通气／血流比值失调所造成的影响（见第 8 章）。

呼吸系统

无论患者是自主呼吸还是接受正压通气，二氧化碳监测都可以给予麻醉医师很多提示，比如管路脱落（读数缺失）、二氧化碳吸收器失效（吸气期间读数不能归零）、气体流量不足（呼末二氧化碳分压增加，尽管此时缺氧风险更大）、过度通气／通气不足（分别为呼末二氧化碳分压降低 / 升高）。另外，当患者进行机械通气时，应监测气道压，以避免肺内产生过高的压力。对于机械通气的患者，气道压监测也可作为通气不足的一个次要指标；高气道压可能是阻塞（比如气管导管梗阻、支气管痉挛）造成的，而气道压消失可能是管路脱落造成的。气道压消失可专门用于"管路脱落报警"。

扩展阅读

Aitkenhead AR，Moppett IK，Thompson JP（eds）. *Smith and Aitkenhead's Textbook of Anaesthesia*，6th edn. Edinburgh：Churchill Livingstone，2013.

Al-Shaikh B，Stacey S. *Essentials of anaesthetic equipment*，4th edn. Edinburgh：Churchill Livingstone Elsevier，2013.

Cook T，Howes B. Supraglottic airway devices：recent advances. *Continuing Education in Anaesthesia，Critical Care and Pain* 2011；**11**（2）：56-61.

McGuire BE，Younger RA. Rigid indirect laryngoscopy and optical stylets. *Continuing Education in Anaesthesia，Critical Care and Pain* 2010；**10**（5）：148-151.

Patel B，Frerk C. Large bore cricothyroidotomy devices. *Continuing Education in Anaesthesia，Critical Care and Pain* 2008；**8**（5）：157-160.

Yentis SM，Hirsch NP，Ip J. *Anaesthesia and Intensive Care A to Z：An Encyclopaedia of Principles and Practice*，5th edn. Edinburgh：Churchill Livingstone，2013.

［3.1］ www.mhra.gov.uk/Medicines and Healthcare products Regulatory Agency（UK）ensures that medicines，healthcare products and medical equipment meet appropriate standards of safety，quality，performance and effectiveness，and are used safely. Report adverse events to this agency in the UK.

［3.2］ www.frca.co.uk/Anaesthesia UK. A popular web site for trainees in anaesthesia.

［3.3］ www.theairwaysite.com/pages/page_content/airway_equipment.aspx This site is aimed at emergency physicians and orientated to American practice. It does，however，contain some useful information about airway equipment.

［3.4］ www.siva.ac.uk Web site of the Society for Intravenous Anaesthesia.

［3.5］ https：//www.aagbi.org/sites/default/files/standardsofmonitoring07.pdf AAGBI Recommendations for Standards of Monitoring during Anaesthesia and Recovery.

［3.6］ www.capnography.com/index.html This is an excellent site if you want to know more about capnography. Very detailed，so be warned.

［3.7］ https：//www.nice.org.uk/guidance/cg65 NICE guidance on the prevention and management of hypothermia in adults undergoing surgery.

4

麻醉用药和液体选择

崔晶　丁琳 译　高志峰 校

学习目标

通过阅读本章，应掌握以下知识：

- ☐ 用于麻醉诱导、麻醉维持以及神经肌肉阻滞的药物的基础药理学
- ☐ 镇痛药和止吐药的基础药理学
- ☐ 局麻药的基础药理学和用药原则
- ☐ 不同类型液体在围术期的应用，包括晶体液、胶体液、血液和血液成分
- ☐ 不同类型液体应用的适应证和局限性

将这些知识应用于以下临床实践中：

- ☐ 计算对于特定患者和手术的药物最大安全剂量
- ☐ 在监管下，准备正确剂量的麻醉诱导药
- ☐ 在监管下，准备正确剂量的神经肌肉阻滞药

麻醉医师需要熟悉各种药物，包括与麻醉直接相关的，也包括患者所服用的所有对麻醉有影响的药物[2.2]。不同于大多数其他医学分科，与麻醉相关的药物几乎都是通过胃肠外途径给药，即静脉注射或吸入，通常会迅速产生显著的生理变化，并且除了预期效应，还可能会产生严重的不良反应。除了药物，许多患者在围术期还需要静脉输入液体、血液和血液制品。在英国，所有用药都是由药物和保健产品监管机构（MHRA）进行管理的[3.1]。

术前用药

术前用药（premedication）是指除外平时用药，在麻醉诱导前给予患者的任何其他药物。部分药物具有特殊的目的。

改善 pH 值和胃内容物容积

患者术前禁食可以降低麻醉诱导时胃酸反流误吸的风险（见下文）。然而，某些高风险人群需要给予一些特殊治疗，以提高 pH 值和减少胃内容物容积：

- 孕妇，尤其是孕晚期；
- 急诊患者；
- 食管裂孔疝患者，反流误吸风险增加；
- 病态肥胖患者。

应用多种联合用药方案来改善和提高 pH 值，减少胃内容物容积：

- 雷尼替丁（H_1 拮抗剂）：术前 12 h 和 2 h 150 mg 口服。
- 奥美拉唑（质子泵抑制剂）：术前 3 ～ 4 h 40 mg。
- 甲氧氯普胺：术前 10 mg 口服，既能促进胃排空，又能提高食管下段括约肌张力，常与雷尼替丁联合使用。
- 口服枸橼酸钠（0.3 M）：30 ml 口服，通过化学作用中和残余胃酸；通常于剖宫产麻醉诱导前即刻口服。

如果已留置鼻 / 口胃管，可通过其吸引胃内容物。

镇痛药

目前主张对于手术之前没有疼痛的患者在术前给予镇痛药，称之为"超前镇痛"（pre-emptive analgesia）。手术中的组织损伤会导致外周及中枢神经系统疼痛传导通路的敏感性增加或上调，导致术后疼痛加剧，且可能造成慢性疼痛。在组织损伤前给予镇痛药可阻止疼痛敏化，从而减轻术后疼痛，使其更容易治疗并能防止产生慢性疼痛。但到目前为止，这种方法并没有表现出明显的益处。有时在短小日间手术，例如膝关节镜和细胞检查手术之前，也会给予患者口服镇痛药［对乙酰氨基酚或非甾体抗炎药（NSAIDs）］，以使其在手术结束时发挥最大效应。

止吐药

止吐药（antiemetics）通常预防性给予，以减少术后恶心呕吐（PONV）的发生率。然而，越来越多的证据表明，止吐药在麻醉期间或麻醉结束后给予，可能会更有效（见下文）。

其他

其他常用麻醉前和手术前预防性用药：

- 类固醇（steroid）：用于长期类固醇治疗的患者或近 3 个月使用过类固醇的患者。
- 抗生素（antibiotic）：用于有人工心脏瓣膜或感染性心脏瓣膜病的患者，或拟行关节置换术、肠道手术的患者；
- 抗凝剂（anticoagulant）：预防深静脉血栓形成；
- 透皮硝酸甘油（transdermal glyceryl trinitrate，GTN）：作为缺血性心脏病患者的补充治疗，以降低冠状动脉缺血的风险；
- 局麻药共溶性合剂（eutectic mixture of local anaesthetics，EMLA）：是一种局麻乳膏，用于减轻静脉输液置管部位的疼痛。

患者自己的绝大多数日常用药应正常服用，除非麻醉医师另有要求。

静脉麻醉药

静脉麻醉药（intravenous anaesthetic drug）最常用于麻醉诱导。静脉注射后，这些药物通过血液循环进入脑循环。此类药物脂溶性很强，并且可以很快透过血脑屏障，导致意识消失。单次给药后，药物会经过再分布到达其他组织（最初是肌肉，然后是脂肪），随后血浆和脑的药物浓度下降，患者意识恢复。因此，这些药物起效快、作用时间短、苏醒快。尽管这样，要想完全清除所有组织中的药物，通常是由肝代谢，则需要更长的时间，并且重复给药可能会导致药物蓄积和苏醒延迟。硫喷妥钠（thiopental）是这种现象的代表性药物，唯一例外的是丙泊酚（propofol）（见下文）。所有用于麻醉诱导的药物均可引起心血管系统和呼吸系统抑制，对于老龄、体弱、低血容量或心血管系统受损的患者，其所需要的麻醉诱导剂量明显降低。表 4.1 列出了常用的静脉麻醉药。

表 4.1　用于麻醉诱导的静脉麻醉药及其效应

药物	诱导剂量 (mg/kg)	诱导速度 (s)	作用持续时间 (min)	心血管系统效应	呼吸系统效应	中枢神经系统效应	其他不良反应	备注
丙泊酚 (propofol)	1.5~2.5	30~45	4~7	低血压，如存在低血容量或心脏病会出现严重低血压	可引起长达 60 s 的呼吸暂停，呼吸抑制	降低 CBF 和 ICP	注射痛，不自主运动，呃逆	无蓄积，可重复注射或持续输注用于麻醉维持（见 TIVA）
硫喷妥钠 (thiopental)	2~6	20~30	9~10	剂量依赖性低血压，如存在低血容量或心脏疾病会出现严重低血压	呼吸暂停，呼吸抑制	降低 CBF 和 ICP，抗惊厥	不良反应罕见但严重	患者口中可能会有"尝"大蒜或洋葱感觉！蓄积，重复给药后苏醒延迟
氯胺酮 (ketamine)	1~2	50~70	10~12	健康患者影响很小，心血管受损的患者也能较好地耐受	很少呼吸抑制，较好地保留咽反射，支气管扩张	CBF 保持不变，强效镇痛	强烈的幻觉	亚麻醉药量可产生镇痛作用，可作为不利环境下（例如院前）的唯一麻醉药
咪达唑仑 (midazolam)	0.1~0.3	40~70	10~15	剂量依赖性低血压，如存在低血容量或心脏疾病会出现严重低血压	呼吸抑制，对于老年患者更为严重	轻度抗惊厥作用		遗忘作用

CBF, 脑血流; ICP, 颅内压; TIVA, 全凭静脉麻醉。

吸入麻醉药

吸入麻醉药（inhaled anaesthetic drug）虽然可用于麻醉诱导，但最常用于麻醉维持。除外氧化亚氮（N_2O），其余都是卤代烃类化合物。这些药物都有相对较低的沸点，在室温下容易蒸发，因此通常被称为蒸气。所产生的一定量的蒸气会与新鲜气流（氧气和空气或氧化亚氮）混合，由患者吸入。一旦进入肺部，蒸气弥散进入肺毛细血管血液，并通过体循环分布到大脑和其他组织中。由此产生的麻醉深度与气体在大脑中产生的分压直接相关，并与肺泡分压密切相关。肺泡分压的变化速度决定了大脑中气体分压的变化速度，从而决定了麻醉诱导速度、麻醉深度变化和麻醉苏醒速度。使用吸入麻醉药诱导最快需要几分钟，而达到相同的麻醉深度，给予静脉麻醉药只需要几秒钟。所有这类化合物的吸入浓度以体积百分比表示。所有的吸入麻醉药均可引起剂量依赖性的心血管系统和呼吸系统抑制。表4.2列出了目前常用的吸入麻醉药。

有两个概念有助于理解吸入麻醉药的应用：溶解度和最低肺泡有效浓度（MAC）。

溶解度

麻醉深度的变化速度取决于麻醉药肺泡分压的变化速度以及由

表 4.2 吸入麻醉药及其效应

化合物	与氧气/空气同时吸入时的 MAC	溶解度	心血管系统效应	呼吸系统效应	中枢神经系统效应	备注
七氟烷（sevoflurane）	2.2%	低；可迅速改变麻醉深度	BP↓ 血管舒张	呼吸抑制	临床常用浓度很少影响 CBF	广泛用于吸入麻醉诱导
地氟烷（desflurane）	6.0%	低；可迅速改变麻醉深度	BP↓ HR↑	呼吸抑制	临床常用浓度很少影响 CBF	具有刺激性，沸点为23℃
异氟烷（isoflurane）	1.3%	中等	BP↓ HR↑ 血管舒张	呼吸抑制	CBF 和 ICP 轻微↑	具有刺激性，导致其用于麻醉诱导受限

BP，血压；CBF，脑血流；HR，心率；ICP，颅内压；MAC，最低肺泡有效浓度

此导致的麻醉药在脑中分压的变化速度。吸入麻醉药在血液中的溶解度（solubility）是决定吸入麻醉药肺泡分压的主要因素之一。相对易溶于血液的麻醉药（例如异氟烷）在血浆中易于溶解并产生低分压。因此，在血液中的麻醉药分压和脑中的麻醉药分压开始上升之前，必须有相对大量的麻醉药从肺泡弥散进入血液。相反，如果麻醉药不溶于血液（例如地氟烷），少量麻醉药即可产生较高的血液和脑内的药物分压，可以更快地增加麻醉深度。减浅麻醉深度或麻醉苏醒遵循类似的反向原则；使大量可溶性麻醉药在脑内、血液和肺泡内的分压下降并排出所需要的时间会更长。

其他决定肺泡浓度上升速度的因素如下：

- **高吸入浓度**。由于蒸发气体的刺激性气味，限制了其临床应用。
- **肺泡通气量**。溶解度高的药物最明显。由于吸入麻醉药大部分从肺泡中排除，增加通气量能保证麻醉药更快地置换出去。
- **心排血量**：心排血量高，会使得肺血流量和麻醉药摄取增加，从而降低肺泡分压。而心排血量低，则产生相反的结果，肺泡中的麻醉药浓度会更迅速地上升。

最低肺泡有效浓度

为比较吸入麻醉药的效能与不良反应，引入了最低肺泡有效浓度（minimum alveolar concentration，MAC）这一概念。MAC 是指能使 50% 的人或动物对手术刺激无体动反应的浓度。在 1 MAC 或其倍数时，不同药物的麻醉效能是相同的，此时可以进行不良反应的比较。低效能的吸入麻醉药（如地氟烷）的 MAC 值较高；而高效能的吸入麻醉药（如异氟烷）的 MAC 值较低。

吸入麻醉药的作用是可叠加的，因此通常使用两种 MAC 值，即与氧气同时吸入时的 MAC 值（见表 4.2）和与固定百分比的氧化亚氮同时吸入时（N_2O 本身具有 MAC 值）的 MAC 值，显然后者的 MAC 值更低。MAC 值也受到多种患者因素的影响（表 4.3）。

氧化亚氮

氧化亚氮是一种无色、味微甜、无刺激性的气体，具有中度镇痛作用，但麻醉效能低（MAC 105%）。由于氧化亚氮不引起缺氧危险的最大安全吸入浓度约为 70%，因此单独应用氧化亚氮难以达到手术

表 4.3 影响吸入麻醉药 MAC 值的因素

MAC 值增加	MAC 值降低
● 婴儿、儿童 ● 高热 ● 甲状腺功能亢进症 ● 高钠血症 ● 长期饮酒 ● 长期使用阿片类药物 ● 儿茶酚胺含量增加	● 新生儿、老年人 ● 低温 ● 甲状腺功能减退症 ● 低钠血症 ● 短期饮酒 ● 短期使用阿片类药物、苯二氮䓬类药物、三环类抗抑郁药、可乐定 ● 锂、镁 ● 妊娠 ● 贫血

所需的意识消失或麻醉深度，氧化亚氮通常需要与其他气体混合使用。氧化亚氮可以和氧气以 50 ∶ 50 的比例在钢瓶中预混合，此混合气体被称为 Entonox（笑气），可作为产科和紧急情况下的镇痛药选择。

氧化亚氮的全身效应

● 心血管系统抑制作用，对于已有心脏病的患者更为显著。

● 呼吸频率略增加，潮气量减少。可减少高碳酸血症和缺氧的通气反应。

● 脑血管扩张，颅内压（intracranial pressure，ICP）增高。

● 与氮气相比，氧化亚氮可更快地扩散到充满空气的间隙中，导致压力升高（例如中耳）或体积增加（例如肠内或空气栓子）。

● 可能会因为抑制了 DNA 合成所必需因子的产生，而导致骨髓抑制。仅几个小时的使用就可发生骨髓抑制，通常会在一周内恢复。

● 在麻醉结束时，氧化亚氮可迅速弥散进入肺泡，降低氧分压，如果患者此时呼吸空气，可导致缺氧（弥散性缺氧）。可以通过增加麻醉苏醒期间的吸入氧浓度来解决弥散性缺氧的问题。

恶性高热

恶性高热（malignant hyperpyrexia，MH）是一种罕见的遗传性骨骼肌代谢紊乱疾病。肌浆网中 ryanodine 受体异常会导致其释放的钙离子浓度异常升高，最终造成肌肉强直收缩和高代谢状态。产热过多导致核心体温以至少 2℃ /h 的速度升高。任何吸入麻醉药均可诱发。多年来，琥珀胆碱也被认为具有潜在的诱发 MH 的可能，但近期此观点受到了质疑。MH 在接受相对较小手术的青壮年患者中常见，如斜视手术、疝修补术、腭裂修复术和矫形外科手术。MH 在接受麻醉的患者中的总体发生率在 1∶10 000 至 1∶40 000 之间。更多详情，请参考由 AAGBI 发布的指南[4.1]。

临床表现

- 不明原因的：
  - 呼气末 CO_2 增加；
  - 心动过速；
  - 氧气需求量增加（尽管增加吸入氧浓度，SpO_2 仍然下降）。
- 体温急剧升高（这可能是晚期征象）。
- 有自主呼吸的患者，呼吸急促。
- 肌强直，尤其是应用琥珀胆碱后出现咬肌持续痉挛。

即刻处理

- 寻求帮助。
- 停止所有吸入麻醉药，使用全凭静脉麻醉技术进行麻醉维持。
- 更换麻醉呼吸回路和碱石灰。
- 使用 100% 纯氧过度通气。
- 使用高流量新鲜气体洗脱患者体内和麻醉机中的吸入麻醉药。
- 使用非去极化肌松药进行麻醉诱导或麻醉维持。
- 尽快终止手术。
- 给予丹曲林 2 ～ 3 mg/kg IV，然后按需 1 mg/kg 单次 IV（总量可高达 10 mg/kg）。
- 积极降温：
  - 0.9% 冷生理盐水 IV；
  - 表面降温——在腋动脉和股动脉附近放置冰块，用湿海绵擦拭，保持周围空气流动以通过蒸发作用散热；
  - 考虑应用冷盐水灌洗胃或腹腔。
- 8.4% 碳酸氢钠 50 mmol（50 mL）IV，治疗酸中毒，用滴定

法改善酸碱结果。

- 处理高钾血症。
- 尽快将患者转移到加强治疗病房（ITU），进行：
  - 温度监测；体温不稳定可长达 48 h；
  - 继续使用丹曲林，以缓解肌强直；
  - 监测肌红蛋白尿的尿量并进行治疗，以预防肾衰竭；
  - 监测和治疗凝血障碍。

丹曲林

丹曲林（dantrolene）可以通过抑制钙离子释放，防止肌肉进一步收缩，是 MH 的唯一特效治疗方法。丹曲林是橙色的，每一安瓿中含有丹曲林 20 mg（和甘露醇 3 g），需要使用 60 ml 水进行重新配制，溶解速度很慢。

调查家族史

下一步，应将患者及其家属转入 MH 病房（译者注：我国目前还未设置相关病房），以调查他们对 MH 的易感性。

恶性高热易感患者的麻醉

- 如果情况允许，使用布比卡因进行区域阻滞。
- 全身麻醉：
  - 移除麻醉机上的蒸发器；
  - 应用新的呼吸回路、软管和碱石灰；
  - 使用前应用高流量纯氧冲洗麻醉机；
  - 应用全凭静脉麻醉（TIVA）（见下文）；持续输注丙泊酚和瑞芬太尼，使用富氧空气进行通气；
  - 对于既往发生过 MH 的患者，给予丹曲林进行预处理（口服或 IV）；
  - 监测体温，确保可以进行降温。

全凭静脉麻醉

仅通过静脉注射麻醉药进行麻醉诱导和维持的麻醉方法被称为

"全凭静脉麻醉"（total intravenous anaesthesia，TIVA）。用于麻醉维持的药物，必须能快速代谢为无活性物质或消除，以防止药物蓄积和苏醒延迟，并且这些药物还不能有不愉快的（unpleasant）副作用。目前，持续输注丙泊酚是唯一可用的方案；氯胺酮（ketamine）会导致不愉快的苏醒期，巴比妥类药物由于蓄积作用，会导致苏醒延迟（见第 5 章）。

神经肌肉阻滞药

神经肌肉阻滞药（neuromuscular blocking drug）通过阻止乙酰胆碱与骨骼肌膜（也可能是其他部位）运动终板上的突触后（烟碱）受体相互作用来发挥肌肉松弛作用。肌肉松弛药（muscle relaxant；肌松药）分两种，命名反映了其作用机制。

去极化肌松药

琥珀胆碱

琥珀胆碱（suxamethonium）是临床唯一常规使用的去极化肌松药。药物是已经配制好的（安瓿，50 mg/ml，2 ml）。成人诱导剂量为 1.5 mg/kg IV。注射后，由于肌膜去极化作用，可引起短暂的肌颤，随后在 40 ～ 60 s 内产生肌肉松弛作用。当琥珀胆碱被血浆（假性）胆碱酯酶水解时，肌张力自然恢复，4 ～ 6 min 后恢复正常的神经肌肉传递功能。琥珀胆碱起效快，适用于可能发生反流误吸的患者的气管插管，这是快速序贯诱导技术（见第 7 章）的一部分。

琥珀胆碱对心血管系统、呼吸系统和中枢神经系统无直接影响。在大剂量使用或重复使用后，常见因迷走神经兴奋而导致的心动过缓，可通过预防性使用阿托品来避免。琥珀胆碱有一些重要不良反应（表 4.4）。

假性胆碱酯酶缺乏

已确定有多种基因参与血清胆碱酯酶的合成，其中一些基因可导致琥珀胆碱代谢发生改变。最重要的基因型包括：

表 4.4　琥珀胆碱的重要不良反应

- 易感患者可诱发恶性高热
- 眼贯穿伤患者，由于眼压增高可导致玻璃体脱出
- 肢体周围的肌肉疼痛，最常见于青壮年患者用药 24 h 后
- 组胺释放：通常是局限性的，但可能会引起过敏反应
- 假性胆碱酯酶缺乏的患者，可出现长时间的呼吸暂停（见下文）
- 所有患者血清钾浓度增加 0.5 ～ 0.7 mmol/L
- 在以下患者中，可导致血清钾浓度大幅度上升，引起心律失常：
  - 烧伤，持续至烧伤后三周至三个月
  - 去神经损伤，如脊髓损伤，持续至损伤后一周
  - 肌营养不良，如杜氏肌营养不良
  - 挤压伤

- **正常纯合子**：酶活性正常，4 ～ 6 min 内完全水解琥珀胆碱（950/1000）；
- **非典型杂合子**：酶活性略有降低；琥珀胆碱作用持续 10 ～ 20 min（50/1000）；
- **非典型纯合子**：酶活性明显降低；这类人群在给予琥珀胆碱后，其呼吸暂停效应可长达 2 h（＜ 1/1000）。

通常仅在给予常规剂量的琥珀胆碱后，出现意料之外的恢复延迟时，才会怀疑存在这些异常基因。此类患者的治疗措施为继续维持麻醉或镇静状态并进行通气支持，直到肌张力自然恢复。随后应提醒患者进行相关检查以确定基因型并将记录有详细情况的卡片交给患者。因其具有遗传特性，其他家庭成员也应进行相关检查。

非去极化肌松药

非去极化肌松药通过与乙酰胆碱竞争受体位点，阻止其进入肌肉的突触后受体位点，但不引起去极化。（也可阻断促进乙酰胆碱释放的突触前受体。）非去极化肌松药与琥珀胆碱相比，达到最大效应所需的时间，即肌肉松弛程度满足气管插管条件所需的时间相对较长，通常为 1.5 ～ 3 min。表 4.5 列出了常用的非去极化肌松药。

非去极化肌松药有两种使用方法：

- 使用琥珀胆碱诱导后，手术期间维持肌松；
- 用于非紧急情况下的气管插管。

表 4.5　非去极化肌松药

药物	插管剂量	维持剂量	插管时间（s）	作用持续时间（min）	全身效应	备注
阿曲库铵（atracurium）	0.5 ~ 0.6 mg/kg	0.15 ~ 0.2 mg/kg；30 ~ 50 mg/h 持续输注	90 ~ 120	40	组胺释放引起的皮肤改变血压↓	在血浆中自动降解
顺阿曲库铵（cisatracurium）	0.1 ~ 0.15 mg/kg	0.03 mg/kg；6 ~ 12 mg/h 持续输注	120 ~ 150	50	极小	阿曲库铵的单一异构体。效能更强，作用持续时间更长。几乎无组胺释放
罗库溴铵（rocuronium）	0.6 ~ 0.7 mg/kg。1.0 ~ 1.2 mg/kg 用于 RSI	0.15 ~ 0.2 mg/kg；30 ~ 50 mg/h 持续输注	0.6 mg/kg 60 ~ 90 s, 1.2 mg/kg 40 ~ 50 s	30 ~ 40 60 ~ 70	极小	RSI 时，可替代琥珀胆碱
维库溴铵（vecuronium）	0.1 mg/kg	0.02 ~ 0.03 mg/kg；6 ~ 10 mg/h 持续输注	120 ~ 150	30 ~ 35	极小、无组胺释放	白色粉剂，使用前需溶解
美维库铵（mivacurium）	0.15 ~ 0.2 mg/kg	0.1 mg/kg	150 ~ 180	15 ~ 20	大剂量快速注射会引起组胺释放	通过血浆胆碱酯酶代谢。恢复快，通常无需拮抗

RSI，快速序贯诱导

尽管使用这些药物后正常的神经肌肉功能最终会自主恢复，但通常仍应给予抗胆碱酯酶药来加速神经肌肉功能恢复。

抗胆碱酯酶药

所有神经肌肉阻滞药的作用都会随着时间的推移而逐渐消失，但有时并不能满足临床需要。如果需要逆转神经肌肉阻滞作用，可给予抗胆碱酯酶药（anticholinesterases）（不能逆转由琥珀胆碱诱导的神经肌肉阻滞作用，实际上还会加强其作用！）。抗胆碱酯酶药可抑制乙酰胆碱酯酶的作用，导致神经肌肉接头突触间隙内乙酰胆碱浓度增加。

抗胆碱酯酶药的常规用法是应用四个成串刺激评估阻滞程度，仅当刺激外周神经至少有两个肌颤搐恢复时，才可使用其进行拮抗（见第 3 章）。如果在较深的神经肌肉阻滞的情况下使用抗胆碱酯酶药，会导致术后即刻发生残留肌肉麻痹的概率增加。

抗胆碱酯酶药也会增加副交感神经突触（毒蕈碱样受体）内的乙酰胆碱的含量，引起心动过缓，肠、膀胱和支气管痉挛，支气管分泌物增多等。为避免有害的毒蕈碱样作用，常需要匹配剂量的抗毒蕈碱药同时应用。

新斯的明是最常用的抗胆碱酯酶药：

- 成人静脉注射固定剂量 2.5 mg；
- 约 5 min 后达最大效果，作用持续 20 ～ 30 min；
- 与阿托品 1.2 mg 或格隆溴铵 0.5 mg 同时给药。

sugammadex

sugammadex［译者注：2017 年 4 月 26 日，国家食品药品监督管理总局（CFDA）正式批准 Bridion（布瑞亭，舒更葡糖钠注射液）在中国上市］能够逆转由甾体类肌松药，例如罗库溴铵和维库溴铵，引起的不同程度的神经肌肉阻滞作用。完全恢复神经肌肉功能所需的剂量和时间取决于神经肌肉阻滞程度，分别为 4 ～ 16 mg/kg，1 ～ 3 min。

sugammadex 通过包裹神经肌肉阻滞药的分子，使其失去活性。sugammadex-肌松药复合物通过尿液排泄。应用 sugammadex 逆转残余神经肌肉阻滞作用，避免了抗胆碱酯酶药和抗毒蕈碱药的使用，也避免了相应的副作用。目前由于价格问题，sugammadex 还不能常规用于逆转神经肌肉阻滞作用，但在紧急情况下，如"插管困难或通气困难"时，可用于逆转罗库溴铵的神经肌肉阻滞作用（见下文）。

镇痛药

　　镇痛药（analgesic drugs）的应用作为麻醉技术的一部分，可减弱手术刺激引起的生理反应，减少麻醉维持所需的吸入麻醉药或静脉麻醉药浓度，并可最大程度减轻术后急性疼痛。

阿片类镇痛药

　　阿片类镇痛药（opioid analgesics）用于描述所有通过阿片受体介导来发挥镇痛作用的药物，包括天然存在的药物和人工合成的药物。术语"阿片"被延续用来描述天然存在的物质，如吗啡。阿片类镇痛药可通过激活阿片受体，在细胞水平发挥镇痛作用。这些受体分布在整个中枢神经系统中，特别是脊髓胶状质和中脑周围灰质。阿片受体有不同类型，自发现就有多种命名。目前用于区分阿片受体类型的术语由国际药理学联合会批准：MOP 受体、KOP 受体、DOP 受体和 NOP 受体（以前称为 μ、κ 和 δ 阿片肽；NOP 受体无既往命名），并且每种受体类型都有不同的亚型。

　　根据阿片类镇痛药对受体的作用，可分为完全激动剂、部分激动剂或混合作用（激动拮抗剂）。

完全激动剂

　　这类药物产生阿片类药物的经典效应：镇痛、欣快、镇静、呼吸抑制及躯体依赖。阿片类药物的全身效应是中枢和周围神经系统中的阿片受体同时激动所致，其全身效应总结在表 4.6 中。

　　表 4.7 简要列举了麻醉中所使用的完全激动剂。阿片类药物具有滥用和用于消遣娱乐的潜在风险，因此在 1971 年，出台了《药物滥用法》（Misuse of Drugs Act 1971），并制定了严格的条例，以管理大多数阿片类药物的使用问题（见下文）。

药物过量

　　根据第 9 章阐述的 ABC 原则治疗阿片类药物引起的严重呼吸

表 4.6 阿片类药物的中枢和周围神经系统效应

中枢神经系统
镇痛
镇静
欣快感
恶心呕吐
瞳孔收缩
呼吸抑制
● 呼吸浅快
● 对二氧化碳反应性降低
抑制血管舒缩中枢
成瘾性（与正常临床使用无关）

呼吸系统
镇咳
高敏患者出现支气管痉挛

心血管系统
外周血管舒张
迷走神经兴奋导致心动过缓

尿道
尿道括约肌张力增高和尿潴留

胃肠道
蠕动减少导致：
● 便秘
● 胃排空延迟

内分泌系统
抗利尿激素（ADH）和儿茶酚胺释放

皮肤
瘙痒

抑制和昏迷。保持呼吸道通畅并使用连接氧气的简易呼吸气囊进行通气。阿片类药物的作用可以通过药物来逆转（拮抗）。将纳洛酮（0.4 mg）用 0.9% 生理盐水稀释至 5 ml，并按每次增加 1 ml 的剂量递增给药（成人剂量）。但同时镇痛作用也将会被逆转，因此必须考虑持续镇痛的问题。纳洛酮的作用持续时间短于吗啡，所以患者在症状初步改善后，可能还会重新出现阿片类药物过量的症状，此时需考虑持续输注纳洛酮并将患者转入加护病房（high-dependency unit，HDU）。

表 4.7　用于麻醉中的阿片受体完全激动剂

药物	给药途径	剂量	起效速度	作用持续时间（min）	注释
吗啡（morphine）	IM	0.2 ~ 0.3 mg/kg	20 ~ 30 min	60 ~ 120	也可舌下、直肠、硬膜外给药
	IV	0.1 ~ 0.15 mg/kg	5 ~ 10 min	45 ~ 60	鞘内注射对内脏痛和心绞痛有效 对创伤引起的疼痛效果较差 代谢产物为 6-葡萄糖醛酸吗啡，一种有活性的阿片类物质 对已有肾功能不全的患者可能会导致毒性反应（尤其是老年患者）
芬太尼（fentanyl）	IV	1 ~ 3 μg/kg	2 ~ 3 min	20 ~ 30	短小手术，保留自主呼吸
		5 ~ 10 μg/kg	1 ~ 2 min	30 ~ 60	长时间手术，控制通气
阿芬太尼（alfentanil）	IV	10 μg/kg	30 ~ 60 s	5 ~ 10	短小手术。可发生严重呼吸抑制
	静脉持续输注	0.5 ~ 2 μg/（kg·min）	30 ~ 60 s	取决于输注时间	长时间手术，控制通气
瑞芬太尼（remifentanil）	静脉持续输注	0.1 ~ 0.3 μg/（kg·min） C_e 1 ~ 6 ng/ml	15 ~ 30 s	取决于输注时间	大手术。恢复迅速 严重呼吸抑制。广泛用于 TIVA

C_e，效应室浓度；TIVA，全凭静脉麻醉

阿片类药物的长期并发症

用于治疗急性疼痛时，适当剂量的阿片类药物不会产生药物依赖。

曲马多

曲马多（tramadol）是主要作用于 MOP 受体的弱效受体激动剂，其效能约为吗啡的 10%。其可引起与吗啡相同的副作用，但等效剂量下，呼吸抑制和便秘较轻。曲马多也可以阻断中枢神经系统（CNS）中去甲肾上腺素和 5- 羟色胺（HT）的再摄取，从而增强调节痛觉的下行抑制通路。纳洛酮只能逆转 MOP 受体介导的效应，因此仅能部分逆转曲马多的作用。曲马多口服吸收好，剂量为 50 ~ 100 mg，最多每 4 h 一次。也可 IV 或肌内注射（IM），剂量与口服一致。

丁丙诺啡

丁丙诺啡（buprenorphine）是阿片受体部分激动剂，其效能是吗啡的 30 倍，但作用时间更长，可达 8 h。舌下含服吸收好。恶心呕吐可能会较严重且持续时间较长。纳洛酮不能完全逆转丁丙诺啡的作用（见下文）。大剂量应用丁丙诺啡可用于阿片类药物成瘾治疗；这会使术后镇痛面临重大挑战，应寻求专家的帮助。

纯粹的阿片受体拮抗剂

临床上常用的仅有纳洛酮。对所有阿片受体均有拮抗作用，并且能够逆转阿片受体完全激动剂介导的中枢作用。

- 成人初始剂量为 0.1 ~ 0.4 mg IV，60 s 内起效，作用持续 30 ~ 45 min。
- 对阿片受体部分激动剂和激动–拮抗剂作用有限，完全逆转其作用可能需要非常大的剂量（10 mg）。
- 由于纳洛酮作用时间短于绝大多数阿片类药物，因此当阿片类药物严重超量时（意外或有意），纳洛酮可能需要重复给药或持续输注。
- 很有趣，纳洛酮也能逆转针灸所产生的镇痛作用，这表明此镇痛效应可能部分是由内源性阿片物质释放所介导的。

阿片类药物的管理

有些药物具有滥用和成瘾的潜在风险，其在临床上的应用受到严格管制。1971 年颁布的《药物滥用法》涉及被命名为"管控药品"的"危险有害药物"，其中包括阿片类药物[4.2]。该法案致力于通过全面禁止这类药物的生产、持有和供应来避免药物滥用。2001 年颁布的《药物滥用条例》（Misuse of Drugs Regulation 2001）允许这些受管制的药物在医学中使用[4.3]。这些条例所涵盖的药物分为五个类别，每个类别代表着不同的管制等级。

- 类别 1：致幻药物，包括大麻属和麦角酸二乙胺（LSD），目前尚无公认的治疗用途。
- 类别 2：包括阿片类药物、强效兴奋剂（苯丙胺类和可卡因）和氯胺酮（译者注：照翻原文）。
- 类别 3：与类别 2 相比，此类药物较少滥用，包括巴比妥类药物、弱效兴奋剂、丁丙诺啡、曲马多、替马西泮和咪达唑仑。
- 类别 4：分为两部分：
  - 苯二氮䓬类药物（除外替马西泮和咪达唑仑）、氯胺酮（译者注：照翻原文），目前公认这两类药物有潜在药物滥用可能；
  - 促蛋白合成雄激素类固醇、克仑特罗和生长激素类。
- 类别 5：含有极低浓度可待因或吗啡的制剂，如止咳合剂。

类别 2 和部分类别 3 中药物的提供和保管

在手术室，这些药物由药房提供，通常由高年资护士提出书面申请并签名，同时标明具体药物名称和所需要的总量。这些药物必须存放在双重锁定的保险柜、橱柜或房间内，其特定的结构和保存方式可防止擅自取药。药物使用记录必须在管控药品登记簿中登记，并需要符合以下规范：

- 登记簿为活页装订，可用于记录不同的药物或同一类别药物的强度；
- 药物类别必须记录在每一页的最上方；
- 条目必须按时间顺序排列；
- 条目必须在使用当日或次日完成；

- 条目必须用墨水笔书写，以便长久保留字迹；
- 不得注销、更改或者删除记录；
- 更正时必须加上带有日期的注释；
- 登记簿不得用于任何其他目的；
- 各科室（各手术室）可使用单独的登记簿；
- 登记簿保存至最后一次登记日期后 2 年。

提供管控药物（供患者使用）所需记录的具体信息，包括取药日期、用药人员姓名（患者姓名）、处方（有医生签名和印章）、具体数量及未给数量和销毁数量（如果有的话）。每一安瓿仅限一位患者使用。

销毁

管控药物必须销毁，以防污染环境；并且销毁后不可恢复，以防药物滥用。对于麻醉药，就是指将所有液体形式的管控药物放在专门的试剂盒中进行变性处理，然后焚烧。

非甾体抗炎药（NSAIDs）

NSAIDs 可抑制环氧化酶（COX）的活性，从而抑制花生四烯酸合成前列腺素、前列环素和血栓素 A2，具有抗炎、镇痛、解热作用。环氧化酶有两种重要的同工酶：COX-1 和 COX-2。

- COX-1：固有酶，负责合成具有保护胃黏膜完整性作用的前列腺素，维持肾血流量（特别是当肾灌注受损时），促进血小板聚集以减少出血和促进骨折愈合。
- COX-2：诱导型酶，手术、创伤、内毒素可刺激周围组织释放 COX-2，疼痛可刺激中枢神经系统释放 COX-2。

抑制 COX-1 会产生不良反应，而抑制 COX-2 则会产生治疗所需的效果。既往的 NSAIDs 为非特异性的，可增加并发症发生率，对于老年患者更加明显。最近，已有特异性 COX-2 抑制剂应用于临床。这类药物仅作用于诱导型酶，最初被认为并发症发生率很低。但经过长期的临床应用，发现事实似乎并非如此，其中一些药物与发生脑卒中和心肌梗死的风险增加相关。特异性 COX-2 抑制剂现在主要用于急性疼痛的短期治疗。使用这些药物的相对和绝对禁忌证如表 4.8 所示。

帕瑞考昔（parecoxib）是围术期常用的 NSAIDs：

- 选择性 COX-2 抑制剂，具有显著的镇痛作用，给药方式通常为 IV，也可以为 IM；
- 初始剂量为 40 mg IV，后续剂量为 20 ～ 40 mg/6 ～ 12 h，最大剂量为 80 mg/d，可持续使用 2 天，老年患者剂量减半；
- 对骨科手术术后疼痛有效，在腹部手术术后应用会产生阿片样效应；
- 对呼吸或心血管功能无影响；
- 不适用于 2001 年《药物滥用条例》。

对乙酰氨基酚

对乙酰氨基酚（paracetamol）具有良好的解热镇痛作用，抗炎作用弱，通常被认为是单纯镇痛药。作用机制还不十分明确，可能是通过作用于中枢神经系统中的痛觉传导通路发挥作用。口服吸收好，胃肠道不良反应少。广泛用于治疗轻至中度疼痛，口服，剂量为 1 g/4 ～ 6 h，最大剂量为 4 g/d（体重 < 50 kg 的患者减小剂量）。通常与阿司匹林或可待因组成复方制剂。现有一种静脉使用的瓶装复方制剂，每毫升含有 10 mg 对乙酰氨基酚，共 100 ml（1 g）。使用剂量与口服制剂相同，输注时间应大于 15 min，5 ～ 10 min 起效。对乙酰氨基酚是所有镇痛药中最安全的，但需要保证患者每 6 h 最多

表 4.8　麻醉中使用非甾体抗炎药的相对禁忌证和绝对禁忌证

相对禁忌证	绝对禁忌证
术中出血风险高，如血管外科手术	已有肾功能不全、高钾血症
正在使用 ACE 抑制剂、抗凝剂、肾毒性药物	心力衰竭
肝功能不全	严重肝功能不全
出血性疾病	胃肠道出血病史
老年（> 65 岁）	对 NSAIDs 过敏
妊娠期和哺乳期	阿司匹林诱发性哮喘
哮喘	
ACE，血管紧张素转化酶	

使用 1 g，以避免引起肝毒性。

α₂- 肾上腺素受体激动剂

有两种常用药物：可乐定和右美托咪定，两者具有相似的效应：
- 镇静，由于对中枢肾上腺素受体的作用；
- 镇痛，由于对脊髓背角下行传导通路的作用；
- 作用于突触后 α₂ 受体，降低血压和减慢心率。

可乐定（clonidine）可作为局麻药的辅助用药，可通过硬膜外（儿童 1 ～ 2 μg/kg，成人 75 ～ 150 μg）和鞘内（30 ～ 60 μg）给药。静脉注射时也会产生阿片样效应，并且在术中通常选择持续静脉输注［0.3 ～ 2.0 μg/（kg·h）］。在麻醉苏醒过程中，可以通过缓慢注射来滴定患者所需的剂量，以减轻疼痛和降低血压（总量可达 3 μg/kg）。可乐定的主要副作用是剂量依赖性的镇静、低血压和心动过缓。可乐定有时也可用于 ITU 机械通气患者的镇静。

与可乐定相比，右美托咪定（dexmedetomidine）的选择性更强且更短效。其用法与可乐定相同，可作为椎管内麻醉和外周神经阻滞时的辅助用药，也可用于清醒患者手术中的镇静以及 ITU 危重患者的镇静。还可将右美托咪定的心血管效应用于全身麻醉手术中的控制性降压。

加巴喷丁类药物

这类药物最初是作为抗惊厥药物而研制的。虽然被称作加巴喷丁类药物（gabapentinoids），但其并不作用于 GABA 受体，而是通过阻断突触后钙离子通道，抑制脊髓背角神经元钙离子内流和痛觉信号传导，从而产生治疗急性疼痛的作用，以及减少初级传入神经纤维释放兴奋性神经递质，如谷氨酸和 P 物质，并抑制神经或组织损伤后的神经元兴奋性。加巴喷丁类药物还具有防止中枢敏化、敏化后的痛觉过敏（痛觉感受器对伤害性刺激的敏感性增加）以及痛觉超敏（正常情况下并不能引起痛觉的刺激即可诱发疼痛）的作用，但对正常的伤害性传导通路作用很小。加巴喷丁类药物不能增强或抑制肝微粒体酶活性，不在体内代谢，以原型经尿液排出。

常用药物有加巴喷丁（gobapentin）和普瑞巴林（pregabalin）。在治疗急性疼痛中，作为多模式镇痛的一部分，加巴喷丁的剂量为

$300 \sim 600$ mg，术前 $1 \sim 2$ h 口服；术后可继续使用。普瑞巴林的口服剂量为 $75 \sim 300$ mg。这些药物最常见的副作用是镇静和视觉障碍。

氯胺酮

镇痛剂量下的氯胺酮可以通过阻断中枢神经系统中的 N- 甲基-D- 天冬氨酸（NMDA）受体，产生抗痛觉过敏和抗痛觉超敏作用。通常以 $0.1 \sim 0.2$ mg/（kg·h）的速度持续静脉输注，并可与阿片类药物和对乙酰氨基酚联合使用。氯胺酮对神经病理性疼痛也有效，副作用包括幻觉、镇静和心动过速。经肝代谢，代谢产物经肾排泄。

止吐药

所有患者均给予止吐药是没有意义的并且还可能带来很多不必要的副作用。Apfel 评分表（见第 2 章）可用来识别应该接受联合用药治疗的高风险患者。预防性给予止吐药不一定可以防止 PONV 发生，并且患者在麻醉苏醒时可能还需要进一步治疗。一些常用止吐药，参见表 4.9。

表 4.9　常用止吐药、剂量和理想用药时机

药物种类	举例	常规剂量	用药时机	注释
多巴胺受体拮抗剂	甲氧氯普胺	10 mg 口服或 IV	手术结束时	促胃肠动力、锥体外系副作用
5- 羟色胺拮抗剂	昂丹司琼	$4 \sim 8$ mg 口服或 IV	手术结束时	对已发生的呕吐，治疗效果好
抗组胺药	赛克力嗪	50 mg IM 或 IV	手术结束时	赛克力嗪具有抗胆碱能作用。可导致心动过速和术后谵妄，特别是老年患者
				肌内注射时有注射痛
抗胆碱能药	东莨菪碱	1 mg 透皮贴	手术前 > 4 h	
皮质类固醇	地塞米松	$4 \sim 8$ mg IV	诱导时	清醒患者可出现会阴部灼烧感

IM，肌内注射；IV，静脉注射

局部麻醉药（局麻药）

这类药物作用于神经组织，可引起神经冲动传导功能可逆性丧失。可以通过多种途径给药，包括局部用药、皮下注射或直接在神经周围给药。

作用机制

静息状态下，神经细胞跨膜电位（电压）为 -70 mV，称为"极化"。伤害性刺激、机械性刺激以及热或化学性刺激可导致钠离子（Na^+）进入细胞内，这取决于刺激强度。如果刺激强度足够大且达到去极化阈值时，便可触发钠离子通道开放，导致 Na^+ 大量进入细胞内，最终会导致细胞的膜电位反转至 $+20$ mV，并产生"动作电位"。局部细胞膜电位的变化导致相邻电压门控钠离子通道开放，并造成该区域的膜电位发生变化，动作电位沿神经纤维传导。通过细胞内钾离子（K^+）外流，细胞膜迅速复极化至静息水平，随后通过 Na/K ATP 酶泵主动泵出 Na^+，以交换 K^+。在复极化过程中，该部位的神经元不会再传导任何动作电位，从而确保动作电位的单向传导。并不是所有的刺激都能够达到阈值，一些刺激不会产生动作电位或是引起动作电位传导。动作电位具有"全或无"的特性且幅度相同，强度完全取决于动作电位的频率。

在有髓鞘神经纤维中，动作电位的传导速度明显加快，其原因为动作电位在相邻的郎飞结之间"跳跃"传导，这一过程被称为"跳跃式传导"。

局麻药通过阻断神经细胞内电压门控钠离子通道，防止钠离子内流以及之后的去极化来发挥作用，导致动作电位不能产生或传导。

局麻药有两种类型：解离型和非解离型。局麻药注射后，药物分子以解离形式存在，但其必须转化为非解离形式才能穿过细胞膜。这种改变发生在注射后，因为组织中的 pH 值相对较高（7.4，相对于溶液的 6.0）。然而，细胞内的 pH 值相对较低（7.1），局麻药一旦进入细胞内，大部分分子又会转化成解离形式。正是这种解离型分子与钠离子通道结合，从而阻断钠离子通道。显然，局麻药的非解离程度将会影响药物的起效速度，其还可通过增加药物浓度来加快起效速度。

药物作用持续时间取决于蛋白结合率，通常与膜蛋白结合越多，作用持续时间就越长。局部血运情况也会影响药物的清除速度。脂质溶解度通过影响药物的膜渗透性来决定药物效能，但也会导致药物毒性增加。

注射局麻药后，起效顺序通常是可知的，直径小的神经纤维先于直径大的神经纤维被阻滞，无髓神经纤维先于有髓神经纤维被阻滞。因此，当使用区域麻醉技术时，阻滞的顺序为：

● 自主神经纤维——血管扩张；

● 温度觉；

● 痛觉；

● 触觉；

● 运动——麻痹。

这可解释在脊髓麻醉或硬膜外麻醉初始，患者通常会有温热感，以及某些情况下，没有痛觉但腿部仍可运动。

常用药物

根据化学结构，局麻药可分为两类：

● 酯类：丁卡因、苯佐卡因、可卡因。

● 酰胺类：利多卡因、布比卡因、丙胺卡因。

酯类局麻药是最早进入临床使用的局麻药。与酰胺类相比，具有毒性相对较强、更易发生过敏反应、不稳定性相对较高的特点。目前主要用于局部麻醉中。

丁卡因

常用的是 4% 的丁卡因凝胶（Ametop®），主要在静脉穿刺置管部位局部使用，作用时间可持续 45 min。稀释后的溶液可用于结膜的局部麻醉。

可卡因

常用的是 4% ～ 10% 的可卡因乳膏和喷雾，主要用于鼻腔的局部麻醉。可卡因具有通常有益的拟交感作用——例如强烈的血管收缩可减少出血并延长作用时间，但同时也具有毒性和心律失常的风险。

利多卡因

利多卡因常用于各种麻醉技术，包括局部麻醉、浸润麻醉、神经阻滞、硬膜外麻醉和脊髓麻醉。其浓度在 0.5% ～ 10% 不等，可以满足所有麻醉技术。利多卡因起效相对较快，中等时效，常与肾上腺素联合使用（见下文）。目前公认的最大安全剂量是：

- 3 mg/kg，最大用量 200 mg（不含肾上腺素）；
- 6 ～ 7 mg/kg，最大用量 500 mg（含肾上腺素）。

对于年老、体弱或休克患者，剂量应减少。当没有胺碘酮时，利多卡因也可用于治疗难治性的心室颤动 / 室性心动过速（VF/VT）（100 mg IV）。与所有酰胺类局麻药一样，利多卡因在肝中代谢。

布比卡因

与利多卡因相比，布比卡因起效较慢，作用持续时间长，可广泛应用于神经阻滞、硬膜外麻醉和脊髓麻醉，特别是产科麻醉。可配制成 0.25% 或 0.5% 的溶液，含或不含肾上腺素；无防腐剂的 0.5% 重比重溶液与 8% 葡萄糖溶液一起，用于脊髓麻醉；0.1% 和 0.125% 的溶液可通过硬膜外持续输注用于分娩镇痛和术后镇痛。目前，在 4 h 内，最大安全剂量为 2 mg/kg，含或不含肾上腺素。相比其他酰胺类局麻药，布比卡因具有明显的心脏毒性，并且其毒性作用很难处理（见第 6 章）。

布比卡因分子存在两种形式，两者互为"镜像"，称为立体异构体。根据不同惯例，两者有多种描述方式，最常见的是根据其旋转偏振光的能力进行描述，即＋或 D（右旋）或－或 L（左旋）。

布比卡因作为一种外消旋混合物用于临床，这意味着它包含等量的两种同分异构体；左布比卡因（Chirocaine®）是单纯 L- 异构体。无论是哪种形式，使用剂量是相同的，但左布比卡因的心脏毒性明显降低。

罗哌卡因

罗哌卡因是酰胺类局麻药，与布比卡因具有相同的效能和作用时间，但毒性较低。罗哌卡因还具有运动阻滞时间短及程度弱的优势，有利于术后镇痛。

丙胺卡因

与利多卡因密切相关，丙胺卡因的优势在于起效快和毒性低。丙胺卡因是局麻药共溶性合剂（eutectic mixture of local anaesthetics，EMLA）的组成成分，EMLA 是一种含有相等比例的利多卡因和丙胺卡因的乳膏（每克各含 25 mg）。丙胺卡因可应用于皮肤表面，其所产生的表面镇痛作用可持续约 60 min。这种乳膏可减少与静脉穿刺相关的疼痛，特别是对于儿童。最近，2% 重比重丙胺卡因溶液已被用于短小手术的脊髓麻醉。（含有 4% 丁卡因的凝胶也同样适用于表面镇痛。）

局部和区域麻醉所用的药物，参见表 4.10。局麻药过量和中毒的治疗见第 6 章。

肾上腺素

肾上腺素（adrenaline；epinephrine）作用于 α-肾上腺素受体，是一种强效的血管收缩剂。可将肾上腺素加入到局麻药中，以减少注射部位的血流量，降低药物的吸收速度和毒性并延长药物的作用

表 4.10　局部麻醉药

药物	剂量	起效速度	作用时间	备注
利多卡因（lidocaine）	常规：3 mg/kg 最大剂量：200 mg； 含肾上腺素：6 mg/kg， 最大剂量：500 mg	迅速	60～180 min，根据应用的麻醉技术	应用：局部、浸润、神经阻滞、IVRA、硬膜外、鞘内注射
布比卡因（bupivacaine）	± 肾上腺素：2 mg/kg，4 h 内，最大剂量：150 mg	神经阻滞：可达 40 min 硬膜外：15～20 min 鞘内注射：30 s	可高达 24 h 3～4 h，剂量依赖性 2～3 h，剂量依赖性	心脏毒性
左布比卡因（levobupi-vacaine）	布比卡因的同分异构体；绝大部分性能相似；但很少有心脏毒性			允许给予稍高剂量
罗哌卡因（ropivacaine）	3 mg/kg，最大剂量：200 mg	与布比卡因相似	比布比卡因时间短	相比布比卡因运动阻滞程度弱

IVRA，静脉局部麻醉

时间。这些作用在浸润麻醉和神经阻滞中最为明显，而在硬膜外麻醉或脊髓麻醉中较少见。部分权威专家建议不要使用含有肾上腺素的溶液进行鞘内注射。非常低浓度的肾上腺素就可以产生强烈的血管收缩作用。肾上腺素的浓度用单位容积（ml）内所含肾上腺素的量（g）来表示。常用于局部麻醉的浓度为 1：80 000 ～ 1：200 000。

由于存在血管收缩导致组织坏死的风险，因此不应在四肢周围（例如手指、脚趾、阴茎）使用含有血管收缩剂的局麻药。

肾上腺素的最大安全剂量为 250 μg（成年），即 1：80 000 的溶液 20 ml 或 1：200 000 的溶液 50 ml。对于缺血性心脏病患者，剂量应减半。

剂量的计算

对于任何药物，使用正确的剂量以及不超过最大安全剂量都是非常重要的。这在局麻药使用过程中容易出现困惑，因为在确定所需剂量后，药物容积会随着药物浓度（以百分比表示）而变化，并且每种局麻药都有多种不同的浓度。浓度、容积和剂量之间的关系为：

$$浓度（\%）\times 容积（ml）\times 10 = 剂量（mg）$$

静脉输液

在麻醉期间，静脉输液用以补充手术造成的体液丢失，并为患者提供正常生理需要量[4.4]。麻醉期间使用的静脉输液有三种类型：晶体液、胶体液、血液及其成分。

晶体液

晶体液（crystalloids）是结晶固体的水溶液，可分为两类：一类是其电解质组成与血浆电解质组成相似，具有与血浆相似的摩尔渗透压浓度，通常被认为是等渗的，另一类是其含有较少或不含电解质（低渗）但含有葡萄糖，以保证具有与血浆相似的摩尔渗透压浓度。常用晶体液的成分，参见表4.11。

液体在输注后会重新分布到各个体液间隙中，其分布程度取决

表 4.11　晶体液成分

晶体	Na$^+$ (mmol/L)	K$^+$ (mmol/L)	Ca^{2+} (mmol/L)	Mg^{2+} (mmol/L)	Cl$^-$ (mmol/L)	缓冲盐 (mmol/L)	pH	渗透压 (mosmol/L)
Hartmann 液（复合乳酸钠）	131	5	4	0	112	碳酸氢盐 29*	6.5	281
Plasma-Lyte® 148	140	5	0	1.5	98	醋酸盐 27 葡萄糖酸盐 23	6.5	295
0.9% 氯化钠	154	0	0	0	154	0	5.5	300
4% 葡萄糖加 0.18% 氯化钠	31	0	0	0	31	0	4.5	284
5% 葡萄糖	0	0	0	0	0	0	4.1	278

* 以乳酸盐形式存在，经肝代谢成碳酸氢盐

于液体的组成成分。例如，0.9% 生理盐水分布在整个血管内和间质〔细胞外液（ECF）间隙〕中，分布容量与其容积大小成比例。输注 15 ～ 30 min 后，只有 25% ～ 30% 的容量保留在血管内。因此，如果使用这种液体来恢复循环血容量，则需要给予丢失量的 3 ～ 4 倍。如果给予低渗溶液，例如 5% 葡萄糖，一旦葡萄糖被代谢后，剩余的液体分布在全身体液中（细胞外液和细胞内液），保留在血管内的容量不足 10%。含糖溶液可用于治疗水分丢失造成的脱水，但可能会引起低钠血症。围术期不常规使用。传统上，0.9% 生理盐水广泛用于围术期，并且是紧急液体复苏的首选。尽管 0.9% 生理盐水是等渗的，但其含有的氯化物浓度比血浆更高，大量输注会引起高氯性代谢性酸中毒。

胶体液

胶体液（colloids）是大分子量颗粒的悬浮液。最常用的胶体液来自于明胶（例如聚明胶肽注射液，佳乐施）或蛋白质（白蛋白）。胶体液主要增加血管内容积，可首先给予与估计缺失量相等的容量来维持循环血容量。然而，胶体液在血浆中的寿命有限，最终会被代谢或排泄出去，因此需要定期补充。胶体液的成分，参见表 4.12。明胶没有使用限量（只要能维持血红蛋白浓度！）；然而，明胶在胶体液中最容易引起组胺释放，但很少会造成过敏反应（每输注 10 000 个单位，发生 1 ～ 2 例）。2014 年，MHRA 限制了淀粉溶液的使用，不再建议将其用于脓毒症、烧伤或危重症患者，因为存在增加肾衰竭风险与死亡率的风险。淀粉溶液的唯一适应证是单独应用晶体液不能纠正急性失血时的低血容量治疗。淀粉溶液的使用时间不应该超过 24 h，最大使用量为 30 ml/kg，必须监测肾功能至少 90 天。因此，淀粉溶液实际上已经很少使用了。最近，4% ～ 5% 人白蛋白溶液的使用有所增加，特别是针对重症监护治疗室中的患者。

血和血制品

捐献的全血在使用前通常会被加工成以下血制品，以便给予最恰当的成分[4.5]：

- 加入适宜添加剂（SAG-M）的红细胞制品：在浓缩红细胞中加入生理盐水、腺嘌呤、葡萄糖和甘露醇的混合物。这

表 4.12　胶体液成分

胶体	平均分子量（kDa）	Na$^+$（mmol/L）	K$^+$（mmol/L）	Ca^{2+}（mmol/L）	Cl$^-$（mmol/L）	缓冲盐（mmol/L）	pH	渗透压（mosmol/L）
佳乐施	35	154	0.4	0.4	125	0	7.4	465
Gelaspan	26.5	151	4	1.0	103	醋酸盐（24）	7.4	284
isoplex 4%*	30	145	4	（Mg^{2+} 0.9）	105	乳酸盐（25）	7.4	284
聚明胶肽	35	145	5	6.2	145	0	7.3	350
白蛋白	69	130 ~ 160	2	0	120	0	6.7 ~ 7.3	270 ~ 300

* 用镁代替钙

可提高红细胞寿命和流动性。每个单位约 300 ml，血细胞比容为 50% ～ 70%，可提高血红蛋白约 1 g/dl。在英国，常规去除白细胞，以防止朊病毒传播。

- 血小板浓缩物：通常 1 个单位含 50 ～ 60 ml（55×10^9 血小板）；1 袋相当于 4 个单位。4 个单位或 1 袋血小板浓缩物可使血小板计数增加（30 ～ 40）$\times 10^9$/L。血小板浓缩物应通过一个不含微粒过滤器的标准输液通路输注，因为过滤器可使血小板大量损耗。

- 新鲜冰冻血浆（FFP）：1 单位 FFP 是单采获得的全血分离出来的血浆，通常为 200 ～ 250 ml，需在 6 h 内冷冻。FFP 中凝血因子的含量接近正常水平（除了Ⅷ因子的含量为正常水平的 70%）。成人剂量是 4 个单位。FFP 在解冻后应尽快输注。

- 冷沉淀物：控制性地解冻 FFP 后，聚积并悬浮在血浆中的沉淀物即为冷沉淀。冷沉淀含有大量的Ⅷ因子和纤维蛋白原。6 袋 FFP 可制备成 1 个单位的冷沉淀，并且冷沉淀在解冻后必须尽快使用。

液体管理的详细内容见第 5 章（术中）和第 8 章（术后）。

血和血制品输注的风险

所有献血者都会常规检测乙型肝炎表面抗原、丙型肝炎、梅毒、人类 T 细胞淋巴细胞病毒（HTLV）和 HIV 抗体。然而，从暴露于病毒到产生抗体需要一段时间，在此期间，目前的筛检技术不能检测出感染的红细胞。输血相关感染风险很小，感染乙型肝炎风险为 $1 : 10^5$ 单位，感染艾滋病风险为 $1 : 10^6$ 单位。

为尽量避免这些风险，现有相关技术可使患者在围术期使用自体血。输注自体血有利于减少输错血的可能，但并不能完全避免[4.6]。

- 预先储存血液：手术前 4 周内，储存患者 2 ～ 4 单位的自体血，围术期再回输给患者。

- 术前血液稀释：麻醉诱导后，放出 0.5 ～ 1.5 L 的血液，并用胶体液补充循环血容量。然后可以在手术结束时将采集的血液回输给患者。

- 血液回输装置：这些装置通过吸引器收集手术中丢失的血

液；红细胞被分离、洗涤和再悬浮，以备回输给患者（见第
2 章）。

扩展阅读

British Medical Association and the Royal Pharmaceutical Society of Great Britain.
British National Formulary（BNF）. London：British Medical Association and
the Royal Pharmaceutical Society of Great Britain. www.medicinescomplete.
com/mc/bnf/current/

Hopkins PM. Malignant hyperthermia：pharmacology of triggering. British Journal
of Anaesthesia 2011；107：48-56.

Peck TE，Hill SA，Williams M（eds）. Pharmacology for Anaesthesia and
Intensive Care，4th edn. New York：Cambridge University Press，2014.

［4.1］www.aagbi.org/sites/default/files/MH%20guide line%20for%20web%20v2.pdf
aagbi guidelines for treatment of malignant hyperthermia，2011.

［4.2］www.dhsspsni.gov.uk/articles/misuse-drugslegislations Law governing the use
and misuse of drugs in the UK.

［4.3］www.legislation.gov.uk/uksi/2001/3998/pdfs/uksi_20013998_en.pdf Regulations
regarding the supply and use of controlled drugs in medicine.

［4.4］www.nice.org.uk/guidance/cg174 The full National Institute for Health and
Care Excellence（NICE）guidance on intravenous fluid therapy in adults in
hospital.

［4.5］www.aagbi.org/sites/default/files/blood transfusion06.pdf AAGBI guidelines on
blood transfusion and component therapy，2005.

［4.6］www.shotuk.org/Serious Hazards of Transfusion（SHOT）. Contains the latest
UK data.

5

全身麻醉的实施

牛东革　谷　洁　译　高志峰　校

学习目标

通过阅读本章，应掌握以下知识：

- ☐ 外科手术前检查麻醉设备并核查患者。
- ☐ 如何建立和管理无意识患者的气道。
- ☐ 如何置入声门上气道装置。
- ☐ 直接喉镜检查和气管插管。
- ☐ 全身麻醉的两种方式：全凭静脉麻醉和吸入麻醉。
- ☐ 如何安全地摆放手术患者的体位。
- ☐ 术中液体需要量。
- ☐ 全身麻醉的安全苏醒。
- ☐ 麻醉和手术期间非技术技能的重要性。

将这些知识应用于以下临床实践中：

- ☐ 麻醉前核对患者。
- ☐ 建立静脉通路。
- ☐ 应用面罩和基本辅助工具建立气道，并对无意识的患者进行辅助通气。
- ☐ 置入声门上气道装置。
- ☐ 实施直接喉镜检查和气管插管。
- ☐ 确定气管导管的正确位置。

　　从患者进入手术室至离开手术室这段时间内，应该有一个针对可预见事件的流畅和可控制的流程[5.1]。本章概述了麻醉医师如何应用前面章节所介绍的知识、技能，以及良好的非技术技能，以最大程度地降低麻醉和手术的风险[5.2]。下文将尽可能对择期手术麻醉期间发生的事件按照时间顺序进行描述。

手术前核查

麻醉前检查麻醉设备

　　在手术操作之前应检查麻醉机、监测设备、通气系统和全部的辅助工具，确保这些工具能够正常使用。这是每一位麻醉医师的责任。最危险的情况就是麻醉机看似正常运行，而实际上却正在给患者输送低氧混合气体。现代的麻醉一体机可以进行自检，而不需要麻醉医师进行再次检测，但是检查气体供应、通气系统密闭性和减少气体泄漏仍是必不可少的程序。同时还应该检查监测设备的功能、零点校准和报警设置。AAGBI 制定的"检查麻醉设备"文件给出了更为详细和全面的流程[5.3]。麻醉设备的每一次检查均应做好记录，并制定出手术室出现问题的安全处理流程。

核查患者

　　麻醉和手术都是有风险的。世界卫生组织（WHO）报道了发达国家住院患者的手术并发症发生率为 3% ～ 16%，永久致残或致死率为 0.4% ～ 0.8%。为了降低伤害的发生率，目前已常规使用手术安全核查表[5.4]。

　　核查主要分三个阶段来完成：

- 麻醉诱导前（"签到"，'sign in'）；
- 手术开始前（切皮或类似事件）（"暂停"，'time out'）；
- 团队离开手术室前（或者在缝皮结束时或类似事件）（"签出"，'sign out'）。

签到

1. 当患者进入手术室时，麻醉医师和麻醉助手必须通过询问患者、查看患者的腕带和病历来核查患者的信息。手术名称和手术部位也需要与患者进行核查。确保手术部位已被清晰地标记。核查知情同意书的每一项都已正确填写，并且患者和手术医师都已签字。当患者无法确认自己的身份时，例如机械通气的重症监护患者，应特别谨慎并由麻醉医师和手术医师进行上述核查。

2. 检查麻醉机和麻醉药品并做相应的记录。

3. 详细核查患者有无过敏史。

4. 详细核查可预测的或已知的气道方面存在的问题，并确保气道设备能够随时使用。

5. 预估失血量并检查备用血液。

🔑 关键点

- 在每台手术前，外科医师和麻醉医师**必须**共同核查患者信息、手术方式、手术部位 / 侧和知情同意书。

麻醉准备

应同时做好以下准备：
- 为患者连接好监测设备；
- 建立静脉通路；
- 为患者进行预充氧；

以上都准备好后，为患者实施麻醉。

监测患者

从麻醉诱导开始前直至麻醉苏醒后，都应持续地监测患者的生命体征并记录数据，纸质版或电子版均可。监测的类型和数目由多种因素决定，包括：
- 手术类型和手术方式；
- 使用的麻醉技术；
- 患者目前和既往的健康状况；
- 可供使用的麻醉设备，以及麻醉医师掌握的熟练程度；

- 麻醉医师的个人习惯；
- 任何正在进行的研究。

AAGBI 制定了基本麻醉监测项目，包括心电图（electrocardiogram，ECG）、无创血压（non-invasive blood pressure，NIBP）、脉搏氧饱和度、二氧化碳图和吸入麻醉药的浓度。后两种监测仅应用于全身麻醉。此外，外周神经刺激仪应**随时可用**。最后，某些病例可能需要额外的监测项目，例如有创血压、尿量、中心静脉压（central venous pressure，CVP）和多种血流动力学参数[3.5]。

NICE 指南推荐所有患者在麻醉手术前都应该测量体温。除非紧急情况，当患者体温低于 36℃时，不应进行外科手术。随后应每隔 30 min 测量一次患者体温[3.7]。应使用主动加温措施，参见下文。

如果计划进行麻醉深度监测，如 BIS，应监测以下时间点的 BIS 值，如气管插管时（尤其是困难气管插管）、麻醉诱导后转运至手术室时和切皮时。患者在这些时间点有较高的术中知晓风险（见第 3 章）。

有证据表明，监测设备的使用可以降低不良事件和事故的发生风险。同时监测脉搏氧饱和度、二氧化碳图和血压使得大多数的严重意外事件在早期就能被发现，从而避免更严重伤害的发生。最后要强调的是，监测设备只是临床观察的补充；在整个手术期间，训练有素且经验丰富的麻醉医师是不可替代的。

监测本身也存在潜在的风险：

- 错误连接设备可能会危及患者安全，例如接地电线的错误连接可致触电死亡。
- 数据采集错误导致麻醉医师分析有误并进行不恰当的治疗。
- 在建立有创监测时，患者可能会出现并发症，例如颈内静脉穿刺置管可能会造成气胸。

最后，过多的监测不但会使麻醉医师不能集中精力观察患者，还会削弱麻醉医师发现问题的能力。

 关键点

- 所有接受麻醉的患者都必须应用必要且适当的监测。

静脉通路

手掌背部（手背静脉）和前臂（头静脉和贵要静脉）的浅表静脉是最常用于建立静脉通路（intravenous access）的血管。当外周静脉通路建立失败或紧急情况时才应用肘窝静脉建立静脉通路。必须谨记，在穿刺肘窝静脉时，由于解剖关系密切，肱动脉、正中神经和内外侧皮肤的分支神经很容易被穿刺针或药物渗出损伤。静脉通路不能建立在腋窝淋巴结清扫术后或放置透析瘘管一侧的手臂。前者会增加淋巴结水肿的风险，后者可能会损伤瘘管。外周静脉置管术是重要的技能，不能依靠书本阅读，而是要在麻醉医师的指导下学习！外周静脉置管术的并发症见表 5.1。

置入套管大小的选择取决于使用目的：大套管（14 G/2.0 mm、16 G/1.8 mm）用于快速输注液体。较小的套管（20 G/1.0 mm）可满足给药和维持液体需要量。在麻醉诱导前置入较大的套管时，可先用 25 G（0.5 mm）静脉针给予小剂量的局麻药（1% 利多卡因 0.2 ml），局部浸润穿刺部位的皮肤，以减少患者的疼痛反应和体动，提高穿刺成功率。

在进行任何可能接触患者血液的操作时，操作者都应佩戴手套。

中心静脉置管术

中心静脉置管术（central venous cannulation）通常于麻醉诱导后进行，该技术可用于监测心血管系统或给予某些特殊药物（例如强心药）。在少数情况下，由于无法建立合适的外周静脉通路（如既

表 5.1　外周静脉置管术的并发症

- **置管失败**：尝试于肢体远端进行静脉置管时，穿透了静脉后壁。如果进行了多次尝试，需要确保液体 / 药物不会从前一次的穿刺点溢出
- **血肿**：通常是在置管失败后，为了防止出血而不恰当地施压于穿刺点所致；另外，忘记拆除止血带会进一步加重血肿
- **液体 / 药物渗漏**：在进行静脉输液前，没有及时发现导管未在静脉内。这可能导致周围组织的损伤
- **局部组织损伤**：由于操作不熟练，对局部解剖不了解所致
- **空气栓塞**：更多见于中心静脉置管后（见下文）
- **导管断裂**：通常见于撤出针芯后又再次尝试将其置入，最安全的做法是同时撤出导管和针芯，更换穿刺点重新进行穿刺
- **血栓性静脉炎**：与导管留置时间以及所输注的物质对静脉的刺激相关。常见原因有：高浓度药物、极端 pH 值或高渗溶液（如抗生素、氯化钙和碳酸氢钠溶液）。一旦发现血栓性静脉炎的征象（如血管变脆、皮肤发红以及输液速度减慢），必须拔除导管以防止感染和血栓形成

往有静脉药物滥用史的患者），可能需要在麻醉诱导前进行中心静脉置管。实施中心静脉置管可以选择不同的设备和入路，下面将做简要概述。目前推荐应用超声扫描技术定位中心静脉并引导穿刺针进入静脉[5.5]（图 5.1）。

颈内静脉

颈内静脉（internal jugular vein）入路的穿刺成功率最高（95%）且并发症的发生率相对较低（表 5.2）。选择右颈内静脉有很多优势：右颈内静脉与心脏几乎成一条直线、右侧胸膜顶低于左侧且胸导管

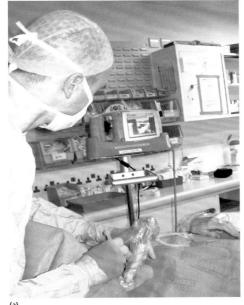

(a)

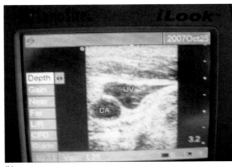

(b)

图 5.1 （a）超声引导下中心静脉置管术。（b）超声扫描显示颈内静脉（IJV）与颈动脉（CA）的毗邻关系

表 5.2　颈内静脉置管术并发症

- 误穿动脉，造成血肿或血胸
- 空气栓塞
- 静脉血栓
- 气胸
- 胸导管损伤（左侧）和乳糜胸
- 胸腔积液——如果导管进入胸膜内并输注液体
- 菌血症
- 败血症
- 穿刺点软组织感染
- 神经损伤：
  - 臂丛
  - 喉返神经
  - 膈神经

位于左侧。

锁骨下静脉

　　锁骨下静脉（subclavian vein）入路包括锁骨下和锁骨上两个入路。与颈内静脉置管相比，这两个入路的穿刺难度较大且引起气胸的风险较高（发生率大约为 2%）。这两个入路的主要优点是患者感觉更舒适且长期使用时感染的发生率较低。

　　由于存在发生颈部血肿导致气道梗阻和发生双侧气胸的风险，因此不要尝试双侧中心静脉置管。

股静脉

　　股静脉（femoral vein）入路通常只在紧急情况下使用，如低血压的创伤患者和需要在加强治疗病房（ITU）血液透析的患者。该入路的主要优点是无需监测设备和气道管理装置且可避免血胸或气胸的发生。以前会担心此入路可能增加导管相关的血液感染，但是无菌技术的应用已使感染率明显降低。与颈内静脉置管一样，超声引导可以帮助识别静脉并指引穿刺针进入静脉。

中心静脉置管技术

　　Seldinger 技术是最常用的经皮中心静脉置管技术。

- 先用细穿刺针经皮直接穿刺血管，当穿刺针穿破血管前壁进入血管内时，可见血液从针尾喷出，随后将可弯曲的导丝经穿刺针置入血管内并退出穿刺针，再用破皮器破皮，最后将导管穿入导丝并置入中心静脉。操作者应注意在操作过程中握紧导丝，直到导管进入中心静脉。这种方法的主要优点是用细穿刺针穿破血管，穿刺成功率高且静脉损伤风险低。

 关键点

● 经颈内静脉或锁骨下静脉进行中心静脉导管置入术后，必须常规行 X 线胸片检查，以确保导管尖端位于上腔静脉和右心房的连接处且无气胸发生。

动脉置管术

动脉置管术（arterial cannulation）可以在全麻诱导前于局麻下进行，或在全麻诱导后即刻进行。桡动脉位置浅表、相对固定且通常有较好的尺动脉侧支循环，是最常用的动脉置管的部位。也可选择股动脉和肱动脉。目前提倡在桡动脉置管前常规行 Allen 试验，以了解桡动脉与尺动脉之间的侧支循环是否良好。

置管技术

手腕掌心朝上且背屈大约 60°，垫高腕部。消毒皮肤，于近端腕横纹处触及桡动脉搏动。如果需要局麻，使用 25 G 针头在动脉表面或一侧注射 0.2 ml 局麻药。以下两种方法可以用于动脉置管：

● **直接穿刺法**：可以使用无阀门的静脉套管针或专门设计的内置开关的动脉穿刺针。以 20°～ 30°角度穿刺皮肤，进针方向朝向动脉血流的方向。一旦刺破动脉后，套管针尾部可见回血，随后降低穿刺针角度至约 10°并使针尖再向前推进 1 ～ 2 mm，以确保套管的尖端位于动脉内。此时固定好针芯，向前推送外管套进入动脉。

● **Seldinger 技术**：直接使用穿刺针穿刺动脉，方法同上。当穿刺针尾部可见搏动性回血时，提示穿刺成功。此时通过穿刺针置入导丝，固定导丝同时缓慢撤出穿刺针，然后通过导丝置入导管并撤出导丝。

置管成功后，通常需要缝合以降低套管移位的风险，并用透明的无菌敷料覆盖。

动脉置管的并发症包括出血、感染、血栓形成和动脉瘤形成。

预充氧

在呼气末，肺内含有大量的气体（功能残气量，functional residual capacity，FRC），这部分气体 80% 为氮气。氮气不能被吸收入血，可以防止肺泡闭合塌陷。肺泡内的氧气为整个通气周期提供持续的氧供储备，并且可在长时间屏气时避免低氧血症的发生。预充氧（preoxygenation）的主要目的是用氧气替换肺泡中的氮气，可以显著延长患者耐受呼吸暂停（或停止机械通气）的时间，避免缺氧的发生，特别是在处理困难气道时，可有效地为患者和麻醉医师争取时间。让患者通过一个密闭的面罩吸入 100% 的氧气 3 min 或直至呼气末氧气浓度超过 85%，可以完成预充氧。在紧急情况下，让能够合作的患者使用密闭面罩通过麻醉回路吸入 100% 氧气并进行四次深呼吸，也能够获得满意的预充氧。

麻醉诱导

静脉诱导是目前最常用的麻醉诱导（induction of anaesthesia）方式。诱导药物的剂量通常根据患者的年龄及合并症来计算，给药时间要超过 20 ～ 30 s。静脉诱导由于起效快、意识消失迅速，是患者的首选；同时由于咽反射被抑制，利于置入通气装置，也是麻醉医师的首选。但其也有很多潜在的缺点：

- 患者通常会出现呼吸暂停，因此在机械通气前，必须进行人工通气。
- 可能会引起不同程度的低血压。这主要取决于所使用的药物、剂量、给药速度和患者的健康状况。
- 可能会发生气道梗阻。一般通过基础气道支持工具便可解决，通常可置入口咽通气管或声门上气道（supraglottic airway，SGA）装置。

吸入诱导是另一种麻醉诱导方式。通过逐渐提高氧气（或氧气和氧化亚氮的混合气体）中混合的吸入麻醉药浓度来进行诱导。

其优势主要体现在以下几种情况中的应用：

● 难以建立静脉通路的患者。吸入诱导避免了在麻醉诱导前反复进行静脉穿刺，且多数吸入麻醉药是血管扩张剂，在麻醉诱导后进行静脉穿刺可能更容易。

● 不能合作的儿童或有针头恐惧症的患者。可以在麻醉诱导后建立静脉通路。

● 静脉麻醉药会造成气道受损的患者发生呼吸暂停和气道梗阻。此时难以进行通气和给氧，会造成灾难性的后果。吸入诱导可以保留自主呼吸，并且如果气道开放有困难，可以停止吸入麻醉药，以避免发生严重后果。

潜在的缺点包括以下几方面：

● 与静脉诱导相比，意识消失缓慢。

● 多数吸入麻醉药具有刺激性气味。七氟烷是目前唯一可用于吸入诱导的药物。

● 呈剂量依赖性地降低血压和心排血量，在静脉通路建立前很难处理。

● 呼吸抑制会导致高碳酸血症，同时吸入麻醉药会扩张血管、增加脑血流量，因此吸入诱导不适合应用于颅内压高的患者。

● 吸入诱导也可以导致气道梗阻，造成无法通气且不能将已吸入的麻醉药排出！

随着吸入麻醉药浓度的增加，会出现肋间肌的通气活动度进行性降低、肌张力降低以及气道保护性反射消失。瞳孔最初扩大，然后略微缩小，最后逐渐扩大。这段时期称为"外科麻醉期"。随着麻醉深度的进一步增加，将会出现膈肌麻痹和心血管系统的广泛抑制。

综上所述，麻醉药会对全身系统造成影响，使用时需要恰当的监测。

维持气道通畅

全身麻醉通常会导致舌及咽喉部的肌张力消失，容易引起呼吸道梗阻（图 5.2）。

最简单的维持气道通畅的方法是——头后仰并向前向上提下颌（图 5.3）。尽管在手术过程中使用这种方法能够维持大部分患者的气

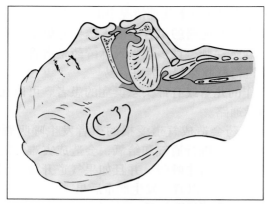

图 5.2 头颈部的矢状切面显示了舌后坠如何导致气道梗阻

道通畅，但这并不常用，因为其明显地束缚了麻醉医师的活动。这个问题可以通过置入声门上气道装置来解决。最好的管理气道和维持通气的方法是气管插管，但这种方法并不适用于所有患者。

面罩

　　应用面罩（facemasks）可以保证麻醉性混合气体被输送给患者，并且面罩的良好密闭性可以将气体泄漏降至最低。用单手或双手拇指和示指固定面罩，用中指、无名指、小指上提下颌。整体的预期效果是将下颌上提进入面罩，而不是将面罩压在脸上（见图 5.3）。患者可以通过面罩进行自主呼吸或机械通气，但有时通过这种方式并不能维持气道通畅，仍然需要其他辅助工具。

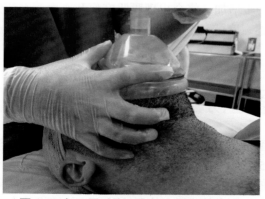

图 5.3 扣面罩手法。注意用小指轻提下颌

口咽通气管

通过测量门齿（或缺齿患者的口唇前缘）至下颌角的垂直距离来估算气道长度，从而指导口咽通气管型号的选择。使用"翻转法"置入口咽通气管（oropharyngeal airway）：将口咽通气管的弯曲面朝向硬腭反向放入患者口中，当抵到硬腭时翻转 180°，并继续向前推进直至通气管的边缘触及门齿（或触及无牙患者的牙龈）（图 5.4）。

鼻咽通气管

选择合适的鼻咽通气管（nasopharyngeal airway）型号，女性 7 mm，男性 8 mm。检查鼻孔是否通畅（通常右侧鼻孔），并润滑

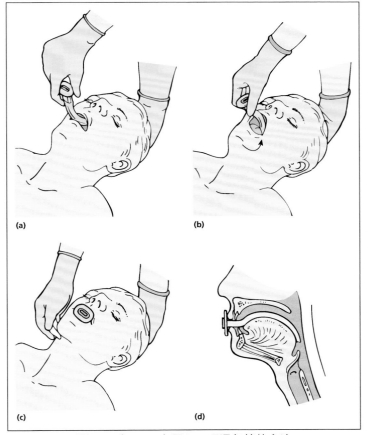

图 5.4 （a～d）置入口咽通气管的方法

通气管。沿鼻底置入通气管，通气管斜面应居中，以避免损伤鼻甲（图 5.5）。可以通过凸缘（flange）插入一个安全栓，以防通气管被吸入气道。如果置入鼻咽通气管时遇到阻力，切不可暴力置入，以

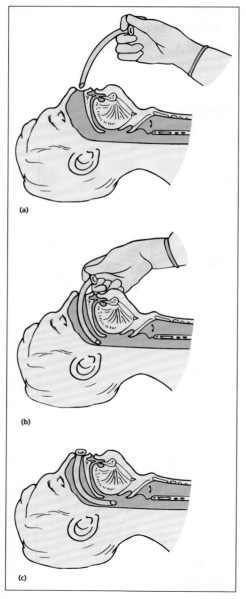

图 5.5 （a～c）置入鼻咽通气管的步骤

免发生严重的鼻出血。应尝试从另一侧鼻孔置入。

气道相关问题

- 尽管上文所介绍的技术能够建立并维持气道通畅，但并不能防止胃内容物的反流误吸。
- 无法维持气道通畅：打鼾，锁骨上窝、胸骨上窝和肋间隙凹陷，辅助呼吸肌运动或出现反常呼吸（反式呼吸）提示气道梗阻。
- 难以维持面罩与面颊之间的密闭性，尤其是无牙的患者。
- 长时间面罩通气易引起疲劳。
- 当出现其他问题的时候，麻醉医师分身乏术。

上述问题可以通过声门上气道装置或气管插管来解决。

声门上气道装置

为克服上述问题，声门上气道装置（supraglottic airway devices）被广泛地应用于保留自主呼吸的患者。

- 通气效果不受患者脸型或牙齿缺失的影响。
- 麻醉医师不需要提下颌、扣面罩，不会感到疲劳，可以同时处理其他问题。
- 可以明显降低胃内容物反流误吸的风险，但并不能完全避免。
- 使用声门上气道装置的**相对禁忌证**包括急诊患者、孕妇和食管裂孔疝的患者，因为这些患者发生反流的风险较高。

除上述情况外，声门上气道装置被证实对于困难气道的患者非常有价值。在等待帮助或设备的同时，可以通过置入声门上气道装置来保证氧合（见下文）。

置入声门上气道装置（图 5.6）

下文将对喉罩（laryngeal mask airway，LMA）置入技术进行介绍，其基本原则适用于所有的声门上装置，包括没有套囊的喉罩。必须充分抑制患者的反射，其强度与口咽通气管置入相似，以避免发生呛咳和喉痉挛。

- 抽净套囊内的气体（图 5.6a）并润滑喉罩。
- 头轻度后仰，使口腔完全打开。罩口朝向下颌，沿硬腭向下置入，避免触及舌头（图 5.6b）。

- 用示指固定喉罩管，继续将喉罩向下推进（图 5.6c）。最终当感受到阻力时，提示喉罩尖端已位于食管括约肌上方（图 5.6d）。
- 用注射器给套囊充气（图 5.6e）。
- 用绷带或胶带固定喉罩。
- 为降低苏醒期喉罩被牙齿损伤的风险，可以放置牙垫。

气管插管

气管插管（tracheal intubation）需要消除咽喉反射。麻醉过程

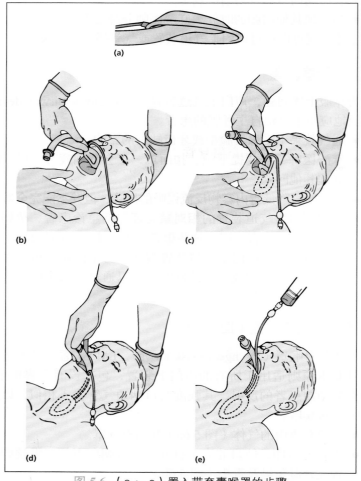

图 5.6 （a～e）置入带套囊喉罩的步骤

中，可以通过给予肌肉松弛药，也可通过足够深度的吸入麻醉或咽喉部的局部麻醉来消除咽喉反射。后两种方法主要用于预计存在困难插管的患者，例如气道肿瘤或颈椎活动受限的患者。气管插管的适应证如表 5.3 所示。

> 🔑 **关键点**
>
> - 在每次进行气管插管前，麻醉团队**必须**讨论并制订应对困难气道的处理方案，以确保患者免受低氧血症的危害。

气管插管的工具

工具的选择主要取决于实际条件和麻醉医师的个人习惯。以下是**成人经口**气管插管所需要的基本物品清单：

- 带有光源的弯喉镜。
- 不同型号的气管导管（带套囊）。内径用 mm 表示，长度用 cm 表示。润滑气管导管。
- 男性：内径 8～9 mm，置入深度 22～24 cm。
- 女性：内径 7～8 mm，置入深度 20 cm。
- 气管导管置入合适的深度后，给套囊充气。
- 导管接合器：连接气管导管和麻醉系统或通气管路。
- 吸引装置：打开到备用状态。一旦患者发生呕吐或反流，能立即使用。
- 二氧化碳监测仪：检测到呼出气体中的二氧化碳（见下文），即可以确认气管导管在气道内。

表 5.3　气管插管的常见适应证

- 需要使用肌肉松弛药（如腹部和胸部手术），因此不得不进行机械通气的手术
- 防止饱胃的患者发生误吸
- 手术体位（如侧卧位或俯卧位）导致难以维持气道通畅
- 需要与外科医师共用气道（如头颈外科手术）
- 需要控制呼吸以便手术操作（如神经外科手术）
- 使用其他手段无法维持气道通畅的患者
- 进行心肺复苏术时

- 听诊器：听诊双肺呼吸音，确保双肺均通气。
- 其他：可弯曲的插管器可以给气管导管塑形；Magill 钳能够伸入咽部，清除咽部异物或引导气管导管尖端方向；不同型号和样式的喉镜片（如 McCoy）、绷带或固定气管导管的胶布。

经口插管技术

部分麻醉医师主张在静脉诱导后，注射肌松药前，需确认患者能够进行面罩通气。如果此时出现了未预料到的困难插管或无法进行插管，麻醉医师知道患者的氧合可以通过面罩通气来维持，从而避免受到伤害。静脉注射阿片类药物与肌松药协同使用，能够降低气管插管时的心血管反应。在非去极化肌松药达到峰效应之前，患者会出现一段时间的呼吸暂停，此时需要通过手控通气给予氧气和吸入麻醉药的混合气体来维持麻醉深度。当肌松充分时，置入直接喉镜。

患者头部垫薄枕，颈部弯曲，并且头部在寰枕关节处后仰，处于"嗅清晨空气"位。用**右手**的拇指和示指将患者口腔完全打开。**左手**持喉镜，从舌体右侧进入，在前进过程中将舌体推向左侧。将喉镜尖端置于舌根与会厌的翻折部——即会厌谷，**用力将喉镜片向上提**。上臂用力（而不是腕部用力）将舌体和会厌挑起，以暴露声门。声门成三角形，两侧是白色的声带（图 5.7）。

右手持气管导管从右侧口角进入，直到套囊完全进入声门。然后固定导管，小心地退出喉镜，并且将套囊适当充气，以防止通气时漏气。采用手控通气确定导管位置，并用胶布或纱布固定气管导管。

对于某些类型的手术，如口腔手术，通常需要经鼻插管，以便导管远离术野。通常选择右侧鼻孔，将充分润滑的导管沿鼻底插入。导管斜面应尖端居中，以避免损伤鼻甲。当导管进入口咽部时，用前述方法置入喉镜可以看到导管尖端。此时可以直接将气管导管插入声门，也可以用 Magill 插管钳（插管钳并不影响喉镜视野）将导管前端夹起，将其送入声门。其余步骤同经口气管插管。

确认气管导管的位置

每次插管完成后**必须**确认气管导管位置。有以下几种确认方法：

- 检测呼出气中的二氧化碳（二氧化碳波形）：检测到呼

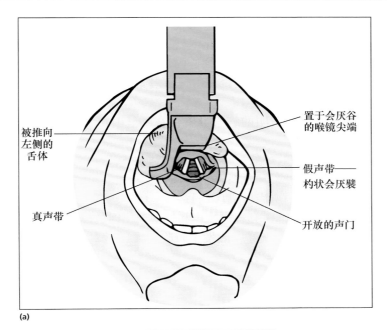

置于会厌谷
的喉镜尖端

被推向
左侧的
舌体

假声带——
杓状会厌襞

真声带

开放的声门

(a)

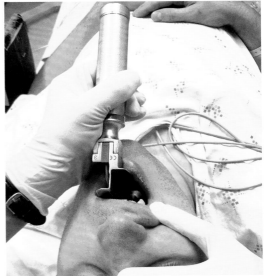

(b)

图 5.7 （a）图示喉镜检查时喉部的理想图像。（b）照片显示喉镜检查时可见
会厌的尖端

出气中的二氧化碳，则表明气管导管在气管内，导管在食管中的可能性低于 0.2%。但是这并不能确定导管置入的深度以及导管尖端是否位于主气道内。通常仍需听诊双肺呼吸音来确认气管导管尖端是否在主气道内。

- 直视下导管进入声门。
- 白雾：使用透明的气管导管，在呼气时可见明显的"白雾"样变化。
- 不在气管内的征象：
  - 听诊时呼吸音减弱；
  - 通气时胸廓运动幅度减弱；
  - 听诊上腹部时有气过水声和气泡逸出时的爆破音；
  - 血氧饱和度下降一般发生较晚，尤其是对于在插管前已进行预充氧的患者。

🔑 **关键点**

- 必须对所有气管插管的患者进行二氧化碳波形图监测，以确认导管在气道内。

气管插管的并发症

下面将介绍气管插管的常见并发症，但并没有包括所有的并发症。

低氧血症

可能有以下原因：

- 气管导管误入食管：通常发生在无法监测二氧化碳波形图的情况下。如果不能够确认气管导管的位置，应拔除气管导管并进行面罩通气。
- 插管失败和通气困难：极少发生，通常由于患者存在气道解剖异常或气道病变。择期手术的患者在进行麻醉前评估时通常能够预料到这些情况（见第 2 章）。
- 插管后通气失败：可能的原因包括气管导管打折、堵塞或断开、严重的支气管痉挛和张力性气胸。也可能是因为麻醉气体供应故障。

- 误吸：胃内容物反流可能直接阻塞气道，也可能引起喉痉挛和支气管痉挛而间接阻塞气道。插管前压迫环状软骨能够降低反流的风险（见下文）。

损伤

- 直接损伤：在置入喉镜和经口气管插管的过程中可能造成嘴唇、牙齿、舌、咽部、喉部和气管的损伤。此外，在经鼻气管插管过程中，鼻腔和鼻咽也可能被损伤。直接损伤最常导致出血和水肿。
- 间接损伤：喉返神经、颈椎和脊髓损伤，尤其是有退行性病变或外伤的患者。

反射活动

- 高血压和心律失常：置入喉镜和气管插管时均可引起血压升高和心律失常，可能会危及患者生命，例如合并有冠心病或颅内动脉瘤的患者。对于高危患者，应采取特殊方法来降低应激反应——如预防性给予 β 受体阻滞剂或麻醉性镇痛药（芬太尼或瑞芬太尼）。
- 呕吐：麻醉深度不足时，置入喉镜会刺激患者发生呕吐。最常见于饱胃的患者，例如患者禁食水时间不足、肠梗阻或应用阿片类药物或创伤所致的胃排空延迟。
- 喉痉挛：因刺激会厌或喉头，造成声带反射性地收缩而引起。

插管困难和插管失败

有时，喉镜显露喉部困难会导致气管插管困难或失败。这在术前评估中可能可以预测到，也可能不可以预测到。多种方法可以解决该问题，包括：

- 助手用力向后、向上、向右（患者的右侧）压迫甲状软骨（**b**ackward，**u**pward，**r**ightward pressure，BURP 手法），帮助暴露喉部或喉后部。
- 置入喉镜时，可以先将 60 cm 长度的橡胶探条盲插入气管内，随后以探条为"轨道"，将气管导管插入气道。

- 应用插管型喉罩或纤维支气管镜引导气管插管。
- 如果有间接喉镜，并且你掌握了其使用技术，则可以选择使用间接喉镜，比如 Glidescope®。
- 纤维支气管镜（简称"纤支镜"）引导下气管插管。首先选择合适型号的气管导管固定在纤支镜上（图 5.8），然后经鼻或经口，直视下先将纤支镜置入气管内。一旦纤支镜到位，就可将气管导管沿纤支镜向前送入，直到看见气管导管通过纤支镜前端并位于气道内。最后固定好导管，退出纤支镜，将气管导管套囊充气并连接呼吸机。这项操作可以在清醒镇静、气道表面麻醉并保留自主呼吸的情况下，或在全身麻醉诱导后进行。

插管困难和失败可能与多种因素相关，包括麻醉医师的技术和经验以及要进行的手术类型。**如果可以维持患者的氧合**，则插管困难或插管失败本身并没有特别的危害。由于多数患者在插管前都已经应用了肌松药，因此维持患者氧合主要依靠麻醉医师来完成。由于这些原因，在每一次气管插管前，麻醉团队（有时还应与外科医师一起，如耳鼻喉科医师）都应当制订出气道管理"策略"（strategy）并作为 WHO 手术安全核查表的一部分进行讨论。气道管理策略包括困难插管时的一系列应对计划。其目的是在利用气道管理的不同方法进行安全尝试的同时，避免患者受到低氧的损害。制订计划时应考虑到误吸和急诊手术的风险，通常需要制订 A、B、C 和 D 四个计划。困难气道协会（Difficult Airway Society，DAS）制定了困难气道处理流程（图 5.9）[5,6]。每个计划的成功或失败以及采取"策略"中下一个计划都应明确地宣布，这样团队的所有成员

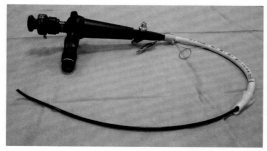

图 5.8 光学纤维支气管镜。气管导管预先被固定于纤维支气管镜上，准备好置入气管

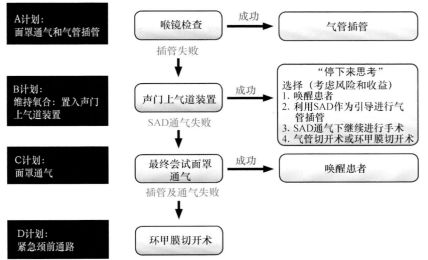

图 5.9 困难气道协会（Difficult Airway Society，DAS）制定的 2015 年成人未预料的困难插管处理流程。SAD，声门上气道装置。来源：Frerk C, Mitchell VS, McNarry AF, et al. Difficult Airway Society intubation guidelines working group. British Journal of Anaesthesia 2015；115（6）：827–848. doi：10.1093/bja/aev371

都会清楚下一步的措施。麻醉团队成员之间清晰的交流对于困难气道处理的成功与否至关重要。

包括这些患者拔管管理的附加信息可从 DAS 网站获得（见"扩展阅读"部分）。

🔑 关键点

- 在任何情况下，当遇到气管插管困难时，都应立即寻求帮助。

A 计划：面罩通气后，用直接喉镜行气管插管。通过调整患者体位、预充氧、肌肉松弛和选用的喉镜类型（可视喉镜作为首选，而不是直接喉镜），将第一次插管的成功率最大化。反复置入喉镜会有造成组织损伤、妨碍通气和氧合以及喉镜暴露困难的风险。因此，推荐最多进行三次尝试，且仅在认为某种插管条件能够得到改善的前提下，才进行新一次的尝试。如果只是简单地重复相同的技术，仍然还会失败。如果 A 计划失败，则宣布**插管失败**。

B 计划：维持氧合。利用声门上气道装置进行通气。如果能够维持氧合，则整个团队应该"停下来思考"下一步应该做什么。可能的选择包括：唤醒患者，利用 SGA 作为引导进行气管插管，SGA 通气下继续进行手术或建立外科气道。如果利用 SGA 不能够维持通气和氧合，则宣布**声门上气道通气失败**。

C 计划：移除声门上气道装置，改用面罩给氧。如果能够维持氧合，则根据手术的紧急程度，决定是否唤醒患者。如果 C 计划失败，则宣布**插管及通气失败**（can't intubate，can't oxygenate，CICO）。

D 计划：紧急行环甲膜切开术。如果能够维持氧合，必须决定是否行气管切开术以及是否继续进行手术。

无论如何，患者都需要转入重症监护治疗病房接受一段时间的监护。

所有反复进行气管插管或者外科干预后的患者，都有发生气道水肿和拔管后气道梗阻的风险。这些患者都应该于术后转入重症监护治疗病房，并且在拔管前行内镜检查。发生困难气道和解决困难气道的详细信息都应如实记录在病历上。以口头和书面的形式将详细情况告知患者（可选择"Medic-Alert"类型的设备），并发送给其家庭医生。困难气道协会已制定出"气道警示"表格，其中包括气道管理概要及更多的细节（见"扩展阅读"部分）。

环甲膜切开术

环甲膜切开术（scalpel cricothyroidotomy）需要在患者颈前切开环甲膜并插入带套囊的气管导管。下面将对这项技术进行简要地介绍，更多细节见 DAS 网站（见"扩展阅读"部分）：

- 助手通过上呼吸道给予患者维持生命所需要的氧合，同时使头部后仰并确保颈部完全伸展。
- 站在患者左侧（如果操作者为左利手，则站在患者右侧），触诊确认环甲膜位置。
- 刀片锋利面朝向自己，横向切开皮肤和环甲膜。
- 保持刀片位置不动，旋转 90°，锋利面朝向患者足部，轻轻地朝自己一侧牵拉。
- 右手持探条，沿刀背穿过切口进入气管内，再继续前进 10～15 cm。
- 移除手术刀，将润滑过的 6.0 mm 气管导管穿过探条，放置进入气管。

- 套囊充气，通过二氧化碳波形图确认气管导管放置到位。

可以用大口径静脉穿刺针（带或不带导丝）行环甲膜切开术。然而，这项技术需要高压气源来提供通气，并有造成气压伤、位置错误、导管扭曲和堵塞的风险。这种方法仅可由熟悉这项技术的医师来实施或在不能通过手术方式切开环甲膜时应用。

胃内容物误吸

尽管从表面上看，术前禁食时间是符合要求的，或是已为上述高危患者采取了所有的预防措施，但偶尔仍然会发生反流误吸[5.7]。以下征象需要警惕可能发生了误吸：

- 麻醉诱导期或苏醒期，以及应用声门上气道装置的麻醉期间发生呛咳。
- 喉镜检查时发现咽部或面罩周围有胃内容物。
- 严重的、进行性的低氧血症、支气管痉挛和呼吸道梗阻。

偶尔，麻醉中的误吸也可能完全不被察觉，但会在术后出现低氧血症、低血压和呼吸衰竭。

管理

诱导期误吸

- 维持气道通畅，患者头低位，麻醉医师站在患者左侧，因为左侧插管相对容易。
- 在喉镜直视下，尽量将咽喉部异物吸引干净。

1. 对于没有给予肌松药，行非急诊手术的患者

- 面罩吸入 100% 的氧气。
- 唤醒患者，维持满意的氧饱和度。
- 用沙丁胺醇或异丙托溴铵气雾剂治疗支气管痉挛（见第 8 章）。
- 行 X 线胸片检查，定期进行物理治疗。
- 根据误吸的严重程度，考虑是否需要转运至 ITU 或 HDU 进行监测。

2. 对于没有给予肌松药，但必须进行急诊手术的患者

- 寻求帮助，置入鼻胃管清除胃内容物，缓慢灌注 30 ml 枸橼酸钠。
- 当患者清醒后，可以在局麻下进行清醒插管或快速序贯诱导插管。
- 气管插管后，吸引气管支气管树，并考虑进行支气管镜检查。
- 按上面的方法治疗支气管痉挛。
- 手术后，行 X 线胸片检查和物理治疗。
- 在 ITU 或 HDU 苏醒时，进行吸氧治疗。
- 术后可能需要机械通气。

3. 对于已经给予肌松药的患者

- 插入带套囊的气管插管，保障气道安全。
- 在开始正压通气前，吸引气管支气管树。
- 考虑用生理盐水行支气管肺泡灌洗。
- 按上面的方法治疗支气管痉挛。
- 置入鼻胃管，清除胃内容物。
- 如果患者病情平稳（无低氧或低血压），可以继续手术，术后加强监测与护理。

如果吸入纯氧仍无法维持满意的血氧饱和度，需要考虑气道梗阻的可能性，并且需要行纤支镜检查。

术中应用声门上气道装置期间误吸

- 寻求帮助。
- 如果情况允许，立即停止手术。
- 改变患者体位为左侧头低位。
- 移除声门上气道装置，吸引口咽部。
- 用 100% 的氧气进行机械通气，维持足够的麻醉深度。
- 经培训的助手实施环状软骨压迫。
- 给予起效迅速的肌松药，然后插管。

如果怀疑术后的患者发生误吸，治疗同上（1），这类患者并不常规使用大剂量的类固醇激素。应根据当地的规范给予抗生素。对于顽固的支气管痉挛或持续的低氧或低血压，除非手术能够挽救生命，否则都应该推迟手术，并将患者转运至 ITU 进行机械通气，如果需要，还应建立有创心肺监测。

围术期保温

麻醉诱导后，为预防围术期低体温的发生，所有手术时间大于 30 min 的患者都应采取强制保温措施。对于高危患者（ASA Ⅱ～Ⅴ级患者、术前体温低于 36℃、全麻复合椎管内麻醉、有心血管并发症风险的患者），无论手术时间长短，都应在麻醉诱导时即开始采取强制保暖措施。此外，所有液体（尤其是血液）应当通过液体加温仪加热到 37℃ 后使用。最后，吸入气体应加温加湿，非手术区域应覆盖保温。

麻醉维持

静脉麻醉诱导后，麻醉效果会在几分钟后消失，必须用其他方法维持麻醉深度。可以通过吸入氧气与挥发性麻醉药的混合气体（伴或不伴吸入氧化亚氮）或者通过输注静脉麻醉药（全凭静脉麻醉，total intravenous anaesthesia，TIVA），最常用的是丙泊酚，来维持麻醉深度。无论患者是自主呼吸还是机械通气，基本原则都是一样的。

吸入麻醉

进行吸入麻醉时，必须满足以下几点：
- 足够的吸入氧浓度以防止缺氧；
- 足够的吸入麻醉药浓度以防止知晓；
- 足够的新鲜气体流量以保证呼吸系统内充足的吸入麻醉药和氧浓度。

为了达到上述要求，应监测吸入混合气体的构成。吸入氧浓度通常需要维持在 30%～50%。当使用重复吸入系统时，应注意到由于呼出气体的稀释作用，所监测到的氧浓度通常会低于麻醉机所输送的氧浓度。要维持合适的呼气末麻醉气体浓度主要取决于患者自身状况、手术刺激程度和所使用的吸入麻醉药。由于同样原因，蒸发器上的浓度也会经常发生改变。

对于保留自主呼吸的患者，当麻醉深度与手术刺激不相符时，例如手术开始时，呼吸频率会增加，患者也可能会出现反射性体动以及血压和心率上升。因此麻醉医师需要增加麻醉药的浓度来加深麻醉，此时可能需要暂停手术。对于使用了肌松药的机械通气患者，手术刺激变化不会造成呼吸频率随之变化，也不会造成体动。如果同时应用了强效阿片类药物，则心血管的应激反应也会降低。因此，有可能会存在麻醉深度不足，以致造成术中知晓。

应用丙泊酚行全凭静脉麻醉（TIVA）

TIVA 的应用，必须保证足够的脑组织内的丙泊酚浓度以防止术中知晓和手术反应的发生。最简单的方法就是给予常规的静脉诱导剂量，然后依据患者的反应间断推注丙泊酚。然而这种方法只适用于短小手术（小于 10 min），而对于长时间的手术，应该选择微处理器输注泵进行给药。这种根据患者的体重和年龄计算出药物的输注速度，以维持稳定的血浆（和脑内）药物浓度的方法更准确和可靠。输入准确的数据并启动输注泵后，最初通过快速给予负荷量使患者意识消失，随后以稳定缓慢的速度维持麻醉深度。这种方法也被称为"靶控输注（target-controlled infusion，TCI）"。与调整蒸发器的吸入麻醉药浓度一样，TCI 技术也可以依据个体差异和手术刺激大小来调整输注速度和血浆浓度[5.8]。

可以单独应用丙泊酚来维持麻醉深度，但是输注速度会非常大，且会对心血管有显著的副作用。因此通常会选择丙泊酚与阿片类药物联合应用，可以间断静脉推注（如芬太尼）或持续输注（瑞芬太尼）。还可选择应用区域麻醉技术来镇痛。如果需要肌肉松弛，可以给予肌松药并进行机械通气。氧化亚氮也可以应用，但这样就不是严格意义的 TIVA 了，还会失去 TIVA 的一些优势。

 关键点

- 当应用 TIVA 时，必须保证静脉通路的通畅。

TIVA 的优点

- 避免了吸入麻醉药的潜在毒性。
- 避免了应用氧化亚氮时会遇到的相关问题。
- 更高质量的麻醉恢复。
- 可能有益于某些类型的手术，如神经外科手术。
- 减少废气污染。

TIVA 的缺点

- 当静脉导管移位、静脉输液失败或缺少有效的麻醉药物浓度监测时，有发生术中知晓的风险。因此当应用 TIVA 时，尤其是与肌松药协同使用时，建议监测麻醉深度（如 BIS）。
- 需要安全可靠的静脉通路。
- 电子输注泵的花费。
- 可能引起严重的低血压。

自主通气

理论上，任何手术都可以在保留患者自主呼吸的情况下进行。但是由于体腔内手术，如开腹手术，需要抑制自主神经反射和维持满意的肌肉松弛，通常只能通过加大吸入麻醉药浓度或静脉麻醉药剂量来实现，这可能会导致出现呼吸抑制甚至是呼吸暂停。

此外，应用大剂量麻醉药后，在手术后需要较长时间代谢和消除，从而延长患者的恢复时间。因此，保留患者自主呼吸的麻醉主要应用于外周或体表手术，这些手术对肌肉松弛的要求低且可以通过单次注射小剂量的阿片类药物或区域麻醉的方式降低自主神经反射。

机械（控制）通气

不同麻醉医师应用机械通气的适应证不同，但大部分麻醉医师都会选择在以下情况应用机械通气：

- 应用肌松药的腹部手术；
- 开胸手术，胸腔内负压消失；
- 当麻醉技术会导致严重的呼吸抑制时；
- 神经外科手术中，通过调控二氧化碳浓度来调控脑血流；

- 长时间手术；
- 需要气管插管的手术，如俯卧位手术、饱胃、与外科共用气道等。

麻醉医师通过设置正确的通气参数，保证足够的肺泡通气量并将正压通气的副作用最小化。

机械通气的设置包括：

- 潮气量和呼吸频率，或
- 分钟通气量和潮气量——这会决定呼吸频率；
- 机械通气的模式（容量控制或压力控制）；
- 吸气时间与呼气时间；
- 吸气峰压；
- 如果需要，还需应用呼气末正压（positive end expiratory pressure，PEEP）。

现代的麻醉机有完整的监测和报警装置，可以提示通气没有达到设定值。

正压通气的影响

机械通气改变了正常吸气压力，会对机体产生一系列重要的影响。

- 机械通气会增加潮气量相关的生理无效腔量并加重通气/血流比值失调，两者均会影响氧合。最低需要30%的吸入氧气浓度才能补偿增加的生理无效腔量并防止发生低氧血症。
- 动脉血二氧化碳分压（$PaCO_2$）取决于肺泡通气量。过度通气会导致低碳酸血症并造成呼吸性碱中毒，继而使氧解离曲线左移，增加氧气和血红蛋白的结合力。低碳酸血症会引起多种器官包括脑和心脏的血管收缩，血流减少。肺换气不足会导致高碳酸血症并造成呼吸性酸中毒，继而使氧解离曲线右移，同时交感神经系统的刺激会引起血管收缩、高血压、心动过速和心律失常。
- 潮气量过大也会导致肺泡过度膨胀。对于合并肺部疾病的患者，还可能会引发气胸，并且若这种情况长期存在，会导致机械性肺损伤。
- 胸内正压会降低回心血量和心排血量，对低血容量的患者尤为明显。
- 体循环和肺循环血流减少，后者会加重通气/血流比值失调。

转入手术室

　　某些情况下，患者必须被转运至手术室。患者有时已在手术床上并摆好了体位，有时则是用转运车推入手术室，然后再转移至手术床上。

　　无论哪种情况，都意味着患者没有连接麻醉机和监测设备。进入手术室的第一件事就应该是立即为患者连接呼吸回路，保证其在自主呼吸或机械通气时能够吸入充足的混合气体。如果患者尚未在手术床上，则需要将患者转移到手术床上，然后连接监测。在每次转运完成时，都要确保患者气道通畅且通气良好。

患者体位

　　患者体位的摆放应有利于手术切口，并且要有足够医护人员协助，以保障患者和工作人员的安全。应在挪动患者前准备好某些体位所需要的额外辅助装置。所有的体位摆放都应该在麻醉医师的指导和帮助下完成。应时刻注意患者的安全，细节的调整应同外科医师协同商议。

 关键点

- 每次变换体位后，都必须按 ABCDE 五个步骤检查，以确保安全（见表 5.4）。

表 5.4　变换体位后，使用 ABCDE 五步检查表以确认患者安全

A（Airway）：检查气道。包括声门上装置或气管插管，确保位置正确且通畅

B（Breathing）：检查呼吸。确保充分通气并有足够的氧浓度

C（Cardiac）：检查循环。确保循环稳定，监测设备已被正确连接且静脉输液 / 药物输注通畅

D（Depth）：检查麻醉深度。确保足够的麻醉深度，如果重新摆放了体位，确保所有的外周神经被恰当地保护

E（Exposed）：检查是否过度暴露。确保患者没有发生低体温的风险

仰卧位（图 5.10）

仰卧位（supine position）可以满足大部分手术的需求。仰卧位时，患者的脖子和颈部应居中，除非术者有特殊要求，如耳部手术。患者手臂放在身体两侧或呈弯曲状态放于胸前。如果是进行手臂或手部的手术，通常需要将上肢和手臂摆放在手架上。双下肢自然伸展。仰卧位时，腹部内容物会将膈肌推向胸腔，减少肺活量，尤其是功能残气量（functional residual capacity，FRC）。这种情况下，肺泡的灌注要好于通气。仰卧位在总体上降低了血液的氧合，但只要将吸入氧浓度增加至 30% 以上便可代偿。

注意事项：

- 手臂固定架位置摆放不当，可能会使在肱骨正中走行的桡神经受压。
- 如果肘部放在床垫的边缘，可能会损伤尺神经。
- 如果肘部过度伸展，血压袖带的远端充气可能会损伤肘前窝的正中神经。
- 腓骨前端受压，可能会损伤腓总神经。
- 应将头部转向固定的手臂同侧，以减轻同侧臂丛神经的牵拉。
- 气动小腿挤压设备可以减少静脉淤血和深静脉血栓形成。

仰卧位有多种变化：

- 仰卧头低位（Trendelenburg）：头低位，可利用重力移开肠管。应用于妇科和盆腔手术。
- 截石位（lithotomy）：髋关节和膝关节成 90°，大腿微屈，托腿支架支撑踝部。避免过度弯曲和扭转，否则可能会损伤

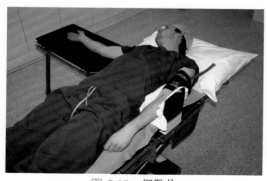

图 5.10　仰卧位

坐骨神经和股神经。马镫可能会压迫小腿深静脉。应用于妇科、泌尿外科和肛门直肠等手术。

- Lloyd-Davies 体位：髋关节和膝关节成 30°～ 40°，用异形架支撑。这个体位主要适用于外科经会阴和下腹部联合切口的手术。

侧卧位（图 5.11）

侧卧位（lateral position）是一个相对不稳定的体位，需要很多辅助支撑用具来保证患者安全。麻醉医师主要负责患者的头部、颈部和气道，并协调团队摆放患者体位。依据手术部位［胸部、腹部（侧面）或臀部］，支撑用具可能会放在骨盆、腰椎或胸椎和髂骨前面。上臂可以用小的支撑架固定，具体位置也要取决于手术部位。下臂可以弯曲贴在胸部或靠近头部，肩膀和肘部保持放松。

侧卧位机械通气时，上肺通气较好，而下肺的血流灌注相对较多。这种情况不利于氧合，尤其是对于既往存在肺部疾病的患者更为明显。侧卧位需要应用更多有创监测。

需要注意以下几点：

- 患者的头部和颈部需要支撑，以避免上侧的臂丛受牵拉。腋窝下需要垫小支撑物，以避免牵拉下侧的臂丛。
- 确保患者下侧的耳朵没有折叠受压。

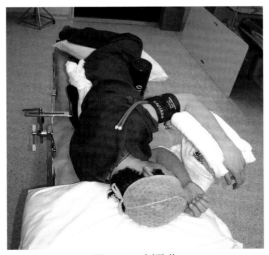

图 5.11　侧卧位

- 翻转患者时，确保血管套管、气管插管和尿管没有受到牵拉或移位。

俯卧位（图 5.12）

这个体位的很多变化需要特殊支撑用具。这里只讨论基本的俯卧位（prone position）。

如上所述，麻醉医师负责头部和颈部，并协调整个手术团队。保持双臂置于身体两侧，分两个步骤摆放此体位，先摆成侧卧位，然后再摆成俯卧位。要特别注意，在摆放体位的过程中，不能将患者平放于手术床上；将手术床头端降低或使患者身体抬高都可以防止头部和颈部的过度拉伸。胸部和盆腔下需垫支撑物，以确保腹部活动自如且腹部大血管没有受压。头部必须用特殊辅助工具支撑，以保证眼睛和鼻子不受压迫，气管导管没有梗阻。患者的手臂放在身体两侧或者肘部屈曲、肩部外展放在头部两侧。最后，将膝部轻轻弯曲并在胫骨下放置衬垫以将脚趾抬起。

俯卧位对呼吸系统影响最大。通气和灌注比例得当，可以使缺氧的风险降至最低。最主要的风险是支撑物放置不当导致下腔静脉受压，静脉回流减少，从而降低心排血量和血压。摆放体位时的细心检查和对心血管系统的密切监测都是非常必要的。

注意以下几点：

- 使用加强气管导管降低导管扭曲的风险，一旦出现导管扭曲，在该体位下很难纠正。
- 必须仔细保护所有患者的颈椎，防止颈椎过度扭转和伸展。
- 不要强制摆放手臂，容易造成肱骨颈骨折。
- 眼部受压可能会导致视网膜动脉血栓和失明。
- 避免压迫腹股沟区股静脉；翻身后，需要检查毛细血管的充盈时间和双足的颜色。
- 确保骨盆支架的放置没有造成男性生殖器受压。
- 轻轻弯曲膝盖，避免坐骨神经过度牵拉。
- 必须避免患者的腹部受压，特别是在脊柱外科手术中，当下腔静脉（IVC）受到压迫时，血液会转移到硬膜外腔的血管，可能会增加出血的风险。

最常见的俯卧位手术是脊柱手术。脊柱手术的原因可能为脊柱退行性病变或外伤。由于常规给予肌松药，会造成可以"防止"出

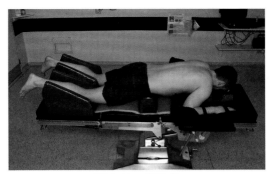

图 5.12 俯卧位

现过度活动的正常肌肉张力消失。因此，不正确地摆放体位或翻身时不受控制的或过度的活动都会导致脊髓损伤，颈椎尤其容易受到影响。在摆放俯卧位时，有经验且配合默契的团队非常重要。

暂停（Time out）

在手术开始前即刻，执行 WHO 第二阶段的核查表。

1. 确认所有团队成员已介绍自己的名字和分工。

2. 确认患者身份、拟行的手术方式、手术侧和手术部位。

3. 麻醉医师、手术医师和护士团队应该明确所有可能会发生的问题，如出血、设备问题。

4. 如果有必要，可以预防性应用抗生素，注意血糖控制和静脉血栓的预防。

5. 准备好该患者的影像学资料，如 X 线或 CT 扫描等。

确保完成上述内容的确认和记录后，手术才可以开始。

神经肌肉阻滞监测

可以通过使用周围神经刺激仪进行神经肌肉阻滞监测。电极可以贴附于耳前的面神经或腕部的尺神经。有多种类型的电刺激可以应用于评估神经肌肉阻滞强度。肌松监测应用于长时间的外科手术十分有价值，能够用以判断追加药物的时机和调整持续输注药物的速度，从而有效地避免术中呛咳和体动。这一点对于某些特殊类型的手术尤为重要，例如显微镜下手术，微小的体动经过显微镜的放大，会严重影响手术进行。再例如颅内手术，体动可能会造成脑组织的严重损伤。

在手术结束时对残余肌松的监测可以帮助麻醉医师有计划地进行肌松拮抗，以保证足够的呼吸肌功能。另外，肌松监测也可以用于意外的呼吸抑制，以区分有可能的两种原因：假性胆碱酯酶缺乏所导致的琥珀胆碱作用时间延长和两种药物联合应用所导致的残余非去极化阻滞。在麻醉恢复期，应用神经刺激仪可以帮助麻醉医师区分残余肌松作用和阿片类药物过量导致的术后通气不足。前者表现为对电刺激反应减小或无反应，而后者则表现为对电刺激反应正常。

围术期液体管理

对于每个患者，手术过程中所需液体的种类和量都不同[4.4]，必须考虑以下因素：

- 术前液体累计缺失量；
- 术中需要量：
  - 生理需要量；
  - 术中丢失量；
- 应用区域麻醉技术所致的血管扩张（见第 6 章）。

累计缺失量

术前禁食禁水或呕吐、出血、发热都会引起体液丢失。由于禁食禁水造成的液体丢失主要是全身总水量。此部分的需要量可以按照 25 ml/（kg·d）（从禁食开始时计算）来计算。与 0.9% 生理盐水相比，Hartmann 溶液在手术中应用更多，它可以降低高氯性酸中毒发生的风险。围术期液体丢失的另一主要原因是胃肠道丢失。这部分丢失的体液包括电解质和有效的细胞外液。最好选择与所丢失体液成分（尤其是钠离子浓度）相似的晶体液替代，如 0.9% 氯化钠。急性的血液丢失可以用晶体液（切记，只有 30% 的晶体液留在血管内）或胶体液补充。如果血液的丢失量大于全身血容量的 30%（大约 1500 ml）且仍在出血，应使用血制品。

术中需要量

维持液体应该在手术延长（连同累计丢失量）或术后需要延迟饮水的情况下给予补充。多数患者的术前液体丢失可以通过增加术后饮水来补偿。维持液体量应按 25 ml/（kg·d）计算，如果患者发热，每高于正常体温 1℃，液体量增加 10%。

术中液体丢失有以下原因：

- **蒸发**：见于开放体腔手术或组织大面积暴露的手术，主要丢失全身总水量。
- **创伤**：导致组织水肿，这部分丢失量主要取决于组织损伤的程度。液体组成与细胞外液（ECF）相似，通常称为"第三间隙丢失"（见第 8 章）。液体转移至无功能的第三间隙会导致细胞外液丢失。
- **失血**：主要取决于手术类型和部位。

前两个因素导致的体液丢失量通常难以估量且差异巨大。如果蒸发丢失比较大，可以选择 4% 的葡萄糖溶液加上 0.18% 的盐水进行补充。第三间隙液体丢失通常选择与细胞外液组成相似的液体进行补充，常用 Hartmann 溶液。输液速度和输液量通常与手术创伤成比例，可达 10 ml/（kg·h）。血压、脉搏、周围组织灌注和尿量可以用来指导液体补充。然而对于某些复杂的手术（上腹部、泌尿外科和矫形外科手术），很难准确估算液体需要量。目前有证据表明，通过某些心排血量监测仪，如经食管超声多普勒检查或 PiCCO（参见第 3 章），进行每搏量和心排血量监测，以指导液体治疗，可以改善预后。

失血相对明显且可以通过称重外科纱布或记录吸引装置内的液体容积（减去冲洗用的盐水量）来估算。通过补充晶体液或胶体液维持循环血容量，大部分术前健康的患者可以耐受约全身血容量 30% 的失血量。除此之外，为了维持血液的携氧能力，应准备红细胞。即使对于术前合并严重心血管疾病的患者，血红蛋白在 8 ~ 10 g/dl 也是相对安全的。多数情况下，血液的丢失量可以通过一定容量的悬浮红细胞、晶体液和胶体液给予补充。

有时失血会对凝血机制产生影响，例如严重的创伤或血管损伤后，主要表现为术野或静脉置管处持续渗血。当失血量超过患者的血容量（约 70 ml/kg）或持续出血速度大于 150 ml/min 时，多数医院将会启动"大量输血方案"。应依据所测定的血红蛋白浓度、血小板计数、凝血酶原时间（PT 或标准化比率，INR）和纤维蛋白原水平进行取血。

治疗应从输注浓缩红细胞、新鲜冰冻血浆和血小板开始，并以 1：1：1 的比例输注或根据当地的输血方案输注。当持续出血或纤维蛋白原水平降低时需要补充冷沉淀。也可以考虑应用氨甲环酸和重组Ⅶa因子。

麻醉记录

每例麻醉都应当有全面而**清晰**的麻醉文书记录。根据每个病例、所用表格类型及可用设备的不同，记录的细节和方法也会有不同。麻醉记录单对于今后再遇到该患者的麻醉医师非常重要，尤其是存在难点的病例（如气管插管），并且麻醉记录单也属于法律文书的一种，在多年以后还可能会用到。

标准的麻醉记录单应包括以下内容：

- 术前检查、ASA分级、术前用药；
- 既往麻醉的详情和难点；
- 本次麻醉需要的设备；
- 使用的监测设备；
- 术中麻醉药和其他药物的使用情况：给药时间、剂量和途径；
- 不同时间点的生命体征，通常用图表表示；
- 液体的入量和出量：种类和量；
- 应用的局部或区域麻醉技术；
- 麻醉难点或并发症；
- 术后注意事项。

电子版记录单的应用日益增多，其优势是使麻醉医师能够集中精力关注患者，尤其是急诊手术，而不是必须停下来记录或回顾性地记录麻醉单。

麻醉苏醒

签出

手术结束，任何团队成员要离开手术室之前，应做最后的一些核查。

1.最后核对所有的手术器械、纱布数目以及完整性，应与术前一致。

2.正确标记所有标本。

3. 准确记录手术记录。

4. 确认所有需要解决的设备问题。

5. 确定和记录患者苏醒后即刻和术后管理的关注点。

完成上述检查后，麻醉医师必须逆转麻醉作用，通常称为"唤醒患者"。由于所用的麻醉技术不同，并没有一致的麻醉苏醒方案。然而无论应用何种麻醉技术，都应切记两个关键点——恢复意识和维持气道通畅。下面将分别针对自主通气和机械通气患者给予介绍。

自主通气、吸入麻醉维持、声门上气道装置

手术结束后，关闭蒸发器，吸入麻醉药从患者体内排出。如果应用回路系统，患者会重复吸入所呼出的气体。由于呼出气体中包含部分麻醉气体，因此肺泡和血浆药物浓度降低缓慢，苏醒延迟。为了加快麻醉药的排出，可以将进入呼吸回路的氧流量增加至 $10 \sim 15$ L/min。这个额外的流量可以将呼出的气体排出回路。

此时需要将声门上气道装置拔除。有两个拔除声门上气道装置的时机：

- 保留声门上气道装置吸氧直至患者咽喉反射恢复。这种方法的缺点是患者有时会咬住导管并阻塞气道。
- 深麻醉下拔除声门上气道装置。这种方式更简单，但会造成气道失去保护，并且肌肉张力缺乏可能会导致气道梗阻，此时需要麻醉医师进行上提或托下颌。

一旦拔除了声门上气道装置，就需要通过面罩给氧。如果已经不需要吸氧，则可将患者从手术床转移到转运车或病床。当患者能够遵循指令时，可以在保障安全的前提下将其上身抬高 30°。

机械通气、吸入麻醉维持、气管插管

同前一种情况的主要区别在于，需要确保患者**在意识恢复前**神经肌肉功能已经恢复正常。因此，麻醉恢复应同肌松药完全代谢或给予肌松拮抗协调一致。应用周围神经刺激仪能够更好地确保这一点。如前所述，增大新鲜气体流量并用 100% 氧气给患者通气，以排出挥发性麻醉药。如有必要，可联合应用 2.5 mg 新斯的明与抗胆碱药以拮抗神经肌肉阻滞药的作用。自主呼吸恢复后才可拔除气管导管。机械通气后，有两个拔除气管导管的时机：

- 深麻醉下拔管。气道失去保护，有发生气道梗阻的风险，此

时需要麻醉医师进行气道支持或置入口咽通气管。此外，如果咽喉处有异物刺激，患者也可能发生喉痉挛（如唾液或反流的胃内容物）。

- 患者完全清醒后拔管。除了患者有时会咬住气管导管外，气管导管的刺激还可能会引起严重的呛咳和屏气。这可能会导致缺氧、腹部手术后疼痛增加和颅脑手术后出血风险增加等情况。

当应用 TIVA 技术维持麻醉时，原则基本相同，但需要停止药物输注，使药物血浆浓度降低并促使药物从脑内扩散出去。当术中使用瑞芬太尼时，为预防患者苏醒期出现严重疼痛，应在手术结束前使用替代镇痛药。

麻醉医师与非技术技能

除以上所述，对非技术技能的理解和应用在保证患者安全方面同样有重要作用。非技术技能（也称人为因素）是认知、个人技能和社会技能对技术技能的补充，可提高安全性和有效性。非技术技能包括团队合作、任务处理、情景意识和决策制订，所有这些都要基于良好的沟通技能[5.9]。

非技术技能的历史

航空业首先认识到，与设备失灵相比，人为失误是引起飞机失事的主要原因，并倡导定期培训和评估飞行员的非技术技能。这些技能最初主要应用于机组人员（或驾驶员）资源管理（CRM），并被发现有益于提高航空安全。然而在 20 世纪 90 年代以前，很少有人意识到非技术技能在医学中的重要性以及其在减少医疗差错中的重要地位。在麻醉方面，有 80% 的伤害性事件是由于团队合作、决策制订、计划和沟通问题造成的。因此，Gaba 和他的同事开发了麻醉危机资源管理课程，用以促进非技术技能的获得和评估。随后，苏格兰麻醉医师和心理学家团队开创了麻醉医师非技术技能（Anaesthetists Non-Technical Skills，ANTS）系统。除了麻醉专业，非技术技能也已经广泛应用于很多其他医疗卫生领域[5.10]。

什么是非技术技能？

团队合作

团队是为了一个共同目标在一起工作的一群人；麻醉工作是典型的手术室团队的合作。优秀的团队成员会在工作中展示自己的能力，会支援团队其他成员，会致力于为患者获得最好的预后，会在需要时主动寻求帮助，以及会利用倾听和交谈进行良好的沟通。只有团队领导愿意提供指导并带领团队实现目标，才能使团队成员达到最佳工作状态。成功的团队领导愿意以身作则，依靠经验而不是资历。此外，团队领导应能叫出所有成员的名字，善于分配工作，决策果断，具有情景意识（见下文），沟通良好并关心所有团队成员。

任务处理

指团队行动的计划、协作和优先次序。手术室内最好的例子就是在手术开始前的团队简短会议，特别是为所有预期的不良事件制订计划，如处理大出血。任务处理的一个关键点就是根据团队成员的能力来分配工作。

情景意识

或许对这项技能最简单的定义是"知道你身边发生了什么事"。当很多事件同时发生时，这项技能更显得尤为重要；容易造成只关注一个点，而忽略其他正在发生的错误。例如当患者从麻醉间转运到手术间时：麻醉医师集中精力于协调患者转运，但是忘了打开手术间的麻醉蒸发器。当意识到这个问题时，患者可能已经发生了知晓。所有的成员都应具备这项技能，但对于团队领导更加重要；他或她必须持续收集信息、分析信息、拟定计划、组织行动和预测结果。显然这个过程与决策制订密切相关。

决策制订

这是一项由个人，通常是团队领导，从多种备选方案中选择明确行动方向的过程。需要整合所有团队成员的个人观察和经验，以确定干预措施。例如当发生"无法通气或无法给氧时"，决定何时进行环甲膜切开术。这个决策必须明确地传递给团队每一位成员，并且一旦开始执行决策，必须问一个问题——"我达到我的目标了吗？"如果没有达到，则需要再次开始整个循环。

沟通

沟通被认为是"黏合剂"，将所有其他非技术技能整合在一起。沟通失败或沟通欠佳经常被分析和认定为在医院发生不良事件的原因。虽然语言是沟通的主要形式，但肢体语言（或非语言性沟通）同样起着重要的作用。为了更有效地沟通，以下为一些简单的"原则"：

- 直接向特定的人传达你的意见，呼唤他们的名字，引起他们注意（或直接表明你正在向整个团队传达要求），并且在同他们说话的时候始终保持眼神交流。
- 简明扼要地传达信息，专注于你想表达什么。
- 避免分心，不要关心无关的事情。
- 要求接收者重复重要的信息［有时被称为"呼叫和回复"（call and recall）］。
- 要求接收者报告行动的结果。

目的是创造一种轻松环境下的"共享心智模式"。

麻醉安全依赖于良好的非技术技能。最近，高精准模拟器的发展不仅促进了技术技能，也促进了非技术技能的安全性和有效教学。它使得团队成员能够针对一些非技术技能起重要作用的情况进行反复练习，而不会对患者造成伤害，特别是针对突发事件的处理。

扩展阅读

Allman KG，Wilson IH（eds）. *Oxford Handbook of Anaesthesia*，4th edn. Oxford：Oxford University Press，2016.

Cook TM，Woodall N，Frerk C. Fourth National Audit Project. Major complications of airway management in the UK：results of the Fourth National Audit Project of the Royal College of Anaesthetists. *British Journal of Anaesthesia* 2011；106：266-271.

McGrath CD，Hunter JM. Monitoring of neuromuscular block. *Continuing Education in Anaesthesia*，*Critical Care and Pain* 2006；6（1）：7-12.

Spoors C，Kiff K（eds）. *Training in Anaesthesia*. Oxford：Oxford University Press，2010.

［5.1］http：//anestit.unipa.it/HomePage.html The best anaesthesia site on the web，with free sign-on. A virtual textbook of anaesthesia that includes a good section on airway management.

［5.2］http://ace.cochrane.org This site contains systematic reviews of aspects of anaesthetic practice.

［5.3］www.aagbi.org/sites/default/files/checking_anaesthetic_equipment_2012.pdf Checking anaesthetic equipment. AAGBI，2012.

［5.4］www.nrls.npsa.nhs.uk/resources/?entryid45=59860 WHO safe surgery checklist adapted for use in England and Wales.

［5.5］www.nice.org.uk/guidance/ta49 Guidance from NICE on the use of ultrasound locating devices for placing central venous catheters.

［5.6］www.das.uk.com/The Difficult Airway Society web site contains guidance on management of airway emergencies，including failed intubation drills and extubation.

［5.7］http://ceaccp.oxfordjournals.org/content/early/2013/11/21/bjaceaccp.mkt053. full Detailed article on the risks and management of aspiration during anaesthesia and surgery.

［5.8］www.rcoa.ac.uk/salg The Safe Anaesthesia Liaison Group，with recommendations for ensuring drug delivery during TIVA.

［5.9］www.aagbi.org/sites/default/files/anaesthesia_team_2010_0.pdf The anaesthesia team. AAGBI，2010.

［5.10］www.england.nhs.uk/patientsafety/Patient safety web site with details of safety alerts，never events and reporting patient safety incidents.

6

局部麻醉和区域麻醉

王 蕾 高志峰 译 冯艺 校

学习目标

通过阅读本章，应掌握以下知识：

☐ 局部麻醉和区域麻醉的作用
☐ 常用局部麻醉和区域麻醉技术
☐ 局部麻醉和区域麻醉的优缺点
☐ 如何针对个体患者来计算局麻药的安全剂量
☐ 识别和处理区域麻醉技术的并发症
☐ 识别和处理局麻药中毒

将这些知识应用于以下临床实践中：

☐ 计算患者的局麻药最大安全剂量
☐ 在监督下实施浸润镇痛

当涉及局部和区域阻滞技术及所应用的药物时，"镇痛"与"麻醉"两个术语意义接近并经常可以相互替换使用。为了在表达上更加清晰和一致，分别将两者定义为：

- 镇痛（analgesia）：指仅能够减轻疼痛，此种状态下能接受较小的手术，如在浸润镇痛下缝合。
- 麻醉（anaesthesia）：指镇痛同时伴肌肉松弛，此种状态下可以接受较大手术，可以单独应用区域麻醉，也可以复合全身麻醉。

局部麻醉和区域麻醉的作用

　　局部麻醉（local anaesthesia）或区域麻醉（regional anaesthesia）技术的选择应建立在患者和外科医师均能获益的基础上，主要考虑以下方面：

- 镇痛或麻醉主要只在所需要的区域发挥作用，从而避免了药物的全身效应。
- 对于合并慢性呼吸系统疾病的患者，既保留了患者的自主通气，又避免了应用具有呼吸抑制作用的药物。
- 对患者本身并存的全身性疾病的用药方案影响较小，如糖尿病患者。
- 对于饱胃患者，尤其是胃排空延长的患者（如孕妇），保留了气道的保护性反射，降低了误吸的风险。
- 中枢神经阻滞可能更有利于手术的进行，如通过促进肠道收缩或提供良好的肌松作用。
- 控制性降压可减少术中出血。
- 可以在很大程度上减少麻醉设备的需求并降低麻醉费用，这对于经济不发达地区非常重要。
- 当与全身麻醉复合应用时，只需要足够的麻醉药（吸入或静脉）维持患者意识消失，而由区域阻滞技术提供镇痛和肌松。
- 一些技术可以持续应用至术后镇痛，如硬膜外阻滞。
- 大手术的术后并发症显著减少，如上腹部或胸科手术的术后呼吸衰竭发生率下降。

 关键点

- 区域麻醉不只是针对不适合接受全身麻醉患者的麻醉解决方案。

常规注意事项

　　实施任何区域或局部麻醉技术前，均应与患者交谈并对操作流程、风险、益处和替代方案做出解释，以获得知情同意。现在更普遍的做法是签署书面的知情同意书。通过解释益处和给予安抚，能够使患者最大程度地减轻甚至完全克服最初的恐惧。在任何情况下均不应强行对患者实施局部或区域阻滞技术。

对于所有计划接受局部或区域麻醉的患者，应了解其是否服用抗凝或抗血小板药物。如果是，应查看最新的凝血和血小板计数结果[6.1]。

全面了解手术计划及手术区域的神经分布对于选择适当的区域阻滞麻醉技术至关重要。例如，如果仅仅实施区域麻醉且需要应用止血带，那么止血带放置的位置也必须充分麻醉。在区域阻滞作用消失之前，应提前复合其他镇痛，以避免患者感觉到疼痛。

在任何情况下应用局部或区域麻醉技术，都必须备有复苏以及更改全身麻醉所需要的设备，以便及时有效地处理过敏反应、局麻药中毒以及镇痛不全等情况，至少应备有：

- 维持和保护气道、供氧及机械通气的设备；
- 静脉留置针及液体通路；
- 药物，包括肾上腺素、阿托品、血管加压药及抗癫痫药物；
- 负压吸引设备。

患者应始终在能够随时调节倾斜头低位的转运车或手术床上。

局部和区域麻醉技术

局麻药可以应用于：

- 局部黏膜上，如眼睛或尿道；
- 皮下浸润；
- 直接在神经周围，例如臂丛阻滞；
- 硬膜外腔（"硬膜外麻醉"）；
- 蛛网膜下腔（"脊髓麻醉"）。

后两种技术确切地说是"中枢神经阻滞"；通常把将局麻药注入蛛网膜下腔（subarachnoid space）的技术称为"脊髓麻醉"（spinal anaesthesia），本章也将应用此词条。

下面将简要介绍几种应用较为广泛的区域麻醉技术；更多的内容可见 Regional Anaesthesia UK（RAUK）网站[6.2]。最近，错误地在非手术侧实施局部麻醉阻滞的风险被越来越多地意识到。为降低此类风险，特制定出了相应的指南[6.3]。

浸润镇痛

1% ～ 2% 的利多卡因用于短小手术，如伤口缝合，0.2% ～ 0.5% 的布比卡因或左布比卡因用于减轻外科手术后切口疼痛。如果大剂量用药或需要延长药物作用时间，可以在局麻药中加入肾上腺素，但应避免在动脉末梢周围应用。浸润镇痛（infiltration analgesia）的起效需要一定时间，缺乏耐心是失败的最常见原因。所应用的技术如下：

1. 计算所用局麻药的最大容量。（详见第 4 章）
2. 应用合适的消毒剂清洁伤口周围皮肤并使其干燥。
3. 皮下进针需谨慎，以避开大的血管。
4. 反复回抽，以确保针尖不在血管内。如果回抽有血，应放弃穿刺并重新操作。
5. 局麻药应以恒定速度边退针边推注，推注过快会引起疼痛。
6. 第二次或随后的穿刺操作均应在已麻醉的皮肤区域内进行。
7. 可以用局麻药在清洁伤口周围行局部浸润，以减轻术后伤口疼痛。

臂丛阻滞

可以通过在锁骨上（锁骨上入路或肌间沟入路）或在神经通过腋窝伴随腋动静脉进入上臂的位置（腋路）注射局麻药进行臂丛阻滞（brachial plexus block）。通过超声引导（联合或不联合应用神经刺激仪）可以明确针尖的位置及局麻药的扩散，从而增强"阻滞"效果并避免神经损伤和局麻药误入血管。表 4.10 中的所有局麻药都可以用来进行神经阻滞。臂丛阻滞的应用范围很广泛；肌间沟阻滞适用于肩部的手术，腋路阻滞适用于肘部以下的上肢手术。两种入路均可以提供良好的术后镇痛。应提前告知外科医师和患者，阻滞的持续时间可长达数小时。

腹横肌平面阻滞

顾名思义，腹横肌平面（transversus abdominis plane，TAP）阻滞是将局麻药注入腹横肌与腹内斜肌（图 6.1a）之间的筋膜间隙，以阻滞支配前腹壁皮肤和肌肉（以及壁腹膜）的神经。超声引导能够有效地将局麻药注入两层筋膜之间。

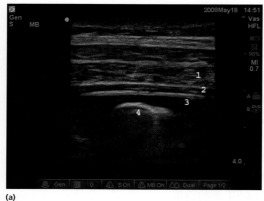

(a)

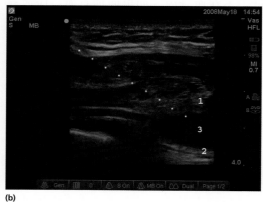

(b)

图 6.1 （a）TAP 超声图像。（1）腹内斜肌，（2）腹横肌，（3）腹腔，（4）肠腔。（b）TAP 阻滞的超声图像。（1）腹内斜肌，（2）移位的腹横肌，（3）超声影像下局麻药的扩散。虚线表示穿刺针的位置（来源：courtesy of Dr J. Corcoran.）

进针点位于肋缘与髂嵴之间的腋中线水平，当针尖到达腹横肌平面时，先注入 2～3 ml 生理盐水确认位置，随后注入局麻药（图 6.1b）。也可置入导管并通过导管注入局麻药，以提供持续镇痛。正中切口时，建议行双侧腹横肌平面阻滞，但切勿超过局麻药的最大安全用量。腹横肌平面阻滞主要适用于下腹部的手术，如阑尾切除术、疝修补术、开腹子宫切除术以及腹腔镜手术。

硬膜外麻醉

硬膜外麻醉（epidural anaesthesia）是指将局麻药注入硬膜外的潜在间隙（图 6.2a）。该间隙范围从 C1 颅颈连接部延伸至骶尾部，理论上可以选择任意水平进行硬膜外麻醉。临床上，硬膜外麻醉通

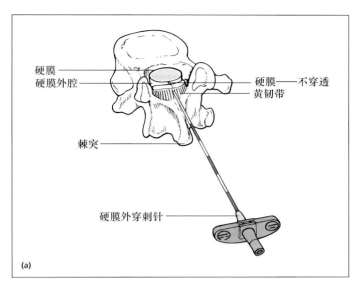

硬膜
硬膜外腔
硬膜——不穿透
黄韧带
棘突
硬膜外穿刺针

(a)

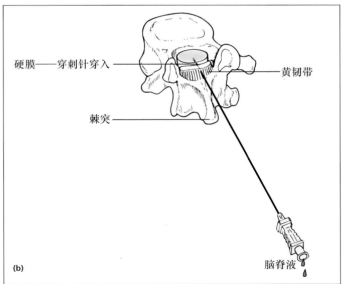

硬膜——穿刺针穿入
黄韧带
棘突
脑脊液

(b)

图 6.2　（a）硬膜外麻醉穿刺针针尖的位置；（b）脊髓（鞘内）麻醉穿刺针针尖的位置（来源：Gwinnutt CL. *Clinical Anaesthesia*. Oxford: Blackwell Science, 1996.）

常定位在支配手术部位神经根的周围，如腰段主要适用于盆腔及下肢的手术，胸段主要适用于腹部的手术。可以进行单次局麻药注入，但临床上更常见的是，将导管置入硬膜外腔，间断或恒速输注局麻药。

可以利用阻力消失法来判断针尖是否到达硬膜外腔。穿刺针（Tuohy）逐层穿入直至针尖到达黄韧带，此时进针受阻且通过针尾连接的注射器注入盐水或空气时有明显的阻力。继续进针，当针尖突破黄韧带后阻力明显消失，可以轻松注入盐水或空气。穿刺针上每 1 cm 有一个标记，有助于测定硬膜外腔的深度。

然后通过穿刺针置入硬膜外导管。硬膜外导管在 20 cm 范围内每间隔 5 cm 都有刻度标记，5 ～ 15 cm 范围内每 1 cm 处又有额外的刻度标记。知道了置管深度以及硬膜外腔的深度，就可以计算出硬膜外导管在硬膜外腔的长度。

根据想要达到的预期效果可以应用不同浓度的局麻药。应用布比卡因或左布比卡因时，若要满足手术需求并提供良好的肌松效果，需要 0.5% 的浓度；而用于术后镇痛时，仅需 0.1% ～ 0.2% 的浓度。局麻药会从注入的节段沿硬膜外腔向上、向下扩散，麻醉的范围主要取决于：

- 硬膜外穿刺水平：同样容积的局麻药，在胸段的扩散会比在腰段更广泛；
- 注入局麻药的容积；
- 重力：头低位利于药物扩散，而头高位往往会限制药物扩散。

麻醉分布以受累皮节的范围进行描述。如腹股沟韧带平面相当于 T_{12} 水平，脐平面相当于 T_{10} 水平，乳头平面相当于 T_4 水平。局麻药中常加入阿片类药物，以增强效果并延长作用时间，如芬太尼、吗啡。更多关于局麻药合用阿片类药物用于术后镇痛的内容，见第 7 章。

脊髓麻醉

脊髓麻醉是指将局麻药直接注入蛛网膜下腔（鞘内）的脑脊液中（图 6.2b）。穿刺针仅可在 L_2 以下至第 1 骶椎的节段进行穿刺。该范围上限的确定是由于脊髓的终止位置，而下限的确定主要由于骶椎多数是融合的，基本无法穿刺。当针尖正确进入蛛网膜下腔后，拔出针芯即可见有脑脊液流出（图 6.3）。一般选择单次注入局麻药，这限制了麻醉的持续时间。

采用一种纤细的 24 ～ 29 G 的"笔尖样"（'pencil point'）或锥形针尖样（tapered point）穿刺针（如 Whitacre 或 Sprotte 针）（图 6.4）。这种形状的小直径穿刺针更有助于减少穿破硬膜导致的术后头痛的发生率（见下文）。为了有助于穿刺针穿过皮肤和棘间韧带，可以先

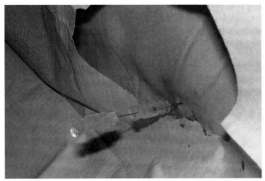

图 6.3　脊髓麻醉。25 G 穿刺针通过引导针穿刺至蛛网膜下腔，可见脑脊液流出

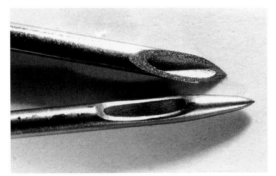

图 6.4　显微照片分别显示针尖呈斜面样（上）和笔尖样（下）的穿刺针（Technical note：the influence of using an atraumatic needle on the incidence of post-myelography headache. British Journal of Radiology 1994；67：396-398.）

选择短粗直径的引导针进行穿刺，再通过该引导针使穿刺针进入到蛛网膜下腔。

　　影响脑脊液中局麻药扩散的因素也会影响麻醉的效果，其中包括：

- 局麻药溶液相对于脑脊液的比重。重比重溶液，"重比重"的布比卡因（0.5%）会在脑脊液中下沉，其向上的扩散会受到限制且可以通过体位来控制。重比重局麻药的配制是通过加入 8% 的葡萄糖（译者注：在我国常选择 10% 的葡萄糖）来实现的。

- 患者的体位可以在注入局麻药同时或者注入局麻药后进行调整：局麻药注入后保持患者坐位，可以使平面相对较低，主要局限在腰骶段；保持仰卧位，患者的平面可以达 $T_{5\sim6}$，即脊柱生理弯曲的最高点（kyphosis）；头低位可以使麻醉平面进一步向上扩散。

- 增加局麻药的剂量［容积和（或）浓度］。
- 脊髓麻醉的腰椎穿刺点越高，麻醉的平面就会越高。

小剂量的阿片类药物，如芬太尼 12.5 ～ 50 μg 或吗啡 250 ～ 500 μg 可以与局麻药复合应用，最多可使术后镇痛的时间延长到 12 h。

硬膜外麻醉与脊髓麻醉的禁忌证

- 低血容量：由出血或脱水引起，此类患者可能出现血管收缩失代偿所致的心排血量下降。
- 低且固定的心排血量：如严重主动脉瓣或二尖瓣狭窄。静脉回流减少会进一步减少心排血量，导致重要器官灌注不足。
- 局部皮肤感染：增加感染的风险。
- 凝血功能障碍：有出血倾向（例如血友病）或正在接受抗凝治疗的患者，有发生硬膜外血肿的风险。对于正在服用阿司匹林及联合应用降低血小板活性药物的患者，发生硬膜外血肿的风险可能很小。需要在围术期应用肝素预防深静脉血栓时，应在硬膜外或蛛网膜下腔置管后再给予。
- 颅内高压的患者：可引起颅内压急剧下降。
- 已知患者对酰胺类局麻药过敏。
- 患者完全不能配合。
- 并存中枢神经系统疾病：这类患者采用椎管内麻醉应警惕之后出现神经系统症状恶化时的责任问题。
- 有脊柱手术史或脊柱畸形患者：虽并非绝对禁忌证，但穿刺有一定难度。

局部麻醉和区域麻醉时的监测

硬膜外麻醉和脊髓麻醉的监测应参照监测相关的指南（见第 5 章），尤其应注意麻醉对心血管系统的影响。通过与患者进行语言交流能够提示脑组织灌注情况。心排血量下降的早期症状是患者主诉恶心、眩晕，随后可出现呕吐。麻醉平面过高时，患者主要表现为呼吸困难或手指麻木。行椎管内麻醉时，患者通常会被镇静（如给予咪达唑仑), 但镇静药的给药剂量需要仔细滴定, 因为如果患者被过度镇静, 则某些重要的体征和症状会被掩盖, 并且气道反射和通气功能均会受损。

 关键点

- 清醒患者也需要适当的监测。

中枢神经阻滞的并发症

椎管内麻醉的并发症通常都较轻微且会在短时间内恢复 (表 6.1)。术中常见的并发症主要与局麻药本身效应有关[6.4], 其处理将在本章下文中介绍。术后硬膜外镇痛患者的相关并发症, 见第 8 章。

低血压和心动过缓

对于胸腰段神经的麻醉会导致交感神经被阻滞, 引起血管扩张、外周血管阻力下降、静脉回心血量减少和心排血量下降。如果阻滞向头端扩散超过 T_5, 则心加速神经也会被阻滞, 相应地出现迷走神经相对亢进, 从而导致心动过缓。轻度的血压下降在一定程度上能够减少围术期的出血, 但如果血压下降大于静息值的 25% 或患者出现症状 (见下文), 则应给予处理:

- 面罩吸氧;
- 静脉补液 (晶体液或胶体液) 以增加静脉回流;

表 6.1　脊髓麻醉常见并发症的发病率

• 低血压	33%
• 恶心	18%
• 心动过缓	13%
• 呕吐	7%
• 心律失常	2%
• 硬膜穿破后头痛	< 1%

- 血管加压药对抗血管扩张，给予 α 和 β 受体激动剂，麻黄碱（3 mg IV）或 α 受体激动剂，间羟胺（0.25 mg IV）；
- 心动过缓引起血流动力学异常时，给予阿托品 0.3 ～ 0.6 mg IV。

恶心呕吐

恶心呕吐通常是低血压和脑灌注不足的首要表现，但也可以由上腹部手术时迷走神经被刺激而引起。低血压或低氧的处理如前所述。若因手术操作引起，应尽可能减轻手术刺激，如果不能避免，则应改为全身麻醉。通常给予阿托品 0.3 ～ 0.6 mg IV 可有效缓解症状，尤其是合并心动过缓时。可以应用抗呕吐药物（如昂丹司琼 4 mg IV），但需要先纠正低血压。

硬膜穿破后头痛

硬膜穿破后头痛（postdural puncture headache，PDPH）的原因为脑脊液经硬膜的穿刺孔漏出。穿刺孔越大，术后头痛发生率越高，最常见于硬膜外麻醉中使用 Tuohy 穿刺针意外穿破硬膜。应用笔尖样或锥形针尖样的细穿刺针（如 26 G）进行脊髓麻醉，术后头痛发生率最低（< 1%）。患者通常主诉前额和枕后头痛，体位变化会加重疼痛。绝大多数患者症状可自行缓解。持续的头痛通常可以通过向硬膜外腔注入在严格无菌条件下抽取的 20 ～ 30 ml 自体血而得到缓解（> 90%）。

局麻药中毒

局麻药中毒（local anaesthetic toxicity）常见原因如下：

- 注射常规的安全剂量但吸收过快：应用过高浓度的局麻药或在血管丰富区域注射局麻药导致吸收过快。
- 局麻药误入血管：局麻药注入前未回抽。
- 局麻药过量：局麻药最大用量计算错误或未考虑患者合并心脏或肝脏疾病的情况。

局麻药中毒的症状和体征主要表现在中枢神经系统和心血管系统，具体表现取决于血浆的药物浓度。早期可仅表现为轻微的中毒症状，也可为严重中毒反应的早期表现。

- 轻度或早期表现：口周感觉异常、舌头麻木、视觉障碍、轻度头痛、言语模糊、抽搐、不安、轻度低血压和心动过缓。
- 严重或晚期表现：先发生癫痫大发作，随后出现昏迷和呼吸抑制，最后发生呼吸暂停和伴有严重低血压和心动过缓的心血管衰竭，最终会发生心脏停搏。

严重的局麻药中毒反应的发生率：周围神经阻滞约为 1/1000，硬膜外麻醉约为 1/10 000。

局麻药中毒的处理

如果出现上述症状或体征，应立即停止局麻药输注！接下来的处理措施包括：

- 寻求帮助：多项措施应同时进行，尤其是当发生严重的局麻药中毒时。
- 气道：应用基本技术维持气道通畅。如果气道保护性反射消失，则应进行气管插管以防止发生误吸。
- 通气：如果通气不足，应给予 100% 氧气支持通气。
- 循环：抬高患者下肢以促进静脉回流，并静脉输注晶体液或胶体液；出现心动过缓时静脉注射阿托品。
- 控制抽搐：抽搐需及早处理，可以静脉输注地西泮 5 ～ 10 mg，但可能会引起严重的呼吸抑制。如果抽搐未缓解或反复发作，则应寻求专家的建议。

循环衰竭

如果局麻药中毒引起严重循环衰竭和心脏停搏，应立即静脉给予脂肪乳剂[6.5]。脂肪乳剂能够与血浆中的局麻药分子结合，减轻游离的局麻药分子对心脏组织的损伤。针对这种情况，AAGBI 发布了以下指南[6.6]：

- 对于心脏停搏的患者，根据最新指南立即实施心肺复苏（CPR）；
- 根据最新指南治疗心律失常（不要将利多卡因作为抗心律失常药物！）；
- 静脉输注脂肪乳剂：
  - 给予 20% 脂肪乳剂 1.5 ml/kg（约 100 ml）的负荷剂量，输

注时间应大于 1 min；

- 以 15 ml/（kg·h）的速率持续输注 20% 的脂肪乳剂；
- 5 min 后，若循环功能未恢复或进一步恶化：
  - 重复给予负荷剂量两次，间隔 5 min；
  - 输注速度加倍；
- 最大剂量不超过 12 ml/kg。

如果复苏还在持续进行或者复苏成功，应将患者转至重症监护治疗病房至少监护 48 h，以确定是否发生了胰腺炎（脂肪乳剂治疗的潜在并发症）。同时应将病例上报给英国 NPSA（国家患者安全机构），上报网址 www.lipidrescue.org。

由于存在局麻药意外过量的风险，因此一定要在监测及抢救设备齐全的条件下实施麻醉，这可以将患者在复苏后遗留永久并发症的概率降至最低。

区域麻醉：实施于清醒患者，还是麻醉患者?

通常神经阻滞和硬膜外麻醉会复合全身麻醉以减少全麻药的用量及种类，同时还可以提供术后镇痛。支持区域阻滞在清醒患者实施的观点为：

- 可以在手术开始前检查阻滞的效果是否满意；
- 神经损伤的风险降低，因为穿刺针触及神经时患者会有异感；
- 患者可以更好地配合体位摆放。

支持区域阻滞在麻醉诱导后实施的观点为：

- 对于患者而言更为舒适，避免了穿刺针操作所引起的不适；
- 避免了患者突然体动的风险；
- 疼痛剧烈的患者可以更好地摆放体位，例如骨折患者；
- 当穿刺针触及到神经时，神经损伤就已经发生了（译者注：此时患者的异感对于降低神经损伤风险没有意义）。

所幸的是，对于有经验的医师，不论采用何种技术，神经损伤导致永久性后遗症的风险都极低。但是对于所有已经进行了区域阻滞的患者，仍然都应进行评估，以确保正常功能的完全恢复。

扩展阅读

Fischer HBJ, Pinnock CA（eds）. *Fundamentals of Regional Anaesthesia.* Cambridge: Cambridge University Press, 2004.

Nicholls B, Conn D, Roberts A. *The Abbott Pocket Guide to Practical Peripheral Nerve Blockade.* Maidenhead: Abbott Anaesthesia, 2008.

Spoors C, Kiff K（eds）. *Training in Anaesthesia.* Oxford: Oxford University Press, 2010.

［6.1］www.aagbi.org/sites/default/files/rapac_2013_web.pdf Recent guidelines on regional anaesthesia in patients with abnormalities or coagulation.

［6.2］www.youtube.com/user/RAUKvideos Useful video clips of blocks being performed under ultrasound from Regional Anaesthesia United Kingdom（RAUK）.

［6.3］http://salg.ac.uk/standards-of-clinical-practice/wrong-site-block Toolkit from the Royal College of Anaesthetists, Safe Anaesthesia Liaison Group and the Safety Network aimed at reducing the risks from local anaesthetic blocks.

［6.4］www.rcoa.ac.uk/nap3 The report of National Audit Project 3 looking into the complications of neuraxial block in the UK, 2009. Executive summary and full report.

［6.5］www.lipidrescue.squarespace.com Site dedicated to improving knowledge on the use of lipid to treat cardiac toxicity following local anaesthetic overdose.

［6.6］www.aagbi.org/sites/default/files/la_toxicity_2010_0.pdf Downloadable chart for management of severe local anaesthetic toxicity.

7

特殊类型手术的麻醉

王 蕾　王晓宇 译　高志峰 校

学习目标

通过阅读本章，应掌握以下类型手术和人群麻醉的要点：

- ☐ 急诊手术
- ☐ 产科
- ☐ 胸科手术
- ☐ 超重和肥胖
- ☐ 儿童

将这些知识应用于以下临床实践中：

- ☐ 麻醉诱导和气管插管期间应用环状软骨压迫法
- ☐ 剖宫产手术中，通过改变体位防止主动脉腔静脉受压
- ☐ 计算肥胖患者药物用量
- ☐ 根据儿童年龄估算体重

麻醉的基本原则已在前面的章节进行了描述，然而很多麻醉亚专业在临床实践中存在明显的特殊性。本章将就一些重点领域进行简要介绍。

急诊手术的麻醉

确保急诊手术的麻醉安全是所有麻醉医师的一项基本技能[7.1]。一些关键问题的要点如下。

通常将进行急诊手术麻醉的患者看作饱胃状态，而饱胃状态会增加酸性胃内容物反流并误吸进入肺内的风险。麻醉诱导期发生反流误吸风险最高，麻醉苏醒期和拔管期的风险也同样不容忽视。反流误吸的发生率与胃内容物容量（> 25 ml）和 pH 值（< 2.5）相关。反流易发因素包括：

- 饱胃：禁食时间不足（急诊患者）、继发于肠梗阻后的胃肠道内容物增加、面罩通气后的胃胀气。
- 胃排空延迟：药物（尤其是阿片类药物）、创伤（特别是颅脑损伤）、腹膜刺激、胃出血、疼痛和焦虑。
- 产科患者（见下文）。
- 其他原因：胃食管反流病史、食管裂孔疝、肥胖、头低位、延髓麻痹、食管憩室或食管狭窄。

因此，对于这些患者应采取措施以防止误吸，并且大部分患者需要进行气管插管以保护气道。为了尽最大可能保证安全，麻醉诱导方法应做适当的调整，可采用快速序贯诱导（rapid-sequence induction，RSI）。

降低误吸风险

单独或联合采用多种方法。

1. 减少残余胃内容物容量：
- 术前禁食水时间要足够；
- 避免应用延迟胃排空的药物；
- 插入鼻胃管吸引胃内容物；
- 应用促进肠动力的药物，例如甲氧氯普胺（胃复安）。

2. 增加胃内容物 pH 值：
- 应用枸橼酸钠中和胃酸；
- 应用 H_1 受体拮抗剂，例如口服或静脉注射雷尼替丁（选择最恰当的给药方式）；
- 质子泵抑制剂（PPIs），例如奥美拉唑、兰索拉唑［口崩剂型（oro-dispersible preparation）使用很方便］。

3. 压迫环状软骨（见下文）。

压迫环状软骨（Sellick 手法）

胃内容物反流误吸是危及生命的麻醉并发症，必须尽可能将风险降至最低。环状软骨压迫是防止高反流风险患者发生反流的物理屏障。环状软骨是喉软骨中唯一完整的软骨环。下压力迫使整个环状软骨向后并将食管压靠在第六颈椎的椎体上，这会使食管封闭并防止反流发生。具体操作为：当患者失去意识后，由助手用右手的拇指和示指施加压力，同时另一只手从后面固定患者的颈部（图7.1）。即使患者出现频繁呕吐也应保持对环状软骨的压迫，因为理论上误吸风险要大于食管破裂的风险。

快速序贯麻醉诱导

进行预充氧（参见第 5 章），在此期间连接监护仪、建立静脉通路并开始静脉输液。打开吸引器，准备好硬质 Yankauer 吸引管。麻醉医师应确定麻醉助手是否能有效地实施环状软骨按压，而麻醉助手应知道在麻醉医师下达停止指令前不应解除压迫。应提前告知患者颈前会有轻微的压迫感。

充分的预充氧后，以适当的压力（10N）按压环状软骨，同时按照预先计算好的剂量，经快速静脉通路给予诱导药物。待患者意

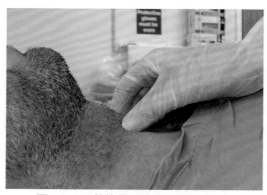

图 7.1　环状软骨压迫（Sellick 手法）

识消失后，增加压迫环状软骨的压力（30N）。给予琥珀胆碱，同时将通气面罩置于患者面部，但不进行手控正压通气。正压通气可能会使氧气进入胃内，导致胃扩张，从而增加反流的风险。在应用琥珀胆碱后，可以观察到患者发生不自主的肌肉收缩。待肌肉抽动停止后，迅速用直接喉镜进行气管插管。将套囊充气，使气管导管固定在合适的位置。在麻醉医师确定气管导管位置正确后，助手才可解除对环状软骨的压迫。

麻醉和手术依照上文的描述继续进行，麻醉维持可以选择吸入或静脉。当根据临床经验或应用神经刺激仪判断琥珀胆碱作用减弱时，追加非去极化肌松药维持肌松作用。麻醉期间常经鼻或经口置入胃管吸引胃内容物，但此方法仍不能确保胃完全排空。因此，只有当术后喉反射（如咳嗽）恢复后才可拔出气管导管。同时可将患者头部抬高 30°；如果条件不允许，也可将头偏向一侧。

产科患者的麻醉

产科患者所进行的多种手术都需要麻醉，最常见的是剖宫产手术，包括择期或急诊。其中急诊手术的患者通常都是已进入产程的产妇。此类手术的麻醉基本原则如下[7.2]。特别需要注意的是，无论采用哪种麻醉方法，都应使用抑酸剂。

- 择期剖宫产：手术前一天夜间或手术当天早晨应用 H_1 受体拮抗剂或质子泵抑制剂。
- 急诊剖宫产：术前应用 H_1 受体拮抗剂或服用 0.3 M 柠檬酸盐 30 ml。

剖宫产手术主要有两种麻醉方法：区域麻醉（硬膜外麻醉或脊髓麻醉）和全身麻醉。目前推荐在区域麻醉下行剖宫产手术，因其可以降低产妇和胎儿的死亡率[7.3]。

目前几乎所有的择期剖宫产（90%）以及大多数急诊剖宫产都选择区域麻醉，而脊髓麻醉因具有起效迅速和效果确切可靠的优势，成为了最主要的麻醉方式。推荐同时给予鞘内吗啡注射来提高术后镇痛的效果，从而减少产妇对进一步疼痛治疗的需求。

脊髓麻醉的基本原则，见第 5 章。多数麻醉医师选择患者坐位下行脊髓麻醉（译者注：在我国，更常选择侧卧位），因该体位更利于定位中线且平面扩散不会太快。与全麻和硬膜外麻醉不同，脊髓麻醉最大的问题是，持续时间有限且低血压发生率较高。对于后者，建议预先静脉输注液体扩容并应用去氧肾上腺素（30～60 μg/min）。

硬膜外阻滞主要用于分娩期间镇痛，其阻滞的范围和强度可以增加至满足剖宫产手术的需要。然而硬膜外阻滞起效相对缓慢，并且可能因为部分神经根阻滞不全而导致镇痛不足。硬膜外阻滞技术和其他问题，见第 5 章。

选择全身麻醉的常见原因为：紧急剖宫产（通常见于产妇或胎儿生命受到威胁时）、患者拒绝接受区域麻醉、存在区域麻醉禁忌证或区域麻醉失败。全麻的特殊问题如下：

- 孕酮导致食管下段括约肌松弛，妊娠的子宫使腹内压力增加以及产妇胃排空缓慢都会使反流误吸的风险增加。所有接受全身麻醉的产妇均应被视为饱胃，术前应使用抑酸剂并行快速序贯麻醉诱导，同时按压环状软骨。急诊手术期间，应留置胃管以便于排空胃内容物，并且当喉反射（如咳嗽反射）完全恢复后方可拔出气管导管，并使头抬高 30°。

- 产科患者气管插管失败较常见（产科与非产科患者失败率分别为 1∶300 和 1∶3000），主要是一些解剖学因素所致，如产妇乳腺组织增大、气道黏膜充血、多数牙齿完整。产妇功能残气量减少、耗氧量增加，因此在反复插管的过程中，氧合可能会迅速下降。要重视麻醉前的预充氧并摆好产妇头颈部位置，在琥珀胆碱起效高峰时尝试气管插管。如果插管失败，应立即进入插管失败流程。特别需要注意，保证氧合比气管插管本身更为重要。

- 有时为避免胎儿过度镇静，通常会减少产妇的诱导剂量或吸入麻醉药剂量，但这有可能导致产妇发生术中知晓。因此，一定要给予足够量的麻醉药；"状态不好"的新生儿可以由儿科医师进行复苏。

主动脉腔静脉受压（仰卧位低血压）

随着孕期妊娠子宫不断增大，下腔静脉逐渐受压，使静脉回心血量减少，心排血量下降，血压随之降低。妊娠 36 周时影响最为明显，仰卧位以及椎管内麻醉时交感神经被阻滞都会使之加重。此外有时还会出现主动脉受压，造成血压下降和子宫动脉血流减少，甚

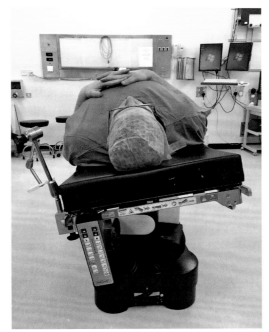

图 7.2 患者（志愿者）于手术床上左侧倾斜 15°

至引起胎儿缺氧。仰卧位患者的以上两种情况都可以通过左倾 15°体位得到改善，并且很重要的是，无论剖宫产采用哪种麻醉方式，产妇都应该保持这一体位（图 7.2）。

> #### 🔑 关键点
>
> - 所有进行剖宫产的产妇均应保持左侧倾斜 15°的体位，以防止主动脉腔静脉受压。

胸科手术的麻醉

开胸胸腔内手术和前路胸椎手术对于麻醉医师来讲都是重大的挑战，特别是手术期间需要隔离双肺并进行单肺通气。这项技术要求一侧肺萎陷，而同时另一侧肺保持通气。主要适用于以下情况：

- 方便手术入路，例如食管、胸椎、塌陷侧肺的手术。
- 避免肺内物质在双肺之间扩散，例如感染、出血。
- 允许双肺不同通气模式，例如支气管胸膜瘘会导致肺内严重漏气。

单肺通气（one-lung ventilation，OLV）最常用的方法是插入双腔管（图 7.3）。双腔管种类很多，一般由橡胶或聚氯乙烯（一次性使用）两种材料制成。双腔管中的一个管腔相对较长，能够插入左侧或右侧的主支气管（分别被称为左 / 右支气管导管）。支气管管腔有一小的套囊可以防止气体泄漏，从而使这一侧肺单独通气。另外一个相对短的管腔开口于隆嵴上方，有一大的套囊，主要供非支气管插管侧肺通气。支气管导管较标准气管导管型号大，所以插管和对位相对较困难。因此，插管后的首要任务是检查双侧肺能否单独通气，多数麻醉医师会利用纤维支气管镜来确定双腔管的位置[7.4]。

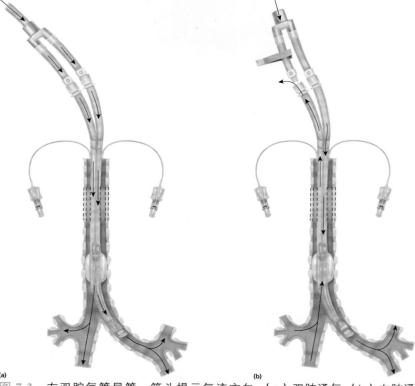

(a)   (b)

图 7.3   左双腔气管导管，箭头提示气流方向。（a）双肺通气；（b）左肺通气，右肺放气

插管后，通常会进行双肺通气（见图 7.3a）。当需要一侧肺塌陷时，将支气管侧套囊充气后进行单侧肺通气，并将短管腔近端一侧断开连接，停止通气（通气管路近端断开，远端夹闭）。非通气侧的肺内气体可以通过管腔排出，使患侧肺塌陷（见图 7.3b）。

通常选择插左双腔管，因为左双腔管更容易插入到正确位置且不易阻塞支气管。除非手术部位涉及左主支气管，一般均不选择插右双腔管。

单肺通气的一个最主要问题是会发生肺内分流。来自右心室的血经非通气侧肺，在进入体循环之前没有被氧合，可能会导致严重缺氧。正常情况下，塌陷侧肺的血流减少，从而使肺内分流减少。维持正常 SpO_2 的方法是提高吸入氧浓度，如果此方法失败或患者并存潜在的肺部疾病，则有以下三种方法可以选择：

- 塌陷侧肺局部再通气，使用 100% 氧气进行少量的持续气道正压通气（CPAP）；
- 100% 氧气间断膨肺；
- 恢复双肺通气以及由外科医师进行人为的肺缩窄。

手术结束时，通常需要插入胸腔引流管，以排出胸腔内的血液或其他液体并防止由于肺表面漏气而导致气胸。最后，必须对塌陷侧肺进行膨肺处理。膨肺通常需要重新连接呼吸机回路并且以稍高于气道峰压的压力进行手控通气，使整个肺完全复张。

超重和肥胖患者的麻醉

肥胖的流行病学

肥胖已成为现代社会日益严重的问题，可发生于各年龄阶段。在英国，超重或肥胖的人群占总人口的 62%（在男性中占 67%，在女性中占 57%）。肥胖可能与多种疾病相关（表 7.1），因此肥胖患者接受手术的概率大大增加。最近，英国成立了 SOBA（肥胖与减肥手术麻醉协会），以提高麻醉管理水平。以下大部分内容都是基于 SOBA 的指南[2.5]。

目前有很多手术可以帮助患者减轻体重（减脂手术），此类手术的麻醉具有一定的特殊性，但其具体内容不在本书的范围内。本章将对肥胖患者行非减脂手术如疝修补术、髋关节置换术等的麻醉管

表 7.1　肥胖相关并存疾病

- 高血压
- 缺血性心脏病
- 心房颤动
- 2 型糖尿病
- 哮喘
- 睡眠呼吸障碍：
  - 阻塞性睡眠呼吸暂停（OSA）
  - 肥胖低通气综合征（OHS）
- 血栓：
  - 脑卒中
  - 静脉血栓栓塞
- 癌症：
  - 结直肠癌
  - 前列腺癌
  - 子宫内膜癌
  - 乳腺癌
- 胃食管反流

理基本原则进行概述。

术前评估

肥胖患者术前评估的具体内容，见第 2 章。

麻醉

与其他非正常情况一样，适当的术前准备和麻醉计划对肥胖患者是必不可少的。

设备和物品准备

至少应备有：

- 合适的手术台：必须能够承受患者体重并满足患者仰卧位时的宽度（同 CT 检查床）；
- 体位垫、约束带；
- 防压疮床垫；
- 尺寸合适的小腿压力泵；
- 尺寸合适的血压袖带：放宽动脉内压力监测的适应证；

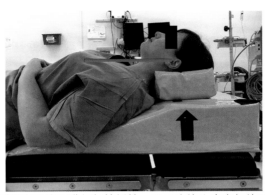

图 7.4　斜枕利于在喉镜下进行气管插管，图示连线为胸廓与外耳道水平的连线

- 斜枕（图 7.4）；
- 困难气道设备；
- 用于区域麻醉和神经阻滞的长针；
- 适合的呼吸机，能够使用压力模式和呼气末正压通气（PEEP）；
- 足够多的经过培训的人员搬运患者；
- 建议：
  ○ 麻醉诱导前患者自己调整体位；
  ○ 在手术间内的手术床上进行麻醉诱导。

麻醉方面

- 由于功能残气量（FRC）降低，预充氧并不能有效地提高患者氧合，仰卧头高位更适合此类患者。
- 为计算药物正确用量，会用到四种"体重"（表 7.2）。因为人体的构成会影响药物在体液和脂肪中的分布，从而影响其作用和消除：
  ○ 总体重（total body weight，TBW）；
  ○ 理想体重（ideal body weight，IBW）：
    男性：身高（cm）－ 100
    女性：身高（cm）－ 105
  ○ 去脂体重（lean body weight，LBW）：根据身高（cm）和体重（kg）的列线图计算得出。肥胖患者的去脂体重大于理想体重，100 kg 左右的男性（70 kg 左右的女性）的去脂体重与理想体重基本相等。

表 7.2　推荐药物剂量

去脂体重（男性 100 kg，女性 70 kg）	校正体重（理想体重＋40% 超重体重）
丙泊酚（诱导）	丙泊酚（持续输注）
硫喷妥钠	阿芬太尼
芬太尼	
吗啡	
布比卡因 / 利多卡因	抗生素
罗库溴铵	低分子量肝素
阿曲库铵	新斯的明（最大剂量 5 mg）
维库溴铵	Sugammadex（舒更葡糖钠）
对乙酰氨基酚	
琥珀胆碱——依据患者总体重计算	

- ○ 校正体重（ABW）：

$$ABW = IBW + 0.4（TBW － IBW）$$

- 预防深静脉血栓：术前应用低分子肝素以及术中应用小腿压力泵。
- 围术期评估和处理血糖，特别是对于合并糖尿病及手术时间较长的患者。
- 气道管理：诱导期容易出现快速的饱和度下降。这类患者在麻醉后不能保持足够的自主通气，容易发生反流误吸，因此气管插管和正压通气常作为控制气道的最佳选择。绝大多数患者都可以应用普通喉镜进行气管插管。当体位导致患者下颌到胸壁的距离较短时，短柄喉镜可能会有助于气管插管。头下垫斜枕，使耳屏与胸廓平行（见图 7.4）。对于静息状态下氧合差或有其他特征提示面罩通气困难和直接喉镜插管困难的患者，可考虑在清醒状态下进行纤支镜引导气管插管。呼气末正压通气（PEEP）有助于提高肺泡内氧储备，增加氧合。
- 最大程度减少术后呼吸抑制的发生：
  - ○ 使用短效药物，如地氟烷、丙泊酚、瑞芬太尼；
  - ○ 尽可能使用非阿片类镇痛药及区域麻醉技术；
  - ○ 麻醉结束后，确保神经肌肉阻滞作用已被完全逆转；

　　○ 清醒拔管，患者尽量坐直。
- 应用多种模式预防术后恶心呕吐（PONV）。

术后管理

- 患者保持坐直体位。
- 持续监测 SpO_2，维持术前氧饱和度。对于在家中已使用持续气道正压通气（CPAP）呼吸机的患者以及有严重的睡眠呼吸暂停或动脉血氧饱和度差的患者，拔管后应立即应用 CPAP 并持续至术后数日。
- 尽可能避免使用长效阿片类药物，慎用非甾体抗炎药（NSAID），以避免发生肾衰竭的风险。术后较长一段时间都需要预防静脉血栓栓塞（VTE）。尽早下床活动。
- 放宽进入加护病房（HDU）进行术后护理的指征，以实现上述管理内容。

儿童麻醉

　　儿童（children）在生理、解剖及情感方面与成人都存在差异，这使得儿童麻醉极具挑战[7.5]。目前主张父母全程参与儿童的治疗，包括麻醉诱导期和麻醉苏醒期。

共识

　　在英国，除一些特殊地区（如苏格兰）外，一般将 16 岁定义为法定年龄，特殊情况下可延长至 18 岁（译者注：在我国，统一将 18 岁定义为法定年龄）。出生于英格兰、威尔士或北爱尔兰的 16 岁以下儿童在接受医疗行为时，必须获得其能够承担父母责任的成年监护人的知情同意（表 7.3）。如果患儿年龄接近 16 岁并且被认为在情感和智力上有能力参与治疗决策，那么他们会被称为"Gillick"或"Fraser"（译者注：Gillick 权限和 Fraser 准则是用来评估儿童权限的两个相关法律规定），并获得知情同意权。如果对责任问题存在任何疑问，应征询专家的建议。

　　尽管一般并不建议将儿童视为年龄小的成人，但应认识到，应用于成人的绝大多数麻醉方法均可成功应用于儿童，只是需要使用

表 7.3　父母责任

个体	责任程度
母亲	自出生之日起
与母亲结婚的父亲	自出生之日起
未婚父亲	为出生的儿童在出生证明上起名的具体日期后 * 已通过以下方式获得法律责任： ● 与儿童的母亲共同为儿童进行出生登记的具体日期后 * ● 与母亲协定的父母责任 ● 法院判定的父母责任
同性配偶	如果治疗期间双方为民事伴侣，双方共同负责
养父母	自正式收养之日起

* 具体取决于在英国的出生地区 [7.7]

按比例缩小的设备。例外的情况是需要在清醒状态下进行的区域麻醉，虽然一些专业儿童中心已将脊髓麻醉应用于早产儿。

虽然"儿童"（child）一词被普遍用于所有年龄，但以下术语被更广泛地接受：

● 新生儿（neonate）——出生至 28 天或怀孕后 44 周（如果早产）；
● 婴儿（infant）——28 天至 12 个月；
● 儿童（child）——1 岁到青春期。

解剖和生理因素

与成年人相比，儿童体型较小且所有生理系统均不成熟。麻醉医师最关注的是呼吸和心血管系统方面的差异。

解剖差异

儿童的解剖特点使气管插管更困难，尤其是对于那些相对缺乏经验的医师 [7.6]。

● 儿童的头部相对较大，一般不需要通过头下垫枕头来获得理想插管体位，也不需要用于成人气管插管的经典的"嗅清晨空气"（'sniffing the morning air'）体位。
● 儿童舌体相对肥大，可能会影响气管插管时咽喉部的视野。
● 儿童会厌相对大而软，会妨碍气管插管时的声门暴露，因此通常选用直喉镜并将其置于会厌后方，以更好地暴露咽喉部视野。

- 与成人相比，儿童气道最狭窄处位于环状软骨水平。因此可以考虑应用不带套囊的气管导管。由于带套囊的气管导管可能会导致套囊压迫所致的水肿以及在拔管时造成气道损伤，其被认为不适合用于青春期前的儿童。现在很多有经验的儿科麻醉医师选择特殊设计的小套囊气管导管，但一定要很仔细地进行患者选择、导管定位及套囊充气。

- 很多不同的公式可用来计算正确的气管插管型号，包括直径和长度。没有哪个公式被证明比其他公式更准确。在英国，由高级儿科生命支持（APLS）组织提供的公式被广泛应用（表 7.4）。

生理差异

- 如果氧合被中断，儿童饱和度下降的速度会比成人快很多，因为儿童的呼气末肺容量（FRC）相对很小并且有一个更小的氧"储蓄池"。

- 儿童每千克体重的氧消耗更高，这使得储备氧的消耗非常快。

- 所有年龄段儿童的静息心率都高于成人，这就要求麻醉医师掌握所有年龄段儿童的生命体征正常值范围。婴幼儿的心排血量直接与心率相关，只能通过提高心率来增加心排血量。当婴幼

表 7.4　小儿常用公式	
年龄	
体重估算公式（kg）	
0 ～ 12 个月	（月龄 /2）＋ 4
1 ～ 5 岁	（年龄 ×2）＋ 8
6 ～ 12 岁	（年龄 ×3）＋ 7
ETT 大小结算公式	
气管导管内径	（年龄 /4）＋ 4
经口气管插管深度	（年龄 /2）＋ 12
经鼻气管插管深度	（年龄 /2）＋ 15
ETT，气管导管	

儿心率小于 60 次 / 分时,心排血量将会严重下降到威胁生命的程度。这种情况需要按心脏停搏处理并进行完整的心肺复苏。

- 儿童的血压正常值偏低,并且直到年龄接近二十岁时,其血压水平才与成人相当。

儿童在生理上和心理上都难以接受长时间的饥饿状态。禁食禁水会使他们变得虚弱,并且由于作为糖原的碳水化合物储存减少,会使得正常的血糖浓度不能被维持。应考虑采取一些特殊的措施以使术前饥饿时间最短化,包括尽可能优先安排儿童手术或缩短禁食禁水时间,常采用 2-4-6 规则。

麻醉诱导前禁食禁水时间:

- 2 小时——水和其他轻质饮料;
- 4 小时——母乳;
- 6 小时——配方奶、牛奶或固体食物。

常用麻醉技术

麻醉诱导可选择静脉诱导或吸入诱导,如吸入七氟烷。无论选择哪种技术,目前普遍接受由父母陪伴儿童进入麻醉间,直至其意识消失。麻醉诱导的选择最好在与儿童及其父母讨论后由麻醉医师决定。担心儿童存在气道通畅问题时,最好选择吸入诱导;除此之外很少需要强迫儿童一定接受某种诱导方式。

氧化亚氮仍然经常被用作混合吸入气体的一部分,因其能增加挥发性药物的摄取速度,从而加快意识消失的速度。如果选择静脉诱导,除非紧急的情况,均应提前在计划穿刺的静脉周围涂抹局麻药乳膏,以进行局部麻醉。Ametop(4% 丁卡因)的优点为起效快,可使局部血管扩张,以及作用可持续数小时。另外由于具有刺激性,注意不要将其与皮肤接触超过 40 ~ 60 min。另一种选择是非刺激性的 EMLA,但其可能会导致局部血管收缩,起效较慢且作用时间短。

儿科使用小型号的静脉套管,通常为 22 G 或 24 G(Neoflon™)。套管直径小会造成液体阻力增加,以及输液速度很慢。由于儿科通常使用输液泵进行输液,因此在临床上,输液速度慢并不是一个问题。

对于麻醉维持的选择,与成人相同,尽可能选择全麻复合区域麻醉。大多数的阻滞方法与成人相似。骶管阻滞是将药物通过骶裂孔注入硬膜外腔的一种麻醉技术,可以显著降低穿破硬膜的风险,常用于儿童,却很少用于成人。骶管阻滞的穿刺水平低,更容易阻滞骶部、腰部及低位胸椎神经根，主要用于下肢、会阴及下腹部的手术。给药方式可以选择单次注药，也可以选择通过置管持续注药。除了应用局麻药，还可以通过给予可乐定和氯胺酮来延长镇痛时间。

儿童麻醉并发症

发生于成人的很多并发症也同样可能发生于儿童。最令人担忧的一个并发症是喉痉挛，并且由于儿童的氧储备少，喉痉挛后会很快发生严重低氧，不及时处理可能会导致心脏停搏。喉痉挛主要由麻醉药引起的气道保护性反射减弱或消失以及食物或分泌物的反流误吸引起。在麻醉苏醒期间，除非能让我们说话、吞咽和咳嗽的咽喉部功能恢复，否则任何误吸威胁都会导致声带关闭和喉痉挛。喉痉挛是在中等麻醉深度下刺激喉部所致；儿童的麻醉既没有达到足够的深度以克服声带的闭合反射，也没有完全恢复到通过反射能够维持正常的呼吸。

治疗方法包括使用合适的面罩持续气道正压通气（CPAP）以维持氧供，必要时给予丙泊酚等静脉诱导药以加深麻醉，还可以给予一定量的琥珀胆碱以迅速消除肌肉张力和接下来的声带内收，继而增加氧合并为再次气管插管创造条件。在任何情况下，均应对咽部进行仔细地吸引，以去除有害的分泌物。

通常情况下，所有儿童都应在专门的恢复室进行恢复，并使其能够在意识清醒后第一时间与父母接触。对于在非专科儿童中心进行的大多数择期儿科手术，只要儿童在家中能够得到充分的镇痛，并且其在出院前已经可以正常进食进水，就都可以在手术当日出院。甚至在一些专科儿童医院，很多儿童都可以被当做日间病例来进行手术和麻醉，但要除外某些极低龄儿童和早产儿，因为即便在非常短暂时间使用全麻药后，他们发生危及生命的窒息风险也会增加。

扩展阅读

Allman K，McIndoe A，Wilson I（eds）. *Emergencies in Anaesthesia*，2nd edn. Oxford：Oxford University Press，2009.

［7.1］http：//onlinelibrary.wiley.com/doi/10.1111/anae.12057/pdf The principles and conduct of anaesthesia for emergency surgery，2013.

［7.2］http：//nice.org.uk/CG132 NICE guidelines for the management of patients undergoing caesarean section, including anaesthetic recommendations.

[7.3] www.oaa-anaes.ac.uk/The Obstetric Anaesthetists' Association web site.

[7.4] www.thoracic-anesthesia.com American site, lots of references and great bronchoscopy simulator.

[7.5] www.apagbi.org.uk/Association of Paediatric Anaesthetists of Great Britain and Ireland web site. Lots of information about all aspects of paediatric anaesthesia.

[7.6] www.das.uk.com/guidelines/paediatric-difficultairway-guidelines Paediatric difficult airway guidelines from the DAS.

[7.7] www.gov.uk/parental-rights-responsibilities/what-is-parental-responsibility UK government web site with full details of parental rights and responsibilities.

8

麻醉苏醒

丁 琳　高志峰 译　冯 艺 校

学习目标

通过阅读本章，应掌握以下知识：

☐ 麻醉苏醒期患者的管理
☐ 麻醉苏醒期重要生命体征的监测
☐ 低氧血症的识别
☐ 通气功能受损的识别
☐ 术后疼痛的评估
☐ 对于区域麻醉患者的监测，并管理此类患者的术后镇痛
☐ 硬膜外麻醉和脊髓麻醉不良反应的识别和治疗
☐ 术后液体管理

将这些知识应用于以下临床实践中：

☐ 全身麻醉患者苏醒期间保持呼吸道通畅
☐ 应用恰当的设备和流量给氧，以防止低氧血症
☐ 当通气功能不足时，给予支持通气
☐ 评估患者发生低血压的征象和原因
☐ 针对低血压的原因进行治疗
☐ 为小手术和大手术的患者制订术后液体治疗计划
☐ 评估患者术后疼痛，并制订镇痛方案

绝大多数患者在麻醉和手术后可以安全苏醒（recovery），但仍有少数意料之外的患者会发生并发症。目前公认，所有患者均应在有专业人员看护且有配套设备的区域进行苏醒，以便处理麻醉苏醒期间出现的相关问题[8.1]。这种专门的区域即为麻醉后监护治疗病房（postanaesthesia care unit，PACU）或恢复室（recovery unit）。多数患者可以在能头低位的转运车上接受护理；而手术时间长或者需要在 PACU 长时间停留的患者，也可以在他们自己的病床上接受护理，以减少搬动次数。一些进行专科手术的患者，如心脏手术患者，术后会直接转入重症监护治疗病房。麻醉苏醒的总体目标就是保证患者舒适、稳定地进入下一阶段。

麻醉后监护治疗病房

PACU 中的每一位患者在相应的隔区内进行管理，每个隔区都应配有以下设备：

- 氧源和相应的输送系统；
- 吸引器；
- 心电图（ECG）监护仪；
- 脉搏氧饱和度仪；
- 无创血压监护仪。

另外，以下设备必须随时可用。

- **气道设备**：口咽和鼻咽通气管、各种型号的气管导管、喉镜、纤维支气管镜以及环甲膜穿刺包和气管切开包。规范的"气道抢救车"内通常包含以上物品。
- **呼吸和通气设备**：自充气式的袋瓣罩（bag-valve-masks；译者注：在我国将其称为"简易呼吸气囊"）、呼吸机和胸腔引流设备。
- **循环设备**：用于心肺复苏（CPR）的除颤仪和药物，用于建立静脉通路的各种液体、加压袋和设备。
- **药物**：用于苏醒和麻醉。许多恢复室备有丹曲林，用于治疗恶性高热（见第 4 章），以及备有脂肪乳剂，用于治疗局麻药中毒（见第 6 章）。
- **其他监测设备**：压力传感器，能显示 2 个或 3 个压力波形的监护仪，呼末二氧化碳监测仪和温度计。这些设备通常用于复杂手术中进行有创监测的患者在术后继续监测，有时也会用于需要复苏的患者。

患者转出

麻醉医师对患者的责任并不随着麻醉的终止而结束。尽管管理工作交给了 PACU 的专职工作人员（护士或者其他医务人员），但麻醉医师对患者的责任应一直延续至其转出 PACU。如果 PACU 没有足够的医务人员去管理新转入的患者，麻醉医师也应承担起管理的职责。

 关键点

● 永远不要让无法维持自主呼吸的患者处于无人照看的状况。

患者在 PACU 的停留时间取决于很多因素，包括手术时长、手术类型、麻醉技术以及并发症的发生。大多数 PACU 规定了患者在恢复室的最短停留时间（通常 30 min 左右）和转出标准（见表 8.1）。

术后并发症及处理

低氧血症

低氧血症（hypoxaemia）是麻醉和手术后最重要的呼吸系统并发症，可发生于麻醉苏醒期，有时可持续至术后 3 天，甚至更长时间。发绀（cyanosis）用来评估低氧血症非常不敏感。一旦出现发绀，即意味着动脉 $PO_2 < 8$ kPa（55 mmHg），相应的血红蛋白饱和度为 85%。脉搏血氧饱和度仪对于预防低氧血症具有重要意义，所

表 8.1　患者转出 PACU 的最低标准

● 意识完全恢复且能维持自主呼吸（尽管患者可能仍处于"昏昏欲睡"状态）
● 足够的呼吸
● 心血管系统稳定，手术部位几乎没有出血
● 充分镇痛
● 体温正常（> 36.5℃）

有患者均应常规监测。如果发生严重低氧血症、低氧血症持续存在或有任何其他疑问时，应进行动脉血气分析。

低氧血症可由多种因素引起，这些因素可单独存在，也可同时存在：

- 肺泡通气不足；
- 肺通气 / 血流比值失调；
- 弥散性缺氧；
- 肺弥散功能障碍。

肺泡通气不足

肺泡通气不足（alveolar hypoventilation）是全身麻醉后发生低氧血症最常见的原因，由一定程度的呼吸抑制引起，后者导致代谢产生的 CO_2 无法充分排出。血液中 CO_2 浓度升高，由此导致肺泡容积增加（图 8.1）。这些滞留的 CO_2 与吸入气体混合，会减少 O_2 在肺泡气体中所占的比例，最终导致肺泡气 PO_2（PAO_2）和动脉血 PO_2（PaO_2）降低。对于大多数患者而言，增加吸入氧浓度可同时改善 PAO_2 和 PaO_2。

这是所有接受全身麻醉的患者都应该继续进行吸氧的基本原理。图 8.2 显示了通气量（分钟通气量）变化所导致的 PaO_2 的变化。注意对通气量为 2 L/min（正常为 5 L/min）的患者，给予 30% 氧气的作用；PaO_2 从勉强正常升高为超常。原因为 30% 的吸入氧浓度几乎是空气中氧浓度的 1.5 倍，可提高 PAO_2 至正常水平。如果通气量进一步降低至相当于解剖无效腔的通气量时，也就意味着这部分通气不会参与气体交换，将导致严重低氧血症，因为此时即使吸入氧浓度达到 100%，也不会有氧气到达肺泡。

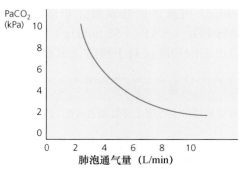

图 8.1　曲线图示 $PaCO_2$ 与肺泡通气量的关系

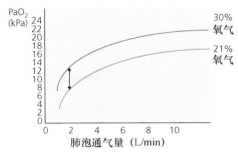

图 8.2　曲线图示在两种不同吸入氧浓度下 PaO_2 与肺泡通气量的关系

我们发现过度通气仅能轻度提高氧合。这是因为过度通气并没有改变影响肺泡氧气张力的主要决定因素，即吸入气体中的 PO_2。

通气不足的常见原因如下。

- 气道梗阻：大部分气道梗阻继发于患者意识水平低下，但也可由呕吐物、血液或水肿（如甲状腺手术后）引起。气道不完全性梗阻的患者可表现为有噪音的呼吸；而气道完全性梗阻的患者尽管呼吸很用力，却很少出现噪音。取决于气道梗阻的程度，两者均可伴随特征性的反向呼吸、矛盾呼吸以及气管拖曳现象。侧卧位可降低麻醉苏醒期的气道梗阻风险，特别是对于手术本身可能导致出血进入气道［如耳鼻喉科（ENT）的手术］或者有反流风险的患者（肠梗阻或既往有胃食管反流病史）。如果患者不适合变动体位（例如髋关节置换术后），可采取仰颏或抬颏位（见第 5 章）。口咽通气管或鼻咽通气管可帮助意识尚未恢复的患者维持呼吸道通畅（见第 5 章）。这类患者需要严密监测，并且当患者已经清醒且能按指令做动作时，可在保证安全的前提下，抬高床头使患者坐起 30°。

> 🔑 **关键点**
>
> - 当存在不明原因的有噪音的呼吸时，不应把患者交给 PACU 工作人员进行管理。

- 中枢性呼吸抑制：这通常是由于麻醉期间所使用的药物所致。麻醉药和阿片类镇痛药均可抑制高碳酸血症和低氧血症所导致的通气代偿性增加的作用，而这些药物的残留作用通常会在麻醉苏醒期出现。如果通气量不足，应给予支持通气，直到这些药物的作用完全消失。当阿片类药物导致严重呼吸抑制时，应给予特异性拮抗剂纳洛酮（见第 4 章）。

- 呼吸力学受损：疼痛，尤其是患者在上腹部手术或胸部手术后不敢咳嗽，从而导致痰液滞留和肺不张。解决方法是给予充分镇痛（可考虑中枢神经阻滞）。神经肌肉阻滞药的残留作用可使患者通气功能减弱和受损，通常表现为间断而急速的浅快呼吸运动、高血压和心动过速。应用外周神经刺激仪可发现四个成串刺激（TOF）衰减，从而明确神经肌肉阻滞药的残留（见第 3 章）。应通过吸氧、安慰、坐直及应用（再次应用）新斯的明和抗胆碱能药来改善患者通气功能。如果术中使用的神经肌肉阻滞药是罗库溴铵，可给予 sugammadex（舒更葡糖钠）进行拮抗。
- 膈肌夹板效应：腹部膨胀和肥胖会导致膈肌被推向胸腔，使呼吸作功增加。坐位可以很好地改善这类患者的通气功能。
- 脑出血或脑缺血：可能会直接损伤呼吸中枢，或者更常见的是，深度昏迷患者不能维持呼吸道通畅。
- 气胸或血胸：两者均会影响肺通气功能，需要放置胸腔引流。
- 低体温：低体温会降低通气功能，但当没有其他因素并存时，单独低体温通常不会导致明显的通气功能降低，也并不需要特殊的干预措施。

肺通气 / 血流比值失调

正常情况下，肺泡通气量（V）与肺血流灌注（Q）相匹配（V/Q＝1），从肺离开的血液中的血红蛋白几乎完全饱和，氧含量可达 97% ～ 98%。在麻醉期间和麻醉苏醒期间，这一正常过程受到干扰［通气 / 血流比值（V/Q）失调］，不同区域的肺组织表现为：

- 血流灌注大于通气（V/Q < 1）：这些区域的肺组织中血红蛋白氧饱和度降低。
- 通气大于血流灌注（V/Q > 1）：这相当于无效通气。由于血红蛋白已接近完全饱和，所以仅有额外的很小一部分氧气会被利用。

在最极端的情况下，肺的一些区域只会有血流灌注，而没有通气（V/Q＝0）。血液流经肺的这些区域后仍为"静脉血"，通常被认为是"血液分流"（即血液从静脉系统直接分流进入动脉系统）。随后这部分血液会与肺通气区域的完全氧合的血液相混合。最终结果就是：

- 通空气肺泡的灌注血液中氧含量大约为 20 ml/100 ml 血液；
- 非通气肺泡的灌注血液为静脉血，氧含量为 15 ml/100 ml 血液；
- 从肺离开的血液的最终氧含量取决于分流血液和非分流血液的相对比例。

🔑 **关键点**

- 当血流量不变时，即使吸入氧浓度增加至 100%，V/Q < 1 的区域所降低的氧含量也会多于 V/Q > 1 的区域所增加的氧含量。

造成 V/Q 失调的原因很多，以下原因被认为是最重要的。

- 机械通气降低心排血量。机械通气可减低肺非重力依赖区域的血流灌注，并且这种情况在侧卧位时最明显，因为此时上侧肺通气更好，而下侧肺血流灌注更好。
- 功能残气量（functional residual capacity，FRC）降低。患者（尤其是年龄超过 50 岁的患者）在麻醉后仰卧位时，FRC 可下降至低于闭合容积（closing capacity）——部分气道关闭导致远端肺泡不再有通气的肺容量。最终，部分区域，主要是肺重力依赖区域，会发生肺不张并导致分流增加。
- 疼痛会限制呼吸和咳嗽，导致肺底通气不足、痰滞留、肺底肺不张，最终发生肺部感染。常见于以下情况：
  - 吸烟者，
  - 肥胖患者，
  - 已有肺部疾病的患者，
  - 高龄患者，
  - 上消化道手术或胸科手术后，
  - 术后 3 天。

肺的小部分区域发生 V/Q 失调所产生的影响可通过增加吸入氧浓度来补偿。然而，由于 V/Q < 1 区域的不成比例的效应，一旦有超过 30% 的肺血流灌注这些区域，那即使吸入 100% 浓度的氧气也不能消除低氧血症。与吸空气相比，吸入 100% 浓度的氧气可以使通过肺泡的血液中的氧含量提高 1 ml/100 ml（表 8.2），但这并不足以弥补 V/Q 降

表 8.2　肺泡氧浓度对血液氧含量的影响

	肺泡氧浓度（%）	血红蛋白饱和度（%）	氧含量（ml/100 ml 血液）
肺泡吸空气时	21	97	20
肺泡吸纯氧时	100	100	21
肺泡无通气时	很低	75	15

低所引起的血液中氧含量的减少。与通气不足引起的低氧血症不同，当低氧血症是由 V/Q 失调所致时，吸氧是相对无效的。在这种情况下，治疗的目标应该为优化萎陷肺泡的通气，其中最简单的方法就是患者采取坐位，以减轻对膈肌的向上的压力，降低呼吸作功，从而改善肺底的通气。还有一种方法就是通过一个密闭面罩和合适的回路进行持续气道正压通气（continuous positive airways pressure，CPAP），从而使肺泡复张，但患者可能很难耐受超过数小时的正压通气。

> 🔑 **关键点**
>
> ● 与肺通气不足相比，吸氧对于 V/Q 失调所引起的低氧血症是相对无效的。开放（复张）未通气的肺泡可能会更有效。

弥散性缺氧

　　麻醉期间吸收的氧化亚氮在苏醒期可再次被释放出来。氧化亚氮不溶于血液，可沿浓度梯度迅速扩散进入肺泡，降低肺泡氧分压，导致患者缺氧。通过面罩吸氧来增加吸入氧浓度，可治疗弥散性缺氧（diffusion hypoxia）（见本章下文）。

肺弥散功能障碍

　　任何导致肺泡膜变厚的慢性疾病，如纤维性肺泡炎，都会影响氧气向血液的转移。在苏醒期，肺弥散功能障碍（pulmonary diffusion defects）也可继发于液体负荷过重或左心室功能低下导致的肺水肿。治疗方面，首先应通过吸氧来增加肺泡氧分压，然后再针对潜在的可能原因进行治疗。

低氧血症的处理

所有患者在术后均应立即吸氧，其目的是：

- 对抗使用氧化亚氮所带来的弥散性缺氧效应；
- 弥补通气不足；
- 尽可能弥补 V/Q 失调；
- 满足寒战时增加的需氧量。

吸氧的必要性和有效性最好通过动脉血气分析或脉搏氧饱和度仪来确定。吸氧应该遵循英国胸科学会的指南[8.2] 进行。对于存在持续通气不足、顽固 V/Q 失调、肥胖、贫血或者缺血性心脏病的患者，吸氧通常需要更长的时间。

 关键点

- SpO_2 应维持在 94% ～ 98% 之间，但对于已知患有严重慢性阻塞性肺疾病（chronic obstructive pulmonary disease, COPD）的患者，SpO_2 维持在 88% ～ 92% 之间即可。

输氧设备

效能可变的设备：面罩或鼻导管

面罩（masks）或鼻导管（nasal cannulas）能满足绝大多数患者麻醉和手术后苏醒的需要。患者所吸入氧气的精确浓度是未知的，取决于患者的呼吸模式和所使用的氧流量（通常为 2 ～ 12 L/min）。吸入的气体由以下几部分组成：

- 输入面罩的氧气；
- 呼气暂停期间积聚在面罩下的氧气；
- 上次呼吸周期积聚在面罩下的肺泡气；
- 在最大吸气流量时，从面罩的侧孔以及面罩和脸之间的缝隙进入面罩的空气。

最常用的设备是 Hudson 面罩（图 8.3a）。以 Hudson 面罩为例，当吸入氧流量为 2 ～ 12 L/min 时，吸入氧浓度可增加至 25% ～ 60%。

对于不能耐受面罩，但能用鼻呼吸的患者，可使用单孔橡胶尖导管或双孔鼻导管。导管仅需放置在鼻前庭即可，以提高舒适度（图 8.3b）。所使用的氧流量较低，为 2 ～ 4 L/min，可增加吸入氧浓度至 25% ～ 40%。

如果有自主呼吸的患者需要吸入更高浓度的氧气，可在 Hudson 面罩上加一个储氧囊（图 8.4a）。在呼气时，氧气可以通过单向阀进入储氧囊。储氧囊中的氧气以及高流量氧气（12 ～ 15 L/min）可基本满足最大吸气流量所需，并尽可能减少进入面罩的空气流量，使

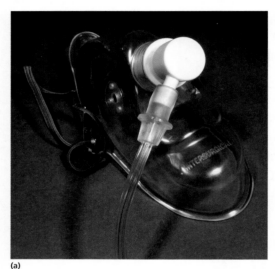

(a)

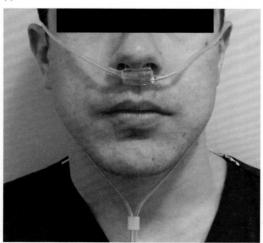

(b)

图 8.3 （a）Hudson 面罩。（b）鼻导管放置示意图

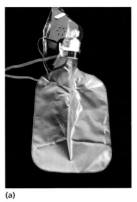 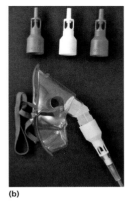

(a)   **(b)**

图 8.4 （a）带有储氧气囊的 Hudson 面罩。（b）高流量富氧（HAFOE；Venturi）面罩

吸入氧浓度提高至 85%。想要吸入氧浓度达到 100%，仅能通过使用带有密闭面罩的麻醉机或简易呼吸气囊（带有储氧囊和单向阀），同时吸入高流量氧气（12 ～ 15 L/min）来实现。

效能固定的设备

这些设备可用于需要精确的吸入氧浓度，且希望吸入氧浓度不受通气模式影响的患者，例如 COPD 和 CO_2 潴留的患者。这类面罩的工作原理是高流量富氧（high-airflow oxygen enrichment，HAFOE）。氧气输送进入文丘里（Venturi）面罩时，可带进更多空气，但空气流量恒定。进入面罩总的流量可高达 45 L/min。高流量气流有两个方面的作用：一方面，它相当于患者吸气时的最高流速，可阻止空气在面罩周围聚集；另一方面，高流速的气体不断冲洗面罩内部，呼出的气体难以在面罩中滞留，减少重复呼吸。有多种不同颜色的 Venturi 管可供更换使用，可提供预设的氧气浓度（通常为 24%、28%、35%、40% 和 60%）（图 8.4b）。

以上装置输送的都是干燥气体，可能会导致分泌物结痂或变黏稠，以致难以被咳出。HAFOE 面罩在长时间使用时，应合用加湿装置。

高流量鼻氧

高流量鼻氧（high-flow nasal oxygen）所提供氧气的流速超过了

患者的最大吸气流速（> 50 L/min），因此其是通过鼻导管吸入已知浓度的氧气，这与 Venturi 面罩很类似。不同于简单的鼻导管（图 8.3b），这种高流量气体在进入呼吸道前已被加温至 37℃，且进行了加湿处理（100% 相对湿度），患者可以很好地耐受。

低血压

低血压的原因很多，可以是一个，也可以是多个：

- 循环容量（前负荷）减少；
- 心排血量减少（心肌收缩力降低、瓣膜功能不全、心律失常）；
- 血管扩张（后负荷）。

应用分步法进行评估和治疗。

步骤 1：评估循环容量（前负荷）

低血容量（hypovolaemia）是麻醉后和手术后低血压最常见的原因。术中失血通常很容易被发现，但对于没有引流管情况下的术后继续出血，则并不容易被发现。组织损伤导致水肿或长时间体腔手术时的蒸发，如腹腔或胸腔手术（见下文），均可造成体液丢失。以下发现可以帮助确定低血容量的诊断。

- 皮肤湿冷、毛细血管再充盈时间延长（> 2 s）（在不紧张情况下）、疼痛和低体温。
- 心动过速，同时有容量不足的脉搏征象。
- 脉压变小；收缩压最初小幅降低，但由于代偿性地血管收缩，舒张压可能会升高。对于血压的解读，必须综合其他评估方法。
- 尿量减少［< 0.3 ml/（kg·h）］，最好通过导尿管和尿比重计每小时评估一次。当尿量减少时，也应该考虑到以下原因：
  ○ 导尿管阻塞（血凝块或润滑油）；
  ○ 缺氧；
  ○ 术中肾损伤（如主动脉瘤手术）。

这些临床表现主要取决于低血容量的程度。服用 β 受体阻滞剂的患者可能并不会出现心动过速。身体健康的青年患者在丢失高达自身血容量 15% 的血液时，仍可不出现明显症状。

关键点

- 少尿最常见的原因是低血容量；无尿通常是由于导尿管阻塞。

治疗

详见第 9 章。

步骤 2：评估心排血量

在容量正常情况下，心排血量降低最常见的原因是缺血性心脏病（或更少见的瓣膜性心脏病）所致的左心室功能障碍（left ventricular dysfunction）或心律失常（arrhythmia）。

左心室功能障碍

当出现末梢循环差、心动过速和呼吸急促时，左心室功能障碍很容易与低血容量相混淆，可通过进一步检查进行鉴别：

- 颈静脉怒张，颈静脉的静脉压（jugular venous pressure，JVP）升高；
- 双侧肺底湿啰音；
- 有大量痰液的咳嗽喘息；
- 心脏听诊奔马律。

X 线胸片可协助诊断。如超声心动图发现在心室充盈足够的情况下，心室收缩力降低（低动力），则提示心肌缺血。

治疗

- 让患者坐直。
- 吸入 100% 浓度的氧气。
- 监测 ECG、血压和末梢氧饱和度。

详见第 9 章。

心律失常

心脏节律紊乱是低血压的常见原因，常在以下情况中出现：

- 低氧血症，
- 低血容量，

- 高碳酸血症，
- 低体温，
- 脓毒症，
- 已有缺血性心脏病，
- 电解质异常，
- 酸碱紊乱，
- 使用正性肌力药、抗心律失常药、支气管扩张药。

纠正潜在诱因可以治疗多数心律失常。若存在严重心排血量下降和低血压，则需要特殊干预措施。下面的管理概述基于 2015 年复苏理事会（英国）所发布的指南。

心动过速（tachycardia）

心脏充盈发生在舒张期，随着心率增快，舒张期会逐渐缩短，从而导致心脏充盈时间不足和心排血量降低，最终表现为血压下降。如果心房收缩对心排血量的作用也消失（如心房颤动），则情况将会进一步恶化。冠状动脉血流量依赖于心脏舒张期时间（和舒张压），因此心肌缺血更易在合并低血压时发生。

- 窦性心动过速（＞ 100 次 / 分）：这是麻醉后和手术后最常见的心律失常，常见原因如下：
  ○ 疼痛；
  ○ 低血容量；
  ○ 如果有相应的发热表现，可能是脓毒症的早期症状；
  ○ 药物——抗胆碱能药物，如赛克力嗪、格隆溴铵；
  ○ 可能是罕见的恶性高热的首发症状。

处理措施包括吸氧、镇痛和足够的液体替代治疗。如果心动过速持续存在且没有 β 受体阻滞剂用药禁忌，则可在 ECG 监测下静脉注射小剂量 β 受体阻滞剂。室上性心动过速（最常见的是心房颤动）的治疗详见第 9 章。

心动过缓（bradycardia）

尽管较慢的心率可降低心肌耗氧，同时有充足的时间进行心室充盈，但当最终达到最大舒张末期容积时，心率进一步降低就会降低心排血量，并导致低血压发生（心排血量＝心率 × 每搏量）。

- 窦性心动过缓（＜ 60 次 / 分）：常见原因如下：

- 在应用新斯的明拮抗神经肌肉阻滞作用时，合用的抗胆碱能药物（如格隆溴铵）剂量不足；
- 清理咽部或气管内分泌物时，过度吸引；
- 脊髓麻醉或硬膜外麻醉的平面过高；
- 新发下壁心肌梗死；
- 术前或术中过量使用 β 受体阻滞剂。

处理措施包括去除诱因和吸氧。治疗细节详见第 9 章。

步骤 3：评估血管扩张

这在脊髓麻醉或硬膜外麻醉中常见（见第 6 章），典型的例子是脊髓麻醉下行前列腺手术后。由于患者在术中处于截石位，抵消了下肢的血管扩张作用，但当手术结束后，患者被放平并转运至 PACU 时，会表现出严重低血压。区域麻醉导致的低血压可通过输液（晶体液或胶体液）、应用血管加压药（如麻黄碱）或两者联合使用来纠正。如果低血容量和血管扩张同时存在，则会出现严重低血压。此外，还应常规吸氧。

低血压的原因有时候是多因素的，如感染性休克。在感染性休克早期，患者表现为由于外周血管扩张，而非失血原因所导致的低血压和心动过速，还可表现为发热和心排血量上升。随着感染性休克恶化，会出现心脏收缩力减弱，从而加重低血压和灌注不足，导致酸中毒和心律失常（心房颤动最常见）。这些情况通常发生在手术当天晚上，也就是患者离开 PACU 数小时后。常见的致病微生物是革兰染色阴性的细菌。患者在涉及腹腔自发感染或泌尿生殖道感染等感染病灶的手术后，均应考虑这些情况。发生感染性休克的患者需要早期诊断，并在重症监护治疗病房进行有创监测和循环支持（见第 9 章）。应针对敏感致病微生物或微生物学专家建议的微生物培养阳性结果进行抗生素治疗。

 关键点

- 治疗低血压时，应在应用正性肌力药之前纠正低血容量。

高血压

高血压（hypertension）最常见于术前已有高血压的患者，但也可由以下原因引起或加重：

- 疼痛，
- 低氧血症，
- 高碳酸血症，
- 精神错乱或谵妄，
- 低体温。

缺血性心脏病患者出现高血压和心动过速是非常危险的，因为心肌作功和氧耗的增加可导致急性心肌梗死。如果在纠正上述诱因后，高血压仍然持续，可考虑使用血管扩张药或 β 受体阻滞剂。应向高年资医师寻求帮助。

术后恶心呕吐（PONV）

在麻醉和手术后的患者中，PONV 的发生率高达80%。尽管 PONV 很少是致命性的，但会导致患者不适和满意度下降。一些患者宁愿忍受术后疼痛，也不愿意发生 PONV。PONV 还会延迟出院时间，导致花费增加。因此，我们应当认真对待并积极采取措施以避免 PONV 的发生。

对于发生 PONV 高风险的患者（Apfel 评分 ≥ 2 分；见第 2 章），应在麻醉苏醒前联合使用两种止吐药，因为呕吐通常更容易预防，而一旦发生，治疗起来就比较困难。如果治疗无效，在 PACU 还可给予多种药物进行治疗（见第 4 章）。多数 PACU 都有处理 PONV 的流程，以确保有风险的患者得到最佳的处理（图 8.5）。

术后液体治疗

NICE 在 2013 年颁布了临床指南 174，即住院成人患者的液体治疗[4.4]。指南推荐了液体治疗的总体原则，包括常规维持、替代和复苏。指南还重点强调了评估和监测的重要性，包括病史、临床检查、目前用药、体液平衡、体重以及相应的实验室检查。

常规维持

包括：

- 25 ～ 30 ml/（kg·d）的水分。

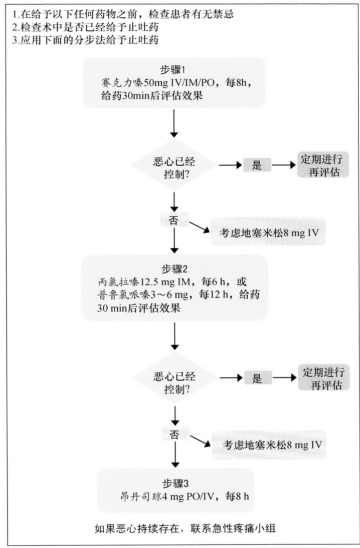

1.在给予以下任何药物之前，检查患者有无禁忌
2.检查术中是否已经给予止吐药
3.应用下面的分步法给予止吐药

步骤1
赛克力嗪50mg IV/IM/PO，每8h，
给药30min后评估效果

恶心已经控制？ → 是 → 定期进行再评估

否 → 考虑地塞米松8 mg IV

步骤2
丙氯拉嗪12.5 mg IM，每6 h，或
普鲁氯哌嗪3～6 mg，每12 h，给药
30 min后评估效果

恶心已经控制？ → 是 → 定期进行再评估

否 → 考虑地塞米松8 mg IV

步骤3
昂丹司琼4 mg PO/IV，每8 h

如果恶心持续存在，联系急性疼痛小组

图 8.5 术后恶心呕吐（PONV）治疗流程

- 1 ～ 1.5 mmol/（kg·d）的钠、钾和氯化物。
- 50 ～ 100 g/d 的葡萄糖以防止发生饥饿性酮症。
- 对于肥胖患者，常规维持量应根据理想体重进行计算，很少会超过 3 L/d。

- 对于以下患者应考虑减少液体用量：
  - 年老体弱的患者，
  - 已有肾损害或心力衰竭的患者，
  - 营养不良的患者。

替代

考虑额外的体液和电解质丢失或异常分布，对液体的量和种类进行调整。典型丢失包括：

- 呕吐或胃肠减压：
  - $20 \sim 80$ mmol/L Na^+
  - 14 mmol/L K^+
  - 140 mmol/L Cl^-
  - $60 \sim 80$ mmol/L H^+

（如果呕吐很严重或过度胃肠减压，可导致低氯低钾性代谢性碱中毒）；

- 腹泻或结肠造瘘术后丢失：
  - $30 \sim 140$ mmol/L Na^+
  - $30 \sim 70$ mmol/L K^+
  - $20 \sim 80$ mmol/L HCO_3^-
- 胰液引流或瘘管丢失：
  - $125 \sim 138$ mmol/L Na^+
  - 8 mmol/L K^+
  - 56 mmol/L Cl^-
  - 85 mmol/L HCO_3^-

复苏

使用钠离子浓度为 $130 \sim 154$ mmol/L 的晶体液，并在 15 min 内给予 500 ml 的负荷量进行复苏。有证据表明，与 0.9% 生理盐水相比，平衡液（如 Hartmann 液）对生理造成的影响更小。还可选择使用明胶，在相同情况下明胶的需要量可能小于晶体液。然而，由于也要同时补充血管外容量，所以不可只使用胶体液进行液体复苏。当对严重脓毒症患者进行复苏时，可考虑使用人血白蛋白。

1.8% $\sim$ 7.5% 氯化钠溶液作为高渗盐溶液也是可以应用的。它可提高细胞外液（extracellular fluid，ECF）（主要是血管内成分）渗透压，形成压力梯度，使得水从细胞内液（intracellular fluid，ICF）进入血浆。这会造成血管内增加的容量超过所使用的高渗液体的容量，例如 7.5% 氯化钠溶液 250 ml 可使血浆容量增加达 1.5 L。如果重复使用高渗液体，可能会导致细胞内脱水，应积极进行处理。不应在围术期常规使用高渗液体，但可以考虑在颅脑损伤患者复苏时应用高渗液体，因为其可帮助减轻脑水肿、恢复脑灌注和减轻神经损伤。

制订术后液体管理计划

以 70 kg 男性为例，人体共含水 45 L，其中 30 L 分布在细胞内液，15 L 分布在细胞外液。细胞外液又分为细胞间隙（10 L）和血管内（5 L）。每日摄入的水分大约 2250 ml，包括 1750 ml 饮水和 500 ml 食物中的水。碳水化合物的氧化作用可产生另外 250 ml 的水。每天丢失的水分量也相似：尿量 1500 ml、排泄物丢失 100 ml、不显性失水（insensible losses）900 ml（通过呼吸丢失 300 ml，通过皮肤丢失 600 ml）。为了维持电解质平衡，应摄入：钠 70～100 mmol、钾 70 mmol 以及钙、镁和磷酸盐各 10～15 mmol。水分摄入不足可激活渗透压感受器和容量感受器，刺激抗利尿激素（antidiuretic hormone，ADH）释放，并产生口渴感。

小手术

所有接受麻醉（和手术）的患者在术前和术中都要禁食一段时间，这会导致缺水。体内水分总体丢失（细胞内液和细胞外液）对血管内容量影响很小。虽然在手术相对较小且没有严重出血时，患者可以耐受这种缺水，但越来越多的证据表明即使对于较小的手术（如膝关节镜检查），给予静脉输液同样可以降低 PONV 的发生率。而对于小儿、老年患者以及发生 PONV 高风险的患者更是如此。这些患者对于很小程度的脱水也不能耐受，因此给予液体可以降低这些患者发生 PONV 的风险。

由于手术时间延长且术中没有静脉输液，或者由于患者在麻醉苏醒后 4～6 h 通常因恶心和呕吐不能饮水，都需要进行静脉输液。如果呕吐量不大，仅需给予生理需要量，按 25～30 ml/（kg·d）计算，但需要考虑累计缺失量（accrued deficit）。

例如对于上文提及的 70 kg 患者，禁食时间从 8 点至 14 点，未进行静脉输液，而且 18 点之前仍不能饮水，他将需要：

- 按 25 ml/（kg·d）计算 8 点至 18 点之间的缺失量：

$$25×70×（10/24）＝730 \text{ ml}$$

- 按 25 ml/（kg·d）计算 18 点至第二天 8 点的生理需要量：

$$25×70×（14/24）＝1020 \text{ ml}$$

如果患者不能恢复饮水，那么接下来 14 h 的静脉输液总量为 1750 ml。静脉输液的合适速度为：

- 第一个 6 h 输液 1000 ml；
- 接下来的 7.5 h 输液 750 ml。

输液应包括 Na^+ 1～1.5 mmol/kg，这是每日生理需要量，按以下方法进行补充：

- 5% 葡萄糖溶液 1000 ml 和 750 ml Hartmann 液。

实际上，多数患者输注 0.9% 生理盐水或 Hartmann 液的速度都是 1000 ml/8 h。钠的总入量显然超过了实际需要量，但其很容易通过肾排泄而丢失。无论制订何种输液策略，均应在当天 22 点以及第二天早上 8 点对患者进行再次评估，以确保患者的水化足够（见本章下文）。

大手术

大手术后的液体平衡更为复杂。假设术中已经补充了足够的水、电解质和血液，则术后液体和电解质的需要量取决于：

- 生理需要量，其在患者发热时增加；
- 胃肠道持续丢失，例如通过胃管、瘘管丢失，腹泻丢失；
- 引流量；
- 任何持续出血；
- 冰冷末梢复温时的血管扩张；
- 硬膜外镇痛；
- 组织水肿程度或"第三间隙丢失"。

第三间隙丢失

第一间隙和第二间隙构成 ECF，也就是细胞间液和血浆。它们是正常的生理间隙，两者之间会经常发生转换。第三间隙与 ECF 相关并由 ECF 形成。在非病理情况下，它通常指的是跨细胞液，例如脑脊液（cerebrospinal fluid，CSF）、尿液、消化液、腺体导管和浆膜腔中的液体。第三间隙体液积聚也可能是病理性的，例如组织水肿（如手术创伤、脓毒症或烧伤）或体腔积液（如腹水、胸腔积液以及肠梗阻患者肠腔积液）。正常情况下，摄入液体可以补充 ECF，但在病理情况下，细胞间质液和血浆容量会随着第三间隙容量的丢失而相应减少。与体内水分总量丢失（例如脱水）相比，第三间隙丢失对血浆容量的影响更大。对于临床医师而言，最大的问题是无法精确量化第三间隙丢失量；能够确定的就是手术或创伤导致组织损伤的程度越大，第三间隙丢失量就越多。

接受大手术的患者需要进行严密监测，以确保给予充足且恰当的液体补充缺失量。这些缺失量可分为两大部分：一部分相当于 ECF［血液、胃肠道（gastrointestinal，GI）丢失、第三间隙丢失］，另一部分主要是水分丢失（不显性失水）。如前所述，前一部分丢失显然大部分来自血浆容量，会产生较大的即时效应，从而影响重要脏器的灌注和氧合，因此这一部分缺失量必须立即给予补充。而对于后一部分的水分丢失，正如上文已经提及的，除非很严重，否则对循环容量影响很小，可逐步进行替代治疗。

在术后第一个 24 h，没有统一的标准可供参考。正确的液体管理要基于良好的临床评估和再评估以及相应的监测。在计算和给予个体化的液体治疗时，应全面考虑上述原则。

- 维持量：
  - 水分，25 ～ 30 ml/（kg·d），对于发热患者，体温每增加 1℃，水分需要量增加 10%；
  - Na^+，1 ～ 1.5 mmol/（kg·d）；
  - K^+，1 mmol/（kg·d）。
- 计算胃肠丢失量，用等量 Hartmann 液进行替代治疗。
- 持续失血时的替代治疗。目标为维持血红蛋白浓度在 90 g/dl。
  - 失血 < 500 ml 时，应用 Hartmann 液或 0.9% 生理盐水（由于晶体液分布在整个 ECF 中，使用量为失血量的 3 倍），或胶体液，使用量与失血量一致。
  - 失血 > 1000 ml 时，可能需要输注库血。
- 持续第三间隙丢失的替代治疗。
- 硬膜外麻醉导致血管扩张时的液体需要量。

接受体腔大手术的患者，术后可能需要大量的液体治疗。为确保这些患者的需求能得到满足，应通过临床和实验室检查以及必要时应用有创监测来定期评估。

临床评估

- 口渴、黏膜干燥：脱水的早期可靠症状。
- 末梢凉、皮肤充盈度降低、心动过速、少尿、嗜睡：预示着严重缺水。
- 低血压、呼吸急促、昏迷：生命受到威胁。
- 尿量 < 0.5 ml/（kg·h），提示严重低血容量。

实验室检查

- 血细胞比容、尿素氮、肌酐升高：支持脱水的诊断。
- 代谢性酸中毒（乳酸升高）：提示低血容量和低灌注。

监测

动脉导管易于置入且可评估收缩压的每搏变异度（如果患者为窦性心律）；变异度越大，低血容量程度越严重。可通过肉眼简单观察或使用脉搏轮廓分析进行专业测量，脉搏轮廓分析也可用于评估心排血量（见第 3 章）。传统上认为中心静脉压（central venous pressure，CVP）低或为负数提示液体缺失，但是需要放置中心静脉导管。无论使用何种监测方法，变化趋势一定比孤立的数值更有意义，尤其是血压、每搏变异度和心排血量对液体冲击的反应。经典做法是，快速给予 250 ml 液体进行冲击治疗，然后观察效果。

在第二天和接下来的几天，遵循同样的原则。另外：
- 检查前一个 24 h 的液体平衡情况；
- 确保已经记录所有的液体丢失；
- 必须检测患者血清电解质，确保替代治疗足够，并对液体治疗方案做出相应调整；
- 应记录前一个 6 h 和 24 h 的尿量；如果尿量减少，应考虑是否有导致液体丢失的其他原因，如发热加重或肠梗阻进展；
- 必须检测镁和磷酸盐水平，如果血浆浓度降低，应给予补充；
- 考虑开始肠内营养，可口服或通过胃管。

关键点

- 回顾患者的观察病历表的变化趋势通常比"快速看一眼"患者状态更有用。情况恶化提示治疗不恰当，或者有新发生的或进展中的问题未被发现。

应激反应

大手术和创伤后的问题更加复杂。各种神经内分泌反应导致多种激素分泌增加，并对体液平衡产生影响。ADH 的效应是增加肾对水的重吸收并减少尿量，其分泌量在术中达到顶峰并持续升高数日。醛固酮分泌增加与肾素-血管紧张素系统激活可共同导致水钠潴留并促进泌尿系统对钾的排泄，因此一些患者的尿量在术后前 2 天可低至 0.5 ml/（kg·h）而没有脏器灌注不足，并且这些患者也没有脱水的临床征象（见第 9 章）。为了恢复尿量而增加额外补液是没有必要的，这只会导致进一步的水钠潴留，从而加剧组织水肿，而并不能使尿量增加。在肺和食管手术后更是如此，已有证据表明，维持常规液体输入并接受较少尿量，可以减轻组织水肿，减少吻合口漏的发生，并最终减少术后并发症的发生。因此，需要在综合考虑所有临床参数后，再判断患者血管内容量和组织灌注情况，以决定是否需要增加补液。然而一些存在第三间隙持续丢失的病例，如严重创伤后，患者会表现出体液缺失的临床症状和体征，这时就需要增加静脉补液量来维持足够的血管内容量。

激素水平会在 3 ～ 5 天后恢复至正常，随后则会出现尿量增加，其原因可能为转移到病理性第三间隙的体液被重吸收。

术后镇痛

损伤后的急性疼痛会限制患者活动，直至患者痊愈。消除术后疼痛有助于现代手术治疗更快地使功能恢复[8.3]。一个很好的例子是，有效术后镇痛可以使骨折内固定术后的患者早期活动。没达到预期效果的术后镇痛不仅会延缓恢复过程，更会导致一些其他的严重后果。

- 身体不能活动：
  - 咳嗽减少会导致痰液滞留和肺炎；
  - 肌肉萎缩、皮肤松弛和心血管功能失调；
  - 血栓栓塞性疾病——深静脉血栓和肺栓塞；
  - 骨和软组织愈合延迟。
- 心理反应：
  - 不愿意接受必要的进一步手术治疗。
- 经济成本：
  - 住院时间延长、医源性并发症增加；
  - 增加无法正常工作的时间。
- 发展为慢性疼痛综合征。

有时疼痛可以协助诊断，必须加以识别并采取相应措施，例如：

- 筋膜室综合征或敷料包扎过紧；
- 蜂窝组织炎、腹膜炎或肺炎；
- 来自心肌梗死（手臂或颈部）或胰腺炎（放射至背部）的内脏痛。

🔑 **关键点**

- 若患者表示疼痛的程度、性质或部位发生了异常改变，或出现了新发疼痛，应检查并识别原因，而不是简单地给予镇痛。

影响疼痛体验的因素

疼痛和患者对疼痛的反应因人而异，因此在评价疼痛时，不应只是简单地将患者与其他的正常人作比较，而应参考患者既往的个人经历和预期。

- 焦虑可以增强疼痛感受。麻醉医师可以通过术前访视在缓解焦虑方面起重要作用，包括：向患者解释术后会发生什么；将使用何种镇痛方法；以及发现患者所担忧的问题。
- 已有慢性疼痛的患者，更容易发生急性疼痛。他们的神经系统对疼痛更敏感，对伤害性刺激的反应也更强烈。如果以往有在医院的恶性疼痛经历或有其他原因导致严重疼痛的预感，则提示我们可能需要采取额外的手段来控制疼痛。

- 由于药物分布、代谢、排泄发生的改变以及并存疾病的影响，老年患者所需要的镇痛药剂量较低。制订用药计划时应考虑这些因素，不能以镇痛不足为借口超量使用。接受相同手术的不同性别患者，在疼痛程度上没有差别。
- 接受手术的所有患者均应充分镇痛，以便早期活动。上腹部和胸科手术的术后早期即可发生严重疼痛，而良好的术后镇痛对于改善呼吸功能、降低痰液滞留和感染风险都具有积极作用。其他种类的手术（如膝关节置换术）的术后疼痛较严重、持续时间较长且影响活动；而体表或四肢末端手术的术后疼痛较轻，持续时间也较短。

术后疼痛的管理

可分为以下几个步骤：
- 疼痛评估；
- 使用镇痛药；
- 实施镇痛技术；
- 疑难疼痛问题。

急性疼痛评估

定期对疼痛进行测定可以降低疼痛被忽视的可能性，同时有助于评价干预措施的有效性。有多种方法可用于疼痛评估；表 8.3 提供了一个患者容易理解，专业人员也容易实施的简单、实用的评分方法。数值型的评估结果容易记录且方便观察变化趋势。在恢复期的不同阶段，应结合恰当的活动来评估疼痛；例如在髋关节置换术后 5 天，患者在卧床时不应感觉到疼痛，而通过充分的镇痛，可达到患者在活动时仅有轻度或轻微的疼痛。

多模式镇痛

多模式镇痛（multimodal analgesia）是指通常以药物为基础的多种干预措施的联合应用，每种措施针对疼痛传导通路中的不同阶段发挥作用（图 8.6）。与单一药物或技术相比，这种方法相互之间的协同作用使得镇痛更加有效且不良反应更少。使用何种组合方式，应综合考虑：

表 8.3 用于评估急性疼痛的简单实用评分方法

疼痛评分	专业人员意见	患者主诉	处理措施
0	无痛	轻微或无痛	考虑减少药物剂量或换用效能较弱的镇痛药，如吗啡换成 NSAIDs 加对乙酰氨基酚
1	轻度	有疼痛，但在预期内，且可以忍受；无需（进一步）治疗	继续当前治疗，定期评估
2	中度	感觉不愉快；希望采取治疗，但没必要以严重的不良反应为代价	继续当前治疗，考虑加用常用的、简单的镇痛药，如对乙酰氨基酚和（或）NSAIDs
3	重度	无法忍受——考虑进行治疗，以减轻疼痛，即使治疗会带来不愉快的感受	加大阿片类药物的剂量或开始使用阿片类药物；考虑其他方法，如硬膜外镇痛

NSAIDs, non-steroidal anti-inflammatory drugs, 非甾体抗炎药

- 手术类型，如胃肠手术、骨科手术；
- 患者因素——合并症、目前用药情况、过敏史；
- 所用药物和技术的不良反应，如硬膜外镇痛可使肢体肌力降低；
- 术后康复的不同阶段。

常用药物和技术包括：

- 阿片类药物；
- 非甾体抗炎药（NSAIDs）；
- 对乙酰氨基酚；
- 加巴喷丁类药物；
- N- 甲基 -D- 天门冬氨酸（NMDA）受体拮抗剂，最常见的是氯胺酮；
- 区域 / 局部麻醉药。

这些药物的药理学和不良反应，详见第 4 章。它们的作用位点见图 8.6。

加速外科康复的多模式镇痛技术实例

- 全膝关节置换术：
  - 术前——加巴喷丁或 COX-2 抑制剂。

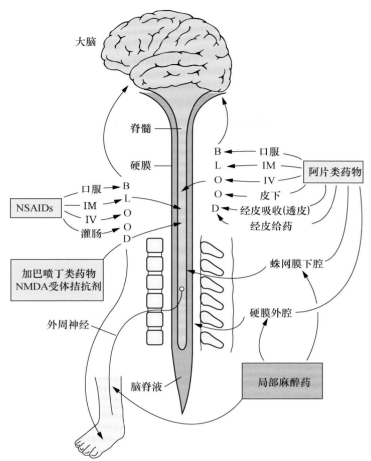

图 8.6　镇痛药的作用位点。IM，肌内注射；IV，静脉注射；NMDA，N-甲基 –D– 天门冬氨酸；NSAIDs，非甾体抗炎药

- ○ 术中——对乙酰氨基酚 IV，+/− NSAIDs，+/− 地塞米松。全身麻醉仅需阿片类药物 IV，脊髓麻醉仅需局麻药（local anaesthetic，LA）。高容量局麻药浸润手术伤口。
- ○ 术后早期——阿片类药物（速释和缓释片）口服；对乙酰氨基酚 IV，NSAIDs 口服。
- ○ 术后晚期——对乙酰氨基酚口服，弱阿片类药物，NSAIDs 口服。
- 开腹手术：

- 术前——加巴喷丁。
- 术中——阿片类药物 IV，+/－ 腹横肌平面（transversus abdominis plane，TAP）阻滞或腹直肌鞘阻滞；硬膜外 LA 加阿片类药物，对乙酰氨基酚 IV；地塞米松。
- 术后早期——低剂量硬膜外 LA 或通过导管输注 LA 至手术伤口，对乙酰氨基酚 IV。
- 术后晚期——阿片类药物口服，对乙酰氨基酚口服。

- 日间手术，如疝修补术：
- 术前——NSAIDs 口服。
- 术中——低剂量阿片类药物，对乙酰氨基酚 IV，手术伤口浸润麻醉。
- 术后——NSAIDs 口服，常规对乙酰氨基酚口服。

如上所述，阿片类药物在术后疼痛管理中非常关键，但不同的患者所需要的阿片类药物的剂量差异很大，原因是以下因素差异很大：

- 药物效应动力学：药物对机体的作用（通过受体发挥作用）。
- 药物代谢动力学：药物在体内的分布、代谢和清除。
- 疼痛刺激的性质。
- 心理反应。

阿片类药物治疗急性疼痛所取得的最大的进步就是，已经认识到个体对药物的需求量是有差异的，应针对每位患者进行剂量滴定：

- 没有最低或最高剂量；
- 即使是最佳方案，仍会感到些许疼痛；
- 为了安全和有效应用阿片类药物，需进行最基本的监测和干预；
- 应用多模式镇痛方案，可将阿片类药物剂量降至最低，继而将不良反应减到最少；
- 如果阿片类药物的需求量较高，应考虑联合应用其他镇痛方法。

术后镇痛技术

患者自控镇痛（patient-controlled analgesia，PCA）

- 微处理器控制的注射泵能够通过程序静脉注射预先设置好的药物剂量。

- 患者通过按压一个开关激活系统，这个开关还设计为可防止意外触发（因而叫做"患者自控"）。
- 防止给药超量：
  - 预先设置好一段时间内的最大剂量和背景剂量；
  - 给完负荷量后，在预设的时间内不会再给予第二次负荷量，即"锁定时间"。
- 成人患者应用吗啡通过 PCA 装置进行镇痛，经典的参数设置为：
  - 负荷量（bolus dose）：1 mg；
  - 锁定时间（lockout interval）：5 min。
- PCA 装置可记录患者试图获得镇痛以满足其镇痛需求的次数。

为实现有效的 PCA，需要做好以下工作：

- 麻醉医师和（或）护理人员在术前应向患者简单介绍和演示（如有必要）PCA。
- 在开始应用 PCA 之前，通常需要静脉给予负荷剂量的镇痛药，以确保患者可以通过 PCA 装置获得充分的镇痛。
- 应用静脉注射专用套管或带防反流阀门的静脉输液通路可防止药物蓄积和镇痛失败。
- 观察并记录患者疼痛评分、镇静评分和呼吸频率对于确保镇痛成功至关重要。当患者呼吸频率 < 8 次 / 分，镇静评分为 2 分或 3 分时，需立即采取干预措施：
  - 停用 PCA；
  - 通过面罩吸氧；
  - 求助；
  - 考虑使用纳洛酮（见本章上文）；
  - 若患者出现呼吸暂停，应使用简易呼吸气囊进行通气。

PCA 的优点

- 灵活性较高；镇痛与患者对疼痛的感觉相匹配。
- 减轻护理人员的工作负担。
- 消除肌内注射（IM）引起的疼痛。
- 通过 IV 给药，可提供更确切的足够的血浆浓度。

PCA 的缺点

- 设备购买和维护费用高。

表 8.4 吗啡制剂

口服	速释（IR）片或口服液：

- 几分钟内吸收和起效
- 成人常用剂量 20 mg，必要时可 2 h 重复一次
- 老年患者减量，发生阿片类药物耐受患者加量
- 只要肠道功能恢复，即使是大手术后也能有效
- 通常用于治疗阿片类药物需求量不确定或变化很快的急性疼痛

缓释（MR）片、胶囊或颗粒制剂：

- 药物释放超过 12 h 或 24 h
- 避免了频繁使用 IR 制剂
- 在加速外科康复中，应用较小剂量的方案，10 mg 或 20 mg
- 当患者对阿片类药物需求增加时，这类剂型是有优势的；同时对治疗后期递减剂量也有帮助

两种剂型常联合使用，缓释制剂可提供一个稳定的背景镇痛水平，同时在必要时，速释制剂还能提供额外的负荷量

每个人都了解吗啡缓释制剂和速释制剂之间的区别是非常重要的

IV 吗啡 10 mg 或 20 mg 用 0.9% 生理盐水稀释至 1 mg/ml，可按如下方法使用：

- 每 3 min 较初始剂量增加 1 ～ 3 mg；有效剂量在 1 ～ 50 mg 之间或更多（阿片类药物耐受的患者）
- 通过患者自控镇痛装置（见正文）
- 持续输注。当老年患者或在 ITU 的患者合作受限时，考虑应用持续输注。由于不同患者之间药物剂量需求的差异，在设定正确输注速度上容易出现问题。持续输注期间要严密监测，避免出现剂量不足（疼痛）或过量（毒性）。这种方法可代替围术期大剂量口服阿片类药物

吗啡静脉注射剂量约为口服剂量的 1/3

IM 在规定的最小时间间隔内，如每小时，给予一次设定好的负荷量（如吗啡 10 mg）

- 起效延迟且起效时间差异大
- 由于疼痛发生和疼痛缓解交替出现，难以实现精确滴定
- 不需要复杂的设备或患者合作
- 尽管应用广泛，但逐渐被上面的方法所取代

ITU，加强治疗病房

- 需要患者熟悉 PCA 系统。
- 患者必须能自己按压开关。
- 老年患者通常不愿意使用 PCA 设备。
- 如果设备程序设置错误，有可能导致药物过量。

随着疼痛减轻，可停止使用 PCA 并改用口服镇痛药。在停止 PCA 之前的 1 h 给予第一次口服镇痛药，以保证镇痛的连续性。

区域镇痛技术（图 8.7）

- 外周神经阻滞：主要用于上肢或下肢手术的术后镇痛。单次注射局麻药，通常是布比卡因，可使疼痛缓解 6 ～ 12 h。

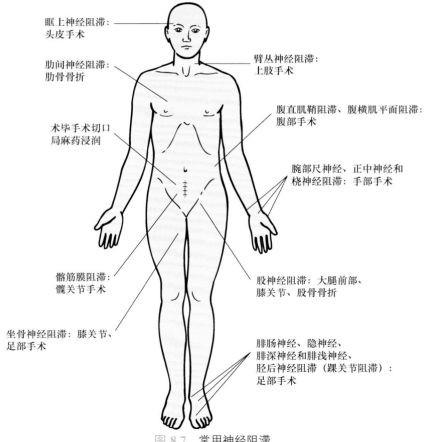

眶上神经阻滞：头皮手术

肋间神经阻滞：肋骨骨折

术毕手术切口局麻药浸润

臂丛神经阻滞：上肢手术

腹直肌鞘阻滞、腹横肌平面阻滞：腹部手术

腕部尺神经、正中神经和桡神经阻滞：手部手术

髂筋膜阻滞：髋关节手术

坐骨神经阻滞：膝关节、足部手术

股神经阻滞：大腿前部、膝关节、股骨骨折

腓肠神经、隐神经、腓深神经和腓浅神经、胫后神经阻滞（踝关节阻滞）：足部手术

图 8.7　常用神经阻滞

通过置入到神经附近的导管输注局麻药，阻滞作用可持续数天。当停止使用局麻药时，必须应用其他有效的替代镇痛方式，防止患者出现剧烈疼痛。

- 腹横肌平面（TAP）阻滞（见第 6 章）：通过置入到腹横肌和腹内斜肌之间的导管输注局麻药，阻滞支配前腹壁皮肤和肌肉（及壁腹膜）的神经。

- 硬膜外镇痛（见第 6 章）：将局麻药注入硬膜外腔，可只用局麻药或联合应用阿片类药物，药物分别作用于神经根和脊髓背角。硬膜外镇痛的目的是阻滞组织损伤区域的所有感觉神经的神经根，使术后疼痛得到最大程度的缓解。对于所有接受硬膜外镇痛的患者，麻醉医师都有必要在术前访视时向其解释硬膜外镇痛，尤其是感觉改变、下肢肌力减弱和可能会用到导尿管[8.4]。通常需在术前放置硬膜外导管，并可将其作为术中麻醉技术的一部分。上腹部手术应选择胸中段（$T_6 \sim T_7$）硬膜外镇痛，而髋关节手术则应选择腰段（$L_1 \sim L_2$）硬膜外镇痛。

临床上，局麻药和阿片类药物输注存在多种组合方案。最理想的局麻药浓度是其可选择性地阻滞感觉神经，而对运动神经的阻滞作用相对较弱。要选择合适的阿片类药物的种类和剂量，以保证通过硬膜进入 CSF 的阿片类药物可充分阻滞脊髓中的阿片受体，而又不会进入颅内引起呼吸抑制，例如 0.125% 左布比卡因＋ $2 \sim 4$ μg/ml 芬太尼。硬膜外输注给药可维持镇痛效果数天。与全身用药相比，硬膜外给予的阿片类药物剂量更小，因此不良反应相对较少出现，程度也相对较轻。

应用硬膜外镇痛时，应谨记如下要点。

- 输注速度和硬膜外导管位置决定了局麻药的扩散范围。想要阻滞的解剖区域越大，神经支配的皮节越多，则所需的输注速度越快。阻滞一个神经支配皮节所需的输注速度约为 $1 \sim 2$ ml/h。

- 需监测镇痛的有效性，监测手段与使用 PCA 时类似。

- 如果镇痛不足，可能需要给予一次 $5 \sim 10$ ml 的负荷量。

- 根据当地诊疗常规，定时观察患者的重要体征。

- 对于年龄超过 60 岁的患者，阿片类药物浓度通常应减半。

术后硬膜外镇痛并发症的管理

应用局麻药进行镇痛所带来的并发症与术中应用一样，见第 6

章。所有应用硬膜外镇痛的患者，都需要定期进行监测并记录：

- 心率和血压；
- 呼吸频率和末梢血氧饱和度；
- 尿量；
- 静息时和活动时的疼痛评分；
- 下肢运动功能；
- 意识水平，常应用格拉斯哥昏迷评分（Glasgow Coma Scale，GCS）进行评估。

一般情况下，任何与硬膜外镇痛相关的并发症均应与麻醉医师或院内急性疼痛小组讨论。正在接受或刚刚停用硬膜外镇痛的患者可能会出现以下多种并发症。

- 低血压。由于阻滞了交感神经：
  - 阻滞 $T_2 \sim L_2$ 可导致血管扩张、全身血管阻力下降和低血压。
  - 阻滞 T_5 以上的胸神经根还可导致心率减慢和心肌收缩力减弱。
  - 有额外体液丢失的患者，例如出血，更容易发生严重低血压。
  - 可抬高双腿以抵消血管扩张作用，这相当于 500 ml 的容量改变。
  - 立即给予液体冲击，例如 Hartmann 液 500 ml；也可使用血管加压药，例如麻黄碱 3 ~ 6 mg IV。血管加压药也可以持续输注，以避免重复给药和液体负荷过量。
  - 对于有"不良特征"的心动过缓，应给予阿托品 500 μg IV；
  - 检查阻滞范围，停止硬膜外输注或减慢输注速度，紧急呼叫麻醉医师制订下一步管理计划。
  - 根据情况，患者存在需要转入重症监护治疗病房进行严密监测的可能，因为硬膜外麻醉效果可能会持续数小时。
- 呼吸抑制。由于阿片类药物全身性吸收，或继发于胸神经根阻滞：
  - 脂溶性高的阿片类药物（二乙酰吗啡、芬太尼）可迅速被脊髓吸收，从而限制了它们的扩散和全身性吸收，呼吸抑制往往发生较早；脂溶性低的阿片类药物（吗啡）吸收缓慢，呼吸抑制往往发生较晚。
  - T_4 以上运动神经阻滞可使肋间肌麻痹，减弱通气功能。
  - 评估阻滞平面和阿片类药物敏感的危险因素，有助于对两者进行鉴别。

- 发生上述两种情况的任何一种，都应该停止硬膜外输注，至少要暂停输注。
- 如果怀疑发生了阿片类药物昏迷，应给予纳洛酮 100 ~ 200 μg IV。
- 必要时进行通气支持。
- 寻求专家的帮助。

- **尿潴留**。由于对膀胱充盈敏感性的下降和阿片类药物对括约肌的直接影响：
  - 男性常见，尤其是已有前列腺疾病症状的患者。
  - 尿潴留常导致完全无尿，可在下腹部耻骨上区域触及膀胱。
  - 少尿的原因更多为低血压或低血容量，或是其他腹内异常情况，需根据原因采取恰当的措施。
  - 所有术后患者常规监测尿量可避免尿潴留发生。
  - 可能需要短期留置导尿管。

- **运动神经阻滞（下肢无力）**。常见于应用高浓度局麻药（0.25% 或 0.5% 左布比卡因）时；而应用低浓度溶液（0.1% ~ 0.125% 左布比卡因）时较少发生：
  - 会导致患者脚踝或骶尾部压疮（由于缺少运动）或者活动时摔倒。
  - 停止输注并通知麻醉医师 / 疼痛小组。
  - 定期观察硬膜外镇痛效果并及时调整输注速度可避免发生。

- **镇痛不足**。通常由于局麻药没有充分扩散至全部神经根：
  - 给予一次负荷量的局麻药，并增加输注速度——应由熟悉硬膜外镇痛的麻醉医师进行操作。
  - 疼痛可能是来自于硬膜外镇痛不能覆盖的区域，例如横膈膜刺激导致的肩部疼痛：
    - 可以选择全身镇痛。
    - 如果硬膜外所用溶液中含有阿片类药物，那么不能再全身应用阿片类药物。

- **皮肤瘙痒**：瘙痒可以很严重，经常局限在鼻部；抗组胺药、阿托品或纳洛酮可能有效。

- **头痛**：硬膜外麻醉头痛发生率为 0.5% ~ 1%，这是因为若针（或导管）穿破硬膜，会导致 CSF 漏出。通常将这种头痛称为

"硬膜穿破后头痛"（postdural puncture headache，PDPH）：
○ 在进行硬膜外操作时，可能会发现，也可能不会发现 CSF 漏出。
○ 通常在硬膜外操作后 24 ～ 48 h 出现，坐位或站立时加重，卧位时缓解。
○ 通知麻醉医师对患者进行评估并商讨恰当的治疗方案，可选择硬膜外"血补丁"（'blood patch'）。
○ 多数头痛对一些简单的方法反应很好，如对乙酰氨基酚、NSAIDs 和摄入足够液体。

进行性加重的或严重的下肢肌力减弱并不是硬膜外镇痛的正常表现，需立即分析原因。可能的原因如下。

● 硬膜外导管置入鞘内：局麻药在鞘内扩散，导致广泛的脊髓麻醉。
● 硬膜外血肿（epidural haematoma）：服用抗凝药或抗血小板药的患者以及合并凝血功能障碍或血小板减少的患者发生硬膜外血肿的风险更高。
● 硬膜外脓肿（epidural abscess）：长期留置硬膜外导管，可通过硬膜外导管发生感染：
○ 血肿和脓肿可在拔除硬膜外导管后出现症状。
○ 患者主诉典型的后背疼痛加剧。
○ 硬膜外脓肿可延迟出现，因此很可能会忽略其与手术和硬膜外麻醉之间的关联（脓肿可以在数周后才出现）。
○ 如果怀疑硬膜外血肿或脓肿，应急查磁共振（magnetic resonance，MR）扫描。
● 穿刺过程中神经或脊髓损伤以及局麻药的全身毒性。两者均为少见并发症。

🔑 **关键点**

● 任何应用硬膜外镇痛的患者，在没有超量使用麻醉药而出现运动神经阻滞进行性加重的情况时，需立即由高年资麻醉医师进行检查。

鞘内（脊髓）镇痛

脊髓麻醉不能提供长时间术后镇痛。然而如果小剂量阿片类药物，例如二乙酰吗啡 250 ~ 500 µg 与局麻药同时注射，可产生 12 ~ 24 h 的镇痛作用。其并发症与硬膜外应用阿片类药物相同，处理方法也一致。

其他技术

Entonox（笑气）由氧化亚氮（50%）和氧气（50%）混合而成。Entonox 是具有镇静作用的弱效镇痛药，用于疼痛操作的短期镇痛非常有效，例如换敷料。应避免用于气胸患者，因为氧化亚氮可扩散进入气体空间，增加气体容积。

疼痛疑难问题

有证据表明，对于药物成瘾者、癌症患者和慢性疼痛患者等术前经常使用阿片类药物的患者，以及存在严重疼痛经历的患者，术后都可能会出现相应的问题。如果在术前评估时发现了此类患者，应对其以团队合作的方式进行最好的管理，包括：

- 与急性疼痛小组联系，告知他们患者入院。
- 与麻醉医师、外科医师和护理人员共同制订围术期管理计划，目的是：
  - 保证入院后继续使用目前正在使用的阿片类药物，防止用药中断。
  - 理解可能需要比平时更大剂量的阿片类药物。
  - 解释大剂量阿片类药物导致毒性反应的可能性非常小。
  - 消除对药物成瘾的顾虑。
- 与患者讨论并解释：
  - 术后可用的镇痛计划类型和有效性。
  - 镇痛不是百分之百有效。
  - 可能需要长期持续使用。
  - 可能的不良反应，尤其是计划使用区域镇痛时。
- 术后定期随访。
- 早期使用其他种类的镇痛药，如氯胺酮、镁剂、地塞米松。
- 护理配合。

加速康复

加速康复（enhanced recovery）的概念于 20 世纪 90 年代在哥本哈根首次被提出，目的在于提高患者术后康复速度和质量并缩短住院时间。本世纪以来，其在英国的应用越来越多[8.5]。加速康复过程中有一些关键问题。

1. 术前评估和制订管理计划：
- 全面的体格检查和心理评估。
- 麻醉计划——咨询麻醉医师，应用区域阻滞技术。
- 讨论术后早期的问题——疼痛、镇痛、导尿管、活动。
- 优化身体状况——饮食、锻炼、减肥、物理治疗（也称康复性训练）以及控制好合并症，如高血压、糖尿病。
- 出院计划——住院时间、家用设备、物理治疗等支持服务、家庭医生。
- 完全获得患者知情同意。

2. 术中管理：
- 应用微创外科技术，如腹腔镜技术。
- 限制性液体治疗——应用超声指导容量替代治疗。
- 应用短效麻醉药。
- 选择性地应用区域麻醉，不要影响早期活动，如小剂量硬膜外麻醉、阿片类药物脊髓麻醉、TAP 阻滞、椎旁神经阻滞。
- 体温控制。
- 需要时应用多模式止吐治疗。
- 预防性使用抗生素。
- 预防深静脉血栓（deep venous thrombosis，DVT）。

3. 术后早期管理：
- 多模式镇痛，小剂量硬膜外输注药物。
- 尽可能避免全身应用阿片类药物。
- 术后早期活动和物理治疗。
- 预防性使用止吐药。
- 尽量减少静脉输液、鼻胃管和导尿管的使用。
- 尽早正常饮食。

4. 术后晚期管理：
- 规律镇痛——应用对乙酰氨基酚、NSAIDs，尽量避免应用阿片类药物。

- 根据术前计划进行活动。
- 饮食。

5. 出院：

- 确保所有术后需要的设备在出院前到位——应用清单（checklist）。
- 与提供支持的服务人员联系，如家庭医生、社区护理人员。
- 确保随访到位，取得患者同意并理解。
- 审查并发症、再住院率、患者满意度。

如果能正确实施加速康复方案，可缩短住院时间、减少术后并发症、降低再住院率和改善患者预后。然而加速康复方案的成功取决于很多因素，包括相关工作人员的培训、配套的资源、针对性管理计划的制订以及患者、家属和社区医疗的参与[8.6]。

扩展阅读

Bay I，Nunn JF，Prys Roberts C. Factors affecting arterial PO$_2$ during recovery from general anaesthesia. *British Journal of Anaesthesia* 1968；40：398-407.

Gan TJ，Meyer T，Apfel CC，et al. Consensus guidelines for managing postoperative nausea and vomiting. *Anesthesia and Analgesia* 2003；97：62-71.

Thomson AJ，Webb DJ，Maxwell SRJ，Grant IS. Oxygen therapy in acute medical care. *British Medical Journal* 2002；324：1406-1407.

West JB. *Respiratory Physiology：The Essentials*，9th edn. Baltimore：Williams & Wilkins，2011.

[8.1] www.aagbi.org/sites/default/files/immedi ate_postanaesthesia_recovery_2013. pdf Immediate Post-anaesthesia recovery. AAGBI，2013.

[8.2] www.brit-thoracic.org.uk/document-library/clinical-information/oxygen/ emergencyoxygen-use-in-adult-patients-guideline/emergency-oxygen-use-in-adult-patientsguideline/British Thoracic Society guidelines for the use of oxygen in adult patients. To be updated in 2016.

[8.3] www.medicine.ox.ac.uk/bandolier/booth/painpag/index2.html The Oxford Pain site. Brilliant for the latest evidence-based information on all aspects of acute pain.

[8.4] www.rcoa.ac.uk/system/files/FPMEpAnalg2010_1.pdf Best practice in the management of epidural analgesia in the hospital setting. Royal College of Anaesthetists，2010.

[8.5] www.erassociety.org Enhanced recovery after surgery web site. Upto-date information on recovery after surgery.

[8.6] www.reducinglengthofstay.org.uk/doc/isog_report.pdf Improving Surgical Outcome Group. Interesting report on how outcomes after major surgery can be improved.

9

围术期急症：识别和处理

王晓宇　谷　洁　译　高志峰　校

学习目标

通过阅读本章，应掌握以下知识：

- ☐ 危重患者的识别
- ☐ 理解 NEW 评分
- ☐ 应用 ABCDE 系统对患者进行评估
- ☐ 应用结构化的方法与同事进行沟通
- ☐ 术后常见急症的初步评估和处理
- ☐ 急性冠脉综合征的识别
- ☐ 常见心律失常的识别
- ☐ 患者发生心脏停搏的识别

将这些知识运用到以下临床实践中：

- ☐ 对患者进行 ABCDE 评估
- ☐ 向同事提供结构化的转诊
- ☐ 危及生命的气道、呼吸、循环以及神经系统疾病的初始治疗
- ☐ 有急性冠脉综合征症状和体征的患者的初始治疗
- ☐ 危及生命的心律失常的初始治疗
- ☐ 进行心肺复苏
- ☐ 使用除颤仪

第一节 识别和评估

本章重点阐述综合医院病房经常会遇到的紧急问题的识别和初步处理，以及如果患者情况在初步处理后没能立即改善，应如何有效率地向高年资医师求助。对临床表现的错误判断通常会导致不及时或者不恰当的治疗。一个典型的轶事病例是，一位老年患者在术后出现了呼吸困难、低血压、少尿并且肺部听诊可闻及湿啰音，诊断为急性左心衰并静脉给予了大剂量的利尿剂。然而实际上，正确的诊断可能是肺炎、脓毒血症或由于低血容量、低血压导致的肾前性肾衰竭。虽然静脉给予利尿剂可能最初会使尿量增加，但最终会加剧脱水，使肾前性肾衰竭恶化，甚至导致急性心血管衰竭。

首要目标是识别某个或多个器官系统的功能障碍，并在随后有明显症状的器官衰竭之前，开始恰当的治疗以防止病情进一步恶化。一旦达成此目标，开始相应的实验室检查有助于对患者的病因做出临床诊断。即便没能做出诊断，也应尽早将患者转入更高级别病房［如加护病房（HDU）或加强治疗病房（ITU）］，以改善患者的预后。在病房出现一个濒死，甚至心脏停搏的患者，通常应被视为之前处理的失败。随着病情严重程度的增加，患者死亡率也随之上升。若住院患者发生心脏停搏，则预后会非常差，只有不到 20% 的患者可以幸存至出院。

虽然存在一些特殊情况（例如术后急性大面积肺栓塞、心肌梗死后室颤导致心脏停搏），但多数危及生命的严重疾病往往是在数小时或数天内逐渐发展而来的。尽管患者所患疾病通常最初只累及一个器官系统，但是不恰当的处理会造成多器官多系统受累，并且当机体的生理代偿机制被耗竭后，造成一个或多个器官功能衰竭。

理想状态下，应该由高年资的、经验丰富的临床医师参与急性病患者的救治。他们能够熟练地先对患者做出快速评估并立即开始急救治疗，随后完成更详细的评估，进行恰当的检查，最终得出可能的临床诊断并开始确定性治疗。然而实际工作中的情况往往并不是这样的。通常当病房护士发现患者情况存在异常时，会首先联系医疗团队里年资最低的成员，通常是第一年住院医师。呼叫的原因可能是患者的早期预警评分（Early Warning Score，EWS，见下文）超过阈值。当然，护士会尽可能详细地描述患者出现的呼吸、低血压、少尿等情况。缺乏经验的临床医师需要依靠临床评估的系统化流程来明确哪个器官系统发生功能障碍或衰竭，可能的诊断是什么（或鉴别诊断有哪些），以及开始采取的最合适的临床处理是什么[9.1]。

虽然经验是不可替代的，但是可以通过各种课程的学习来缩短知识和经验之间的距离。这些课程由经验丰富的各个学科的医师和护士进行集中式授课。授课内容举例如下：

- 急性危及生命事件的识别和治疗（ALERT）：在危重疾病发展的早期阶段，识别和处理患者。
- 急性病管理（AIM）：在危重疾病发展的早期阶段，识别和处理患者。
- 危重外科患者管理（CCrISP）：危重外科患者的处理。
- 高级生命支持（ALS）：心搏呼吸骤停的预防和处理。
- 欧洲创伤课程（ETC）：重大的危及生命创伤的处理。
- 欧洲儿科生命支持（EPLS）：儿童呼吸或循环衰竭的早期识别和处理。
- 高级儿科生命支持（APLS）：患儿的识别和处理。

Foundation 级别医师（译者注：类似于我国处于规范化培训阶段的住院医师）必须参加 ALS 课程（且必须通过！），并强烈建议至少参加一门识别和处理急性病患者的课程。

临床评分系统（追踪和触发系统）

为了及时处理急性病或病情恶化，通常首先由病房护士通过常规临床观察进行识别。在 20 世纪 90 年代，引入了正式的临床评分系统（clinical scoring systems），通常被叫做早期预警评分（EWS，Early Warning Scoring）系统，用来帮助评估疾病严重程度，"标记"需要进行紧急医疗评估的患者以及监测其对治疗的反应。2007 年，英国国家卫生与临床（现在改为保健）优化研究所（NICE）发布了关于识别和应对成人急性病的指导意见[9.2]，并推荐"将生理追踪和触发系统（track and trigger systems）应用于监测所有紧急住院的成年患者。"

所有 EWS 系统都基于以下前提：急性生理情况恶化早于危及生命的急性病和心搏呼吸骤停的发生。可在普通病房的床旁记录关于患者生理和临床状况的简单观察结果，并参考评分表为每项观察结果评分。2012 年，英国皇家医师学会发布了国家早期预警评分（National Early Warning Score，NEWS）[9.3]，尝试规范评估过程并将评分系统与明确的不同级别的临床处理措施相联系，以确保始终

国家早期预警评分(NEWS)*

生理参数	3	2	1	0	1	2	3
呼吸频率	≤8		9～11	12～20		21～24	≥25
氧饱和度	≤91	92～93	94～95	≥96			
补充供氧		是		否			
体温	≤35.0		35.1～36.0	36.1～38.0	38.1～39.0	≥39.1	
收缩压	≤90	91～100	101～110	111～219			≥220
心率	≤40		41～50	51～90	91～110	111～130	≥131
意识水平				A			V,P或U

*NEWS始于英国皇家医师学会的NEWS发展和NEWS实施小组的报告，并由英国皇家医师学会、英国皇家护理学会、国家推广论坛和NHS创新陪训资助并联合开发

© Royal College of Physicians 2012

图 9.1 国家早期预警评分系统（来源：Royal College of Physicians，2012.）

有效的临床反应（图 9.1）。

NEWS 并不适用于所有患者和所有情况，并且有时会存在不同的"正常值"。

在外科手术后等情况下，患者的镇静状态会影响意识水平，因此在评估患者意识水平及是否有必要提高护理级别时，应考虑目前的意识水平是否与镇静状态相匹配。

对于由慢性阻塞性肺疾病（COPD）引起的高碳酸血症性呼吸衰竭的患者，应采用英国胸科协会所设定的目标饱和度 88% ～ 92% [8.2]。即使血氧饱和度低于 92%，仍可以"得分"，除非临床决策者将其"清零"。病历中应有特异性目标血氧饱和度的医嘱和记录。所有补充给予的氧气，也必须要有医嘱。

为了促进标准化并形成全英国统一的方法，一种应用颜色编码的临床图表应运而生。理想情况下，这将用于整个 NHS（译者注：英国国家医疗服务系统），以记录常规临床数据和追踪临床状况。这一追踪系统通过汇总患者在各个指标中的得分，并依据总分的低、中或高，设置采取处理措施时依据的预警阈值，使临床团队对任何临床恶化和恢复情况保持警觉。

- 低分（NEWS 1 ~ 4 分）：由可以胜任的护士进行评估，以决定是否需要更改监护频率或提高管理级别。
- 中分（NEWS 5 ~ 6 分，或单项"红色"[3]评分）：由经过培训并能够胜任急性病评估和处理的临床医师进行紧急检查。还要考虑是否需要增加一个具有危重症管理能力的团队。
- 高分（NEWS ≥ 7 分）：由危重症管理外展团队的成员进行紧急评估。通常管理级别也需要调整为更高级别。

这种评分系统的主要优点是：

- 简单，只需要基本监测设备，通常所有的急诊病房都具备此条件。
- 观察者之间具有可重复性。
- 人员培训周期短。
- 适用于实习医师、护士（包括已获资质的和实习的）以及其他卫生专业人员。

临床评分系统很有价值，但并不能完全替代合理的临床判断。通过评分系统有时不能识别某些有风险的患者（假阴性，低敏感性），也有时误认为某些患者存在风险（假阳性，低特异性）。

危重症管理外展团队

许多医院已经建立了外展团队〔outreach teams，有时称为医疗应急团队（METs）〕，以应对高 EWS 评分的患者，或协助医疗团队对前期治疗无效的患者进行处理。外展团队通常是多学科的，每家医院的外展团队具有不同的结构组成。团队领导应该接受过危重患者处理的培训，最好是从事重症监护治疗的经验丰富的医师或护士。

外展团队的目标总结于表 9.1。

接到呼叫

当接到呼叫去评估一位急性病患者时，你很可能之前没有见过他/她，也不了解他/她的病史。因此，当接到请求评估患者的电话时，获得结构化的信息是非常有帮助的，这样可以使你在去病房的路上考虑可能的原因和治疗方案。传达信息的两种最常用的结构是"情况、背景、评估、建议"（SBAR）以及"原因、事件、生命体征、计划"（RSVP）[9.4]。这些总结在表 9.2 中。

表 9.1 外展团队的目标

- 早期识别危重患者及存在潜在危重风险的患者
- 合理的早期干预，防止病情进一步恶化及避免向 HDU 或 ITU 转运
- 联系 HDU 或 ITU
- 必要时将患者尽快转入 HDU 或 ITU
- 识别 HDU 或 ITU 管理不恰当的患者
- 在心搏呼吸骤停时，恰当地尽早将一些患者认定为"不要尝试复苏"（DNACPR 顺序）
- 协助病房护士管理危重患者及存在潜在危重风险的患者
- 对实习医师、护士和医学生进行教学和培训
- 当患者从 HDU 或 ITU 转回普通病房后，应保持管理的连续性

HDU，加护病房；ITU，加强治疗病房

表 9.2 SBAR 及 RSVP 交流工具

S-Situation 情况	R-Reason for calling 呼救原因
B-Backgroud 背景	S-Story 过程
A-Assessment 评估（加上任何 NEWS）	V-Vital signs 生命体征（加上任何 NEWS）
R-Recommendation 建议	P-Plan 计划

评估的原则

当评估和管理急性病患者时，无论病情的严重程度如何，最初的目标必须是保证患者安全，而不是明确诊断。许多临床危机最初都可通过快速诊断，并应用简单的治疗方法（例如吸氧和输液）纠正一小部分常见异常情况来进行处理。

医疗团队的所有成员应使用同一系统化处理方法（systematic approach）来评估和治疗"存在风险"的或急性病患者，包括以下内容：

- 应用"ABCDE"方法进行初步评估和复苏。
- 开始简单的床旁监测。
- 当最危及生命的情况得到处理后，利用一切可利用的信息——病史、体格检查、辅助检查，对患者进行再次评估。
- 分析所有得到的信息并做出临床诊断或列出鉴别诊断。
- 确定最终的处理或管理计划，包括如果对自己处理这种情况的能力有任何疑问的话，将患者转交给高年资的同事。
- 完善诊疗记录。

关键点

- 最初干预的目标是保证患者存活并得到一定的临床改善，以便开始后续治疗。
- 进行下一阶段的评估前需要首先纠正危及生命的异常情况。
- 复苏措施（吸氧、输液等）起效通常需要几分钟时间。
- 尽早求助。在评估患者的每个阶段，都应思考"我需要帮助吗？"

　　一旦在初步评估后立即确定并纠正了危及生命的情况，则需要进行全面的再次评估。定期以及每次干预后对患者进行再次评估，以明确治疗效果并及时发现病情恶化的情况。不要试图自己完成所有工作；要与多学科团队的其他成员协作——他们会随时帮助你。使用上述结构化处理方法（structured approach）确保所有相关信息都正确传递。有时可能会同时使用多种干预措施，尤其是当患者处于濒死状态时；要始终确保自己和患者的安全。

- 注意环境危险，如漏水、漏电。
- 将针头和其他利器丢入"利器盒"。
- 采取综合预防措施保护自己——围裙、手套和面罩能降低分泌物、血液等的污染风险。

感染的预防和控制对患者结局有重要影响：

- 在接触患者之前和之后都要洗手。
- 有创操作时采用无菌无接触技术（aseptic no-touch technique，ANTT）。

初诊患者的方法

　　问患者一个简单的问题，例如"你好吗？"正常的言语回答可直接提示目前患者：

- 气道通畅；
- 有自主呼吸；
- 有氧合血进行脑灌注。

　　如果患者只能说简短的语句，应怀疑存在严重的呼吸窘迫。对问题无应答可能提示病情严重，应立即评估患者的生命体征，同时保持气道开放。如果患者没有生命迹象，应参照最新的指南进行院内复苏（见下文）。

下一步是开始对患者进行 ABCDE 评估。同时，请助手尽快完成以下监测：

- 脉搏氧饱和度监测，
- 心电图监测，
- 无创血压监测。

ABCDE 评估系统内容如下：

- A-AIRWAY，气道
- B-BREATHING，呼吸
- C-CIRCULATION，循环
- D-DISABILITY，能力丧失［中枢神经系统（CNS）功能］
- E-EXPOSURE，暴露（允许全面的体格检查）

评估和随后的处理步骤就按照这一顺序进行，因为一般来说，气道梗阻比呼吸紊乱更早导致死亡，而呼吸紊乱又比失血或心脏功能障碍更早导致死亡。评估系统的每个部分遵循相似的模式——进行诊断的同时对潜在的危及生命的情况给予治疗。

大部分异常都可以通过临床基本的视诊-听诊-触诊的检查手段得以发现。视诊、听诊、触诊的顺序根据所检查的身体系统而不同。

初步评估和复苏

评估气道（A）

目的是识别和处理气道梗阻（如果存在）。应始终将气道梗阻视为医疗紧急情况，并立即呼叫专业人员帮助。如不处理，将导致 PaO_2 降低和重要器官（脑、肾和心脏）缺氧性损伤，并且可能会引起心脏停搏和死亡。对于危重患者，气道梗阻通常是由于患者意识不清引起，但也有其他原因（表 9.3）。

🔑 **关键点**

- 意识障碍，例如由于脑缺氧、药物或急性脑损伤引起，是综合医院病房最常见的气道梗阻的原因。
- 带有杂音的呼吸音提示气道梗阻；无呼吸音则意味着呼吸暂停。

表 9.3 急性上呼吸道梗阻的原因

- 意识不清
- 分泌物、血液、呕吐物
- 异物
- 上呼吸道水肿
- 上呼吸道肿瘤
- 气管受压
- 气管造口阻塞
- 创伤

通过视诊、听诊、触诊发现气道梗阻征象。最好将耳朵靠近患者的鼻子和嘴，同时注意观察胸廓起伏。

观察胸廓运动

- 胸腹矛盾呼吸运动（"跷跷板"呼吸）。
- 使用辅助呼吸肌（例如胸锁乳突肌及颈部、背部和肩胛部的肌肉）。

注意：中枢性发绀是气道梗阻的晚期征象。

听气体运动的声音和相关的异常声音

- 呼吸道完全梗阻时没有呼吸音。
- 呼吸道部分梗阻时有杂音。
- 无呼吸音提示可能两种情况：一是患者存在明显呼吸运动，但气道完全梗阻；二是呼吸暂停（呼吸停止）。

某些异常呼吸音有助于定位梗阻的水平（表 9.4）。

表 9.4 通过呼吸音的特点判断呼吸道梗阻水平

呼吸音	原因
● 气过水声	● 口腔或上呼吸道存在液体
● 鼾声	● 咽喉部部分阻塞，通常由舌后坠引起
● 喘鸣音	● 喉痉挛
● 吸气相喘鸣音	● 喉或其以上气道梗阻
● 呼气相喘鸣音	● 呼气相气道塌陷（如哮喘）
● 咔嗒音	● 气道分泌物

感受呼气气流

● 立即将手或脸颊靠近患者的嘴，以确认是否有气流，并估计潮气量的大小。

如果有气道梗阻的征象，应立即呼叫专业人员帮助，并迅速使用简单的方法清理气道：视诊检查是否有由异物引起的明显上呼吸道梗阻（例如血液、分泌物、食物、呕吐物），使用硬性大口径吸引导管（例如 Yankauer）仔细吸引所能看到的气道异物。采用仰头抬颏法（图 9.2）并置入口咽或鼻咽气道（见第 5 章）。如果上述方法均未能成功，则需要由有经验的人员进行气管插管。大多数情况下，气管插管由麻醉医师实施，并且需要使用镇静药和肌松药。

一旦患者气道通畅，则先使用储氧面罩（见图 8.4）给予高流量氧气（15 L/min），然后立即评估呼吸。这适用于所有没有呼吸的患者或有其他急性病征象的患者，包括存在 COPD 的患者。缺氧会很快导致死亡；高碳酸血症导致死亡的速度则相对较慢。再次评估患者，当病情稳定后，调节吸入氧浓度以保证 SpO_2 或 PaO_2 在可接受的范围内（见下文）。

评估呼吸（B）

目的是评估呼吸是否充足，并对严重支气管痉挛、严重肺炎、COPD 急性加重、急性肺水肿和张力性气胸等危及生命的情况立即做出诊断和处理。如果处理不及时，呼吸不充足会造成低氧血症，还可能会造成高碳酸血症（见图 8.1、图 8.2），最终导致患者意识不清。呼吸紊乱或呼吸不充足的原因有很多（表 9.5）。使用视诊-听诊-触诊的方法进行评估。

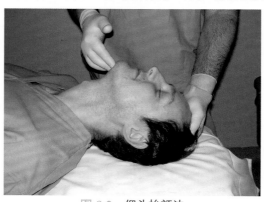

图 9.2 仰头抬颏法

表 9.5　引起呼吸问题的病因

原发性肺功能障碍	继发性病因
急性	**呼吸系统**
● 哮喘急性发作	● 气道梗阻
● 肺炎	● ARDS
● 气胸	● 误吸
● COPD 急性加重	**心血管系统**
● 衰竭	● 心力衰竭
● 血胸	● 肺栓塞
● 肺挫伤	● 心脏压塞
慢性	**神经肌肉系统**
● 肺气肿	● 吉兰-巴雷综合征
● 肺纤维化	● 重症肌无力
● 肿瘤	● 高位脊髓损伤
● 支气管扩张	● 衰竭
● 囊性纤维化	**CNS 抑制**
● 肺结核	● 药物
● 弥漫性肺实质病变	● 颅脑损伤
	● 脑膜炎
	● 脑出血
	● 颅脑肿瘤
	● 脑缺氧
	膈肌活动受限
	● 病态肥胖
	● 腹痛
	● 腹胀

ARDS，acute respiratory distress syndrome，急性呼吸窘迫综合征；CNS，central nervous system，中枢神经系统；COPD，chronic obstructive pulmonary disease，慢性阻塞性肺病

异常呼吸的视诊征象

- 使用辅助呼吸肌、气管牵曳、腹式呼吸、出汗、中枢性发绀。
- 正常呼吸频率应为 12 ～ 20 次 / 分。呼吸频率过快是严重急性病的早期征兆，应警惕患者的情况可能会突然恶化。异常低的呼吸频率提示 CNS 问题。
- 每次呼吸的深度。
- 呼吸模式（节律）。
- 两侧胸廓运动的对称性。

还需要观察：

- 胸廓畸形，可能使正常的呼吸功能受损。
- 颈静脉压（JVP）升高（提示急性重症哮喘或张力性气胸的可能）。
- 胸腔引流管是否通畅，是否低于胸腔水平，以及是否有引流液液面波动或有引流液流出？
- 腹胀，可通过限制膈肌运动而加剧呼吸窘迫。

呼吸系统疾病的听诊征象

- 如有必要，将耳朵靠近患者面部。咔嗒声或气过水声提示气道存在分泌物，一般由于患者无法充分咳嗽或深呼吸所致。吸气相杂音（喘鸣音）提示气道不完全梗阻。
- 胸部听诊：将听诊器放在胸部的所有区域（前后及两侧）进行听诊并评估呼吸音的性质：
  - 高调呼气相呼吸杂音（哮鸣音）提示支气管痉挛。
  - 支气管呼吸音提示肺实变。
  - 呼吸音减弱或消失提示存在气胸或胸腔积液。
  - 湿啰音——细湿啰音提示肺水肿或肺纤维化；粗湿啰音提示分泌物残留。

胸部触诊

检查以下内容：

- 在胸骨上切迹处气管的位置。偏向一侧提示纵隔偏移（例如张力性气胸或大量胸腔积液）。
- 胸廓起伏是否对称——气胸或胸腔积液一侧的胸廓运动幅度减弱。
- 外科性气肿或捻发音——在证明其他原因前应怀疑气胸的可能。
- 叩诊：鼓音提示气胸；实音提示肺实变或胸腔积液。

尽快为患者连接脉搏血氧饱和度仪；监测结果可提供非常有价值的信息，可反映出当血液流经肺组织时，呼吸对血液的最终氧合结果。对于大多数患者，目标 SpO_2 应为 94% ~ 98%。最初可以使用储氧面罩以 15 L/min 的流量进行高流量吸氧，然后根据患者的反应，逐渐减少吸入氧流量。高浓度吸氧会导致患有**严重 COPD**（Ⅱ

型呼吸衰竭、慢性低氧血症和高碳酸血症）患者的高碳酸血症恶化，主要是由于缺氧性肺血管收缩减少（加剧 V/Q 失调）和血液二氧化碳缓冲能力变化。对于这类患者，应仔细滴定吸入氧浓度来改善 PaO_2，从而避免 $PaCO_2$ 的显著升高。但如果这类患者的 PaO_2 降至太低，仍然存在终末器官损害、心脏停搏或死亡的风险。这类患者吸氧治疗的初始目标 SpO_2 值应设定为 88% ～ 92%。

如果条件允许，应在不影响循环评估的前提下，采集动脉血进行血气分析。动脉血气分析可提供以下信息：

- 氧合，PaO_2：作为"经验法则"，PaO_2（kPa）与吸入氧浓度（%）之间的数值差异大于 10 表示氧摄取不足。
- 通气，$PaCO_2$：高碳酸血症（$PaCO_2$ 升高）是肺泡通气不足的结果；低碳酸血症是过度通气的结果。
- 代谢，pH 值、碱过剩（base excess，BE）：急性病患者通常存在代谢性酸中毒（pH 值下降、BE 负值或碱缺失），并且与疾病严重程度成比例。酸中毒也常见于糖尿病酮症酸中毒患者或通过胃肠道（例如腹泻、瘘管）丢失碳酸氢盐的外科手术患者。
- 现在多数血气分析仪也可以测定电解质和乳酸水平。后者的增加提示组织氧合作用严重受损，即使 PaO_2 可能正常。这意味着可能存在氧气输送到组织的障碍和急性循环休克。

对于危及生命的呼吸系统问题，一经诊断应立即处理。如果患者存在呼吸严重不足或呼吸暂停，则必须使用储氧面罩以 15 L/min 的高流量氧气辅助或控制通气，同时立即呼叫专业人员帮助。储氧囊的应用可使吸入氧浓度接近 100%。针对具体情况的处理详见下文。

🔑 关键点

- 脉搏血氧饱和度仪不能测量 $PaCO_2$，因此不能反映患者的通气情况。
- 低氧血症患者倾向于过度通气，从而导致 $PaCO_2$ 低下。
- 如果患者正在吸氧，则尽管通气不足，SpO_2 也可能正常。
- 吸入 100% 氧气（FiO_2 ～ 1）时，PaO_2 在"正常"范围（12 ～ 14 kPa）是不正常的。

评估循环（C）

目的是评估患者的血流动力学状态，识别并治疗各种原因引起的循环休克。休克指重要器官氧合血液灌注不足，如果不治疗将导致重要器官的缺血性损伤和脏器功能衰竭。在许多手术和急症时，休克的原因都是低血容量。术后早期发生休克的患者，在证明其他原因前应该假定存在大出血（明显的或隐匿的）。呼吸系统异常状态，如张力性气胸，也可能危及患者的循环状态，但如果已经遵循上述评估系统对患者进行了评估，应该已经发现并进行了治疗。此处仍然使用视诊-听诊-触诊方法进行评估。

视诊

- 四肢末梢的颜色：发绀、苍白或者发花提示外周灌注不良。
- 外周静脉充盈情况：充盈不良或塌陷提示低血容量。
- 中心静脉：塌陷提示低血容量；过度充盈提示急性左心室衰竭、心脏压塞、张力性气胸或急性重症哮喘。
- 心排血量不足的其他征象，如意识水平下降、少尿［尿量 $< 0.5\ ml/(kg \cdot h)$］。
- 明显的血液或细胞外液（ECF）丢失：出血、鼻胃管或其他引流丢失。

注意：引流管无引流并不能排除活动性出血，有时可存在隐匿性出血（例如胸腔、腹腔、盆腔或肠内出血）。

听诊

- 额外心音。在舒张期可听到第三和第四心音，并产生三联律——奔马律。舒张早期第三心音提示心力衰竭；舒张晚期第四心音提示左心室功能低下。
- 心脏杂音，通常提示瓣膜性心脏病。
- 心包摩擦音，提示心包炎。
- 心音减弱，可在严重肺气肿和心包积液时听到。

触诊

- 通过患者的手脚来感受肢体温度：肢体的冷暖提示是否存在灌注不良。

- 中心脉搏（通常为颈动脉）与外周脉搏（通常为桡动脉）进行比较，以评估：
  - 速度，
  - 节律，
  - 容量，
  - 性质。

脉搏快速、细弱、低容量提示低心排血量。洪脉提示可能存在败血症。测量患者的血压，低血压的原因见表 9.6。

最后，在中心和外周测量毛细血管充盈时间（capillary refill time，CRT）。对指尖或脚趾施压 5 秒钟（在心脏水平或其上方），然后释放；毛细血管应在 2 秒内重新充盈（受压区域颜色恢复）。CRT 可能受环境温度的影响。在胸骨上重复上述步骤。

分析心率和血压必须综合全身情况。对于心肌储备差的老年患者，心率 60 次 / 分，血压 95/60 mmHg 可能已经是濒危状态，但对于健康的年轻个体，相同的指标就能良好耐受，甚至可能是正常的。最终，休克的治疗取决于休克的原因，最常见的是低血容量、脓毒症和心力衰竭。这些将在下文进行介绍。

表 9.6　全身性低血压的原因

- 血容量绝对不足
  - 脱水：摄入不足，排出过多
  - 出血
  - 烧伤
- 血容量相对不足
  - 脓毒症
  - 过敏反应
  - 脊髓损伤
  - 硬膜外 / 脊髓麻醉
- 心源性
  - 急性心肌梗死
  - 心律失常
  - 严重瓣膜性心脏病
  - 心脏压塞
- 阻塞性
  - 大面积肺栓塞
  - 张力性气胸
- 药物过量，如抗高血压药

🔑 关键点

- 静息状态下，心率通常低于收缩压。

- 对于胃肠道或腹腔内出血等患者，立即手术可能是唯一有效的复苏方法。

- 心力衰竭患者容量不足与过度充盈都会损害心脏功能，静脉输液有益于此类容量不足的心力衰竭患者。

评估神经系统状态-能力丧失（D）

目的是评估患者的意识水平，识别损伤并尽可能针对病因进行治疗。意识不清的常见原因见表 9.7。低氧血症、高碳酸血症或脑灌注不足应在 ABCDE 评估的早期阶段就已被发现和治疗。

检查瞳孔大小和对光反射

- 针尖样瞳孔，有反应：阿片类药物、脑桥病变。

- 中等大小，固定：中脑损伤。

- 散大，固定：严重全身缺血或缺氧（例如心脏停搏后）、低血糖、脑干病变、癫痫发作后、药物作用（例如阿托品、肾

表 9.7　意识水平降低的常见原因

- 低氧血症
- 低血压
- 高碳酸血症
- 低血糖
- 低钠血症
- 药物（如镇静药、阿片类药物过量）
- 癫痫
- 颅脑损伤
- 颅内出血
- 脑梗死
- 颅内感染
- 颅内肿瘤
- 低体温
- 体温过高
- 甲状腺功能减退
- 肝性脑病

上腺素、三环类抗抑郁药过量）。

- 一侧散大，固定：颅内血肿扩大导致钩回疝、第三对脑神经（动眼神经）损伤。

其他重要检查

- 使用格拉斯哥昏迷评分（GCS）评估患者的意识水平（表9.8）并记录最好的反应。
- 使用快速床旁检测（POCT）血液分析仪立即检测患者的血糖，以排除严重的低血糖；并紧急送检血标本，以进行更准确的实验室评估。
- 对于药物导致的可逆性意识障碍，注意核对患者的用药清单。
- 考虑急性 CNS 感染、颅内出血或脑梗死的可能性。

表 9.8　格拉斯哥昏迷评分

评估与反应	得分
睁眼	
• 自发睁眼	4
• 声音刺激	3
• 疼痛刺激	2
• 无	1
语言反应	
• 有条理	5
• 对话混乱	4
• 说出不适当单字	3
• 难以理解的声音	2
• 无	1
最佳运动反应	
• 可依指令完成动作	6
• 施以刺激时，可定位出疼痛位置	5
• 对疼痛刺激有反应，肢体会回缩	4
• 对疼痛刺激有反应，肢体会异常弯曲	3
• 对疼痛刺激有反应，肢体会伸直	2
• 对疼痛刺激无任何反应	1

最高分为 15 分，最低分为 3 分。8 分及以下定义为昏迷：患者不睁眼（1），无言语表达（2），不服从指令（5）

- 癫痫持续状态的表现会很明显，按下文进行处理。

🔑 **关键点**

- 昏迷患者（GCS < 9 分）在仰卧位时有气道梗阻的风险且气道反射可能不足以防止分泌物、呕吐物或血液的误吸。应将患者置于侧卧位并求助专业人员以保证气道安全。

- 如果存在颈椎损伤的风险，例如骨折，应将患者置于仰卧位并保持气道通畅。这种情况要求护士或医师进行不间断的严密看护。

- 任何意识水平急剧恶化的患者，都"永远不要忘记葡萄糖"（DEFG，Don't Ever Forget Glucose）。

暴露 / 体格检查（E）

目的是对患者进行全面的，从头到脚的，从前到后的体格检查。在尊重患者尊严和防止热量丢失的前提下，有必要充分暴露身体。最初的体格检查应集中在最有可能导致疾病的身体区域；例如，对于开腹手术后出现休克的患者，应重点检查腹部。如果遗漏此步骤，可能会造成与患者病情病因相关的重要信息被忽略，例如提示存在脑膜炎球菌败血症的紫红色皮疹或背部的刀刺伤。

接下来做什么？

到目前为止，一切目的都是为了评估患者并立即处理危及生命的问题，使临床症状得到改善，以便做出诊断并进行确定性治疗。即使患者的生命体征仍不在正常范围之内，至少也应该有所改善。如果生命体征没有得到改善，则应该在等待改善的同时，及时请求资深医师的帮助并使用 ABCDE 方法再次评估患者，以尝试确定病因。一旦情况得到改善，应采集患者的更多信息。

- 从患者、工作人员、家属或病历中获取完整病史。同时一定不能忽视并存疾病（如缺血性心脏病、COPD）可能会显著影响危重症时患者的反应。

- 如果还未完成，使用传统的临床体格检查方式对患者进行全面检查。
- 查看患者的病历。通过系统的分析理解病历上的数据，研究生命体征的意义及其变化趋势。
- 确定已开具并执行重要的常规药物处方。检查药物之间可能存在的相互作用。
- 查看所有实验室和放射检查的结果。

考虑是否有合理的诊断来解释患者目前的状态和近期的情况恶化：
- 如果有，考虑针对患者的基础疾病进行确定性治疗；
- 如果没有，请高年资医师一起再次评估患者，以防止漏过了某些重要的线索。

考虑患者所需要的管理级别（例如普通病房、HDU、ITU），这可能是由各医院的政策决定的。在患者的病历中完整记录检查结果、评估和治疗，记录患者对治疗的反应。确保病历书写清晰，并签名以及标注日期和时间。

沟通有关患者病情恶化的信息

虽然上述系统阐述了危重患者的识别、初步评估和治疗，但多数情况下，想要安全有效地处理问题往往还需要高年资医师更多的帮助。实现这一点的关键是各级医师之间良好的沟通，可以使用上文提到的 SBAR（Situation，Background，Assessment，Recommendation）或 RSVP（Reason，Story，Vital signs，Plan）沟通模式。沟通时要做到坦率并避免攻击性。"我不确定下一步该怎么做"或"我担心我遗漏了什么"这种表达方式可能有利于获得帮助。

🔑 关键点
- 在 ABCD 评估后，通常需要对患者进行全面的体格检查。
- 针对患者恶化的病情，使用 SBAR 或 RSVP 等系统进行沟通。

第二节：常见急症的处理

一旦对危及生命的问题进行了初步的 ABCDE 评估和处理，就应将重点放在明确患者的根本病因并开始确定性治疗。以下旨在为一些常见紧急情况，提供切实可行的方法。对于极危重的患者，初步处理和实验室检查是同时进行的。为了表述更加清楚，下文会将它们分开进行阐述。症状和体征往往会出现重叠，例如肺栓塞可表现为呼吸急促、胸痛、低血压、意识丧失或心脏停搏。对于所有紧急情况，都应尽早寻求高年资医师的帮助。

急性呼吸急促

你会经常被呼叫去对呼吸困难的患者进行评估。呼吸频率是所有 EWS 系统的关键指标之一，它也可能是患者存在潜在危及生命严重疾病的最敏感的独立指标。如果患者存在严重呼吸困难，以至于不能讲完整的句子，那么从患者自身获取病史会非常困难。这种情况本身也预示着患者处于**立即**危及生命的状况。

引起急性呼吸困难的原因有很多（见表 9.5）。然而结合病史、体格检查、血液检查和其他检查结果，如 X 线胸片和 12 导联心电图等可以缩小鉴别诊断的范围。以下内容包括了导致呼吸急促的一些常见原因。

急性上呼吸道梗阻

如果任何患者出现气道梗阻的征象，**应立即呼叫专业人员帮助**（麻醉医师，或者根据情况，耳鼻喉科医师）。常见原因见表 9.3。然而在等待支援的同时，应快速、安全地恢复气道通畅，给予吸氧。检查患者是否有上呼吸道梗阻的征象。

视诊

- 患者痛苦面容。
- 使用辅助呼吸肌呼吸，经常端坐位，鼻翼煽动。
- 呼吸困难，浅快呼吸。
- 跷跷板呼吸或矛盾呼吸。
- 流涎，无法吞咽唾液。
- 发绀。

听诊

- 异常呼吸音、喘鸣音、哮鸣音、气过水声。

- 呼吸音减弱或无呼吸音。
- 不能发声，声音微弱。

触诊

- 呼吸气流减弱。
- 胸廓起伏减小。
- 脉率增加——由于缺氧和高碳酸血症。

由特殊原因引起的明显梗阻，如下所述：

- 意识水平下降（GCS 评分降低）。
- 上呼吸道水肿或肿瘤。
- 气道的外部压迫，例如手术后。
- 气管切开术或喉切除术造口阻塞。

意识水平下降（GCS 评分降低）

这可能是气道梗阻的结果，也可能是气道梗阻的原因。无论如何，解除梗阻是第一步。

1. 对气道进行目视检查，吸引口腔 / 口咽残留物。

2. 使用简单的方法开放气道，例如仰头、抬颏、托下颌，并检查是否有自主呼吸。

3. 如果呼吸不足或无呼吸，使用带有储氧囊和面罩的简易呼吸气囊，以 15 L/min 的氧气流量辅助通气。

4. 用面罩密闭好患者的口鼻，并轻柔地挤压简易呼吸气囊来进行通气。这项技术可能需要两人共同完成。

5. 如果这些基本操作仍不足以保障患者通气，可使用简单的气道辅助装置，例如鼻咽或口咽通气管。如果接受过培训，可以使用声门上气道装置。

6. 建立基本监测，包括脉搏血氧饱和度、无创血压和三导联 ECG。

7. 成功建立气道并吸氧后，检查心排血量。若没有心排血量，则按照心脏停搏的高级生命支持方法进行复苏（见下文）。

8. 培训合格的专业人员可以决定是否需要气管插管。

在患者建立好气道、保证足够通气且血流动力学稳定后，下一步是确定 GCS 评分降低的原因（见下文）。

上呼吸道水肿 / 肿瘤

上呼吸道水肿可能是由感染、过敏反应、吸入烟尘或摄入腐蚀性液体引起。咽喉部肿瘤也可能导致上呼吸道梗阻，原因通常可以从患者的病史中得出，而病史可以通过患者（如果患者仍然能够讲话）、陪同人员或病历获得。有意义的发现可能包括：

- 由于水肿无法看到咽后壁。
- 口鼻中的烟灰和烧焦的面部毛发。

不要强迫有气道梗阻征象的患者平卧——重力作用可能有助于维持气道通畅。

应开始以下处理：

- 通过带有储氧囊的面罩提供高流量氧气。
- 建立基本监测，包括脉搏血氧饱和度、无创血压和三导联 ECG。
- 如果怀疑存在炎症：
  - 在氧气中加入肾上腺素（5 ml 1 : 1000），开始雾化治疗；
  - 建立静脉通路，并给予地塞米松 8 mg IV。
- 当存在"受威胁的气道"时：
  - 由经验丰富的操作者进行鼻内镜检查可以找到原因，并重视任何潜在的困难气管插管。
  - 在保证安全的情况下，将患者转移到重症监护治疗病房或手术室。
  - 有经验的医师可能会使用"氦氧混合气（Heliox）"，即氧气和氦气的混合气体（可减少呼吸作功），但这会降低吸入氧浓度。
- 如果气道完全梗阻，具体处理措施取决于可以使用的技术：
  - 尝试通过面罩和简易呼吸气囊给氧。
  - 置入声门上气道装置，尝试通气。
  - 直接喉镜检查，用小管径（6 mm）气管导管尝试气管插管。
  - 建立外科气道。
- 一旦保证氧合，应将患者转入手术室建立确切的气道。

手术后外部压迫

有一些手术需要经颈前三角入路或在颈前三角内进行组织解剖

和分离——例如甲状腺切除术、甲状旁腺切除术、颈动脉内膜切除术和颈椎间盘手术。术后梗阻的最常见原因是发生血肿，其可导致喉部受压、气管移位以及喉黏膜充血和水肿，这些情况最终都会造成气道梗阻。具体的发现可能包括：

- 颈部肿胀，
- 伤口出血，
- 手术引流管阻塞。

更罕见的是，手术可能会误伤双侧喉返神经，导致双侧声带内收，阻塞气道。

应开始以下治疗：

- 给予高流量吸氧并建立基本监测。
- 通知外科团队，患者可能需要返回手术室。
- 如前所述，考虑使用肾上腺素和类固醇雾化以减轻水肿。
- 如果颈部明显肿胀，应打开手术切口，以便清除血肿并缓解气道受压。
- 尝试使用 100% 氧气进行面罩和简易呼吸气囊支持通气。
- 如果清除血肿不能缓解梗阻（由于严重的喉头水肿）：
  - 由经验丰富的麻醉医师进行直接喉镜检查，尝试进行气管插管；
  - 建立外科气道所需要的设备随时可用。

在喉返神经损伤的情况下，应先使用简易呼吸气囊进行通气。通常在给予镇静药和神经肌肉阻滞药后，再进行气管插管。

气管造口堵塞

气管造口术（tracheostomy）具有包括上呼吸道梗阻在内的多种临床适应证，可协助脱离呼吸机，便于长期通气和清除气道分泌物。气管造口可以是暂时的或永久性的。

患者气道的通畅性会受到导管阻塞或移位的影响。快速解除阻塞通常可以保证氧合，但是如果发生导管移位则可造成气道梗阻，此时需要拔除导管，使患者可以通过造口或正常气道或同时通过两者进行呼吸。此类患者的管理应遵循已发布的指南[9.5]，总结见图 9.3。

喉切除术常应用于喉癌患者，可造成患者气道的永久性改变。这些患者依靠气管造口进行通气，通常被称为"经颈部呼吸者"。并

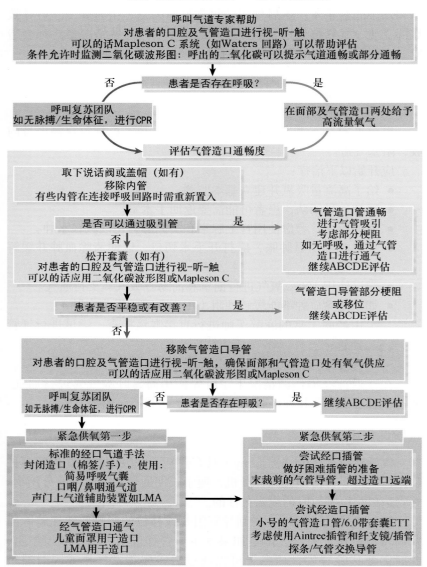

图 9.3 紧急气管造口术的管理流程（来源：courtesy of the National Tracheostomy Safety Project.）

发症可在术中（出血）、术后（梗阻、移位）或远期（气管软化、气管狭窄）发生。很多此类患者并没有在原位重新建立气管造口管，但可能会安装一个允许"食管发音"的装置。这些患者的管理应遵循已发布的指南[9.5]，总结见图 9.4。

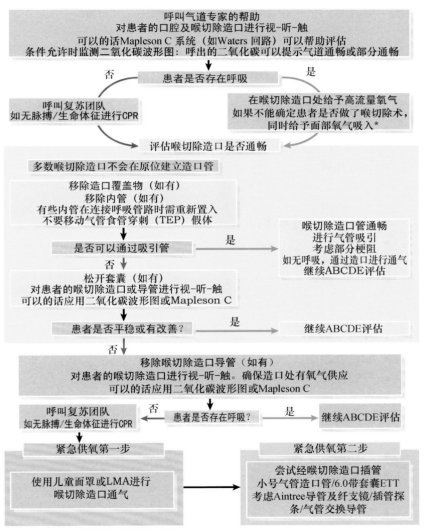

图 **9.4**　紧急喉切除术的管理流程（来源：courtesy of the National Tracheostomy Safety Project.）

急性下呼吸道问题

评估并排除引起呼吸急促的上呼吸道问题后（见上文），应考虑下呼吸道问题。这可能是由于原发性肺功能不全引起或继发于其他疾病（见表 9.5）。检查患者下呼吸道梗阻的体征和症状。

视诊

- 呼吸困难；
- 呼吸频率增加；
- 胸廓起伏减弱；
- 使用辅助呼吸肌；
- 腹式呼吸模式；
- 气管拖拽。

听诊

- 咔嗒音或气过水声；
- 哮鸣音；
- 听诊呼吸音异常；
- 杂音、额外心音。

触诊

- 呼吸气流；
- 叩诊音改变；
- 气管位置；
- 皮下气肿。

下面将详细地介绍导致急性下呼吸道问题的一些特殊原因：
- 急性重症哮喘；
- 肺炎；
- 气胸；
- 肺水肿；
- 肺栓塞。

急性重症哮喘

尽管哮喘存在上述的多种特征，但其典型的表现为气喘。然而需要注意的是，在严重哮喘时，由于只有极少气流进入肺内，患者可能不会表现为气喘——即所谓的"寂静肺"。这样的患者也同样会出现发绀并伴有意识水平下降。如果存在以下任何情况之一，即可诊断急性重症哮喘：

- 严重的呼吸困难——无法一口气讲完一句话；
- 呼吸频率＞ 25 次 / 分，心率＞ 110 次 / 分；
- 如果可以测量，最大呼气流量（peak expiratory flow，PEF）为最佳值或预测值的 33% ～ 50%。

英国胸科学会（British Thoracic Society，BTS）和苏格兰校际指南网（Scottish Intercollegiate Guidelines Network，SIGN）制定了哮喘管理指南[9.6]。

初始治疗

- 高流量氧气。
- 大剂量雾化吸入 β_2 激动剂，沙丁胺醇 5 mg 重复使用。
- 雾化吸入异丙托溴铵 0.5 mg。

建立基本监测

- 脉搏血氧饱和度仪。
- 无创血压。
- 三导联 ECG。

建立静脉通路

- 给予类固醇 IV，氢化可的松 100 mg。

如果治疗几乎或完全无效：

- 给予硫酸镁 8 mmol（2 g）缓慢 IV；
- 采取动脉血样进行血气分析。

如出现以下情况转入 ITU

- 经过治疗后，最大呼气流速（peak expiratory flow rate，PEFR）仍逐渐降低。
- 持续加重的低氧血症，$PaO_2 < 8$ kPa（60 mmHg）。
- 高碳酸血症，$PaCO_2 > 6.0$ kPa（45 mmHg）。
- 酸中毒加重。
- 伴随呼吸力量减弱的衰竭。

● 意识水平下降。

肺炎

肺炎可能是患者住院的原因，也可能是在患者住院期间发展形成——例如腹部手术后肺不张和痰液滞留。肺炎可以在任何时期继发于胃内容物反流误吸，例如在麻醉诱导期或苏醒期由于意识障碍发生呕吐或由于神经肌肉疾病影响喉反射。据此，肺炎大致分为社区获得性肺炎（community-acquired pneumonia，CAP）、医院获得性肺炎（hospital-acquired pneumonia，HAP）或吸入性肺炎（aspiration pneumonia）。患者只有在入院 48 h 之后出现肺炎的症状，才能诊断为 HAP。肺炎的类型提示可能的致病病原体并据此给予相应的抗菌治疗。

肺炎诊断有三个方面。

1 病史

具体询问：

● 呼吸困难；

● 咳嗽；

● 胸膜炎性胸痛；

● 脓性痰；

● 高热、出汗；

● 不适。

2 体格检查

视诊：

● 意识错乱；

● 发热；

● 静息状态下呼吸困难，呼吸急促；

● 发绀、低 SpO_2；

● 低血压。

听诊：

● 感染区域呼吸音减弱，可能会出现湿啰音或支气管呼吸音，语音共振增强和胸膜摩擦音。

触诊：

● 心动过速；

- 胸廓起伏不对称；
- 叩诊——感染区域呈浊音（特别是如果有渗出时）。

3 辅助检查

- 采血进行全血细胞计数（FBC）、尿素和电解质（U & Es）检测、肝功能检测（LFT）、C- 反应蛋白（CRP）检测和血液培养。
- 采集动脉血样进行血气分析并测定血乳酸水平。患者通常出现低氧，而 $PaCO_2$ 正常；如果患者出现败血症往往会有代谢性酸中毒。
- 进行 X 线胸片（CXR）检查。可能会出现一侧肺实变伴肺容积减少以及胸腔积液。

初始治疗

- 面罩吸氧，目标 SpO_2 为 94% ～ 98%（对于严重 COPD 患者，可接受 SpO_2 88% ～ 92%）。如果有大量肺实变，SpO_2 可能无法显著提高。

建立静脉通路

- 在连接静脉输液之前，先抽血用于化验检查（见上文）。
- 开始静脉输液（Hartmann 溶液）；如果出现低血压，给予液体冲击。
- 根据当地规范和可能的肺炎类型开始静脉输注抗生素治疗——可能需要与微生物学家共同商定。

应用物理疗法促进咳嗽；考虑通过减轻患者的胸膜炎性胸痛提高咳嗽的能力，但应注意阿片类药物的使用剂量。

建立基本监测并记录生命体征

- 脉搏血氧饱和度仪、ECG；
- 血压、脉率；
- 呼吸频率；
- 体温；
- GCS 得分。

患有严重肺炎的患者，或先前已有肺部疾病的患者可能对初始治疗无反应。当患者出现以下现象时，应尽早考虑转入 ITU：

- 给予高流量吸氧后，仍存在低氧血症，例如 SpO_2 < 90% 或

$PaO_2 < 8 \text{ kPa}$（60 mmHg）；
- 疲倦，昏睡，$PaCO_2$ 上升；
- 低血压、对液体冲击无反应或代谢性酸中毒（均意味着感染性休克）。

气胸

气胸可能是自发的（通常见于年轻男性）或继发于 COPD、哮喘、肺癌或胸部穿透伤。小量的气胸可能无症状。特异性症状包括主诉突发的单侧胸膜炎性胸痛。

视诊
- 呼吸困难；
- 胸廓起伏不对称；
- 伤口。

听诊
- 气胸侧通气减少。

触诊
- 气胸侧胸廓起伏减小；
- 叩诊——气胸侧呈过清音；
- 皮下气肿。

初始治疗
- 通过带有储氧囊的面罩进行高流量吸氧——这将有助于限制气胸的发展或缩小气胸的范围。

建立基本监测
- 脉搏血氧饱和度仪、ECG；
- 血压、脉率；
- 呼吸频率；
- GCS 得分。

建立静脉通路
- 开始缓慢输液；
- 如果需要，给予镇痛药。

辅助检查

- 进行 CXR 检查：
    - 如果气胸＞ 20% 显像肺容积，抽气治疗；
    - 在严格无菌操作和局麻下，将 16 G 针头置入锁骨中线第二肋间；
    - 通过三通接头连接 50 ml 注射器；
    - 最多抽出 2.5 L 的气体或直到患者开始咳嗽或感觉到阻力。
- 抽气后复查 CXR。如果气胸复发，则需要通过胸廓造口术置入引流管进行引流。

张力性气胸

当气体在吸气时被吸入，而在呼气时不能被排出，或气体在正压通气时被强制吸入时，会导致胸膜腔内的气体量迅速增加。这种情况被称为张力性气胸（tension pneumothorax），其最常见原因是创伤，但在置入中心静脉导管时，针头意外刺破胸膜后也会发生。逐渐增加的胸内压力最初导致肺组织萎陷，随后会造成纵隔移位、静脉回流受阻和心血管衰竭。张力性气胸会即刻危及生命，处理不及时会导致心脏停搏。特异性症状和体征包括：

- 严重的呼吸窘迫，明显的呼吸困难。
- 颈静脉怒张（在患者不存在失血性休克时）。
- 一侧胸廓运动减弱——可能出现过度膨胀和固定不动。
- 患侧呼吸音消失。
- 患侧过清音。
- 心动过速和低血压。
- 气管向健侧偏移——通常可在心脏停搏之前发现。
- 发绀。

初始治疗

- 通过带有储氧囊的面罩进行高流量吸氧。
- 建立静脉通路，开始快速输液。
- 如果患者处于危急状态，但不能立即进行胸廓造口术，可将 14 G 或 16 G 针头置入患侧锁骨中线第二肋间，但这只是一个暂时的措施。
- 一旦患者脱离危险，可以在患侧腋中线第五肋间进行胸廓造口术并置入胸腔引流管。

- 进行 CXR 检查。

 关键点

- 不要因为进行 X 线胸片而延迟胸腔减压。张力性气胸是一个临床诊断。

肺水肿

虽然正常情况下会有少量液体从肺毛细血管转移到肺间质，但肺泡通常是"干的"，这些间质液通过淋巴系统排出。然而，当从毛细血管转移出来的液体过多，超过淋巴系统的调节能力时，组织间隙和肺泡均会发生水肿。虽然肺水肿（pulmonary edema）的可能原因很多（表 9.9），但通常与两种情况有关：

- 左心室衰竭（left ventricular failure，LVF）导致跨毛细血管静水压增加。
- 严重脓毒症和急性呼吸窘迫综合征（acute respiratory distress syndrome，ARDS）时，肺毛细血管通透性增加。

以下内容基于治疗继发于急性 LVF 的肺水肿患者。通过体格检查，很多临床发现都可提示肺水肿。

表 9.9　肺水肿的原因

跨毛细血管静水压增加	肺毛细血管通透性增加
• 急性冠脉综合征	• 严重脓毒血症
• 严重心动过缓	• 吸入性肺炎
• 严重心动过速	• 急性胰腺炎
• 严重瓣膜性心脏病	• 重大创伤
• 液体超负荷，如医源性、肾衰竭	• 大量输血
• 感染性心内膜炎／心肌炎	• ABO 血型不合输血
• 心包积液／心脏压塞	• 栓塞：脂肪或羊水
	• 烧伤：皮肤或吸入性损伤

视诊

- 呼吸衰竭的征象：
  - 呼吸困难；
  - 呼吸急促；
  - 中央型发绀或苍白。
- 咳粉红色泡沫痰；
- 出汗；
- 颈静脉怒张（颈静脉压升高）。

听诊

- 细小的吸气相湿啰音 / 捻发音；
- 哮鸣音；
- 额外心音（奔马律）；
- 心脏杂音。

触诊

- 心尖搏动移位；
- 抬举性心尖搏动。

初始治疗

- 使用带有储氧囊的面罩以 15 L/min 的流量进行高流量吸氧。
- 尽可能使患者坐直；这可减少心脏的静脉回流、肺毛细血管压力和左心室充盈压。

建立基本监测

- 脉搏血氧饱和度仪、ECG；
- 血压、脉率；
- 呼吸频率；
- GCS 得分。

建立静脉通路

- 给予静脉注射利尿剂（例如分次给予呋塞米 20 ～ 100 mg）；这可使血管扩张，从而降低前后负荷；而之后的利尿作用可再次降低前负荷。
- 静脉滴注硝酸盐，如硝酸异山梨酯，可进一步降低前负荷。输注速度通常以 2 mg/h 开始，并且逐渐增加到能维持收缩压

＞ 100 mmHg 的可能的最大输注速度。

- 谨慎静脉滴定二乙酰吗啡（又称海洛因）（每次 1 mg，最多 5 mg），可以减轻焦虑和降低过度应激的交感神经系统张力，同时进一步使血管扩张。

辅助检查

- CXR：可显示肺水肿的病理特征，是确诊的关键（图 9.5）。
- 12 导联 ECG：对于确定或排除急性冠脉综合征（acute coronary syndrome，ACS）是必不可少的（见图 9.7）。

进一步措施

- 通过面罩持续正压通气（continuous positive airway pressure，CPAP）可能是有益的，有时急诊病房就有此设备。它可以通过以下方式改善氧合：
  ○ 增加功能残气量，减少呼吸作功。
  ○ 重新开放闭合的和通气不足的肺泡（复张），从而减少肺内分流。
  ○ 减少左心室前后负荷，减轻心力衰竭的程度。
- 如果患者状况未能通过这些措施得到改善，则应考虑使用正性肌力药（例如多巴酚丁胺），特别是如果同时存在低血压时。
- 做出将患者转移到重症监护治疗病房进行有创通气的决定一定要谨慎。

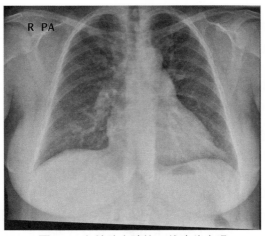

图 9.5　急性肺水肿的 X 线胸片表现

肺栓塞

肺栓塞（pulmonary embolism，PE）是住院患者发生并发症和死亡的常见原因。大部分 PE 都可以通过第 1 章中所描述的危险分层和预防方式得以避免，但一小部分患者仍然会发生 PE，表现为循环衰竭或无脉电活动（pulseless electrical activity，PEA）。可以使用 Wells 评分来评估患者发生 PE 的风险。以下标准对应相应的分数，总分越高则发生 PE 的风险越高：

- 最近 4 周内手术或制动；
- 恶性肿瘤；
- 深静脉血栓（deep venous thrombosis，DVT）/ 肺栓塞病史；
- 咯血；
- 心动过速（> 100 次 / 分）；
- 有 DVT 临床症状；
- 没有比 PE 更可能的诊断。

视诊

- 呼吸衰竭的征象；
- 颈静脉怒张；
- DVT 的临床证据。

听诊

- 胸膜摩擦音；
- 急性三尖瓣反流的心脏杂音；
- 额外心音（奔马律），第二心音异常分裂。

触诊

- 心动过速和低血压；
- 奇脉。

其他发现

包括：

- 胸痛；
- 咯血；
- 发热；
- 晕厥；

- 特异性心电图表现（见下文）。

初始治疗

一定程度上取决于 PE 的严重程度。

- 首先，所有患者都应使用储氧面罩吸氧，流量 15 L/min。
- 多数患者需要镇痛治疗。
- 所有患者都应进行抗凝治疗，可以皮下注射低分子量肝素或静脉注射普通肝素，直至诊断明确或排除。如果允许，也可以口服抗凝药物。

对于病情严重的患者

- 开放静脉通路（16 G 套管或更大）；给予液体冲击，每次 500 ml 加温的晶体液或胶体液。如果没有取得满意效果，则可以重复液体冲击至总量达到 2 L。
- 在围停搏期（periarrest），可能需要使用正性肌力药或血管加压药来维持循环。此外还需要请重症监护专家进行急会诊，给予处理建议。
- 当出现严重低血压或心律失常等循环衰竭的表现时，需要在确定没有抗凝治疗的禁忌后，开始静脉抗凝治疗。

BTS 发布了疑似急性肺栓塞处理指南（见"扩展阅读"）。

辅助检查

- X 线胸片：通常表现不明显。偶尔病变累及肺动脉的一支或两支时会有显著改变，在肺梗死后可能继发出现外周楔形改变——某个肺野形状异常。由于存在少量渗出，可能表现为肋膈角消失。
- ECG：最常见的表现为窦性心动过速。右心高负荷的特异性波形及典型的 S1、Q3、T3 波形则很少出现。即使没有出现特异性波形，也不能排除 PE 的诊断。
- 动脉血气分析：典型的 PE 表现为低氧血症和低碳酸血症，但没有特异性。
- D-二聚体（D-dimer，一种纤维蛋白降解产物）定量：几乎所有的急性肺栓塞均会引起 D-二聚体的升高，但遗憾的是，还有其他原因也会引起 D-二聚体升高。如果 D-二聚体正常，则可以基本排除 PE 的诊断。

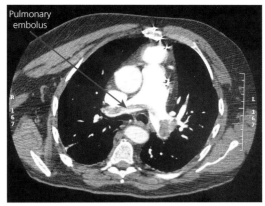

图 9.6　CT 肺动脉造影显示肺动脉中的"鞍状血栓"征象

- 影像学：明确诊断可能需要行肺通气灌注扫描或 CT 肺动脉造影（CT pulmonary angiography，CTPA）（图 9.6）。近半数严重肺栓塞患者在行床旁心脏超声检查时表现为右心异常。

低血压

低血压是我们被呼叫去处理急症患者的常见原因，特别是在术后阶段。血压作为 EWS 系统中的一个重要指标，每个患者都应常规测量，但血压并不能作为生命受到威胁的敏感或特异性指标，除非血压极低或极高。

低血压的原因很多（见表 9.6），但受其他系统的影响，低血压原因的明确需要综合考虑病史和检查结果。在排除气道和呼吸因素后，应重点检查患者的以下体征和症状：

视诊

- 脑灌注受损的证据，意识水平：
  - 定向力正常——好；
  - 意识错乱 / 躁动——差；
  - 淡漠——更差。
- 呼吸急促、呼吸困难。
- 颜色：苍白、发绀、潮红。
- 出汗。
- 颈静脉：塌陷或充盈（颈静脉压增高）。

听诊

- 异常呼吸音；吸气相细湿啰音和（或）（心脏的）喘息音。
- 额外心音（奔马律）或心脏杂音。
- 呼吸音改变或消失。

触诊

- 脉搏：包括脉率、强度（中心脉搏——如颈动脉、股动脉，以及外周脉搏——如桡动脉、足背动脉）以及是否规律。
- 毛细血管再充盈时间：
  - 分别用力按压胸骨（中心再充盈时间）和手指（外周再充盈时间）5 秒使之苍白；
  - 正常情况下皮肤颜色应在 2 秒之内迅速恢复；
  - 外周毛细血管再充盈时间延长提示低心排血量和（或）低灌注压，而中心毛细血管再充盈时间延长则是预后不良的征象；
  - 该结果在患者低体温时不可靠。
- 心尖搏动的位置。
- 气管的位置。

最后，注意患者的液体平衡，尤其是近 12 h 的尿量。

低血压的患者通常被认为处于"休克"状态。严格地讲，休克的定义是"组织的含氧血灌注不足"。虽然低血压是休克常见的特征，但是在休克早期并不都会出现低血压。由于在临床中很常见，以下几种类型的休克将会在下文进行详细描述：

- 低血容量休克（hypovolaemic shock），
- 感染性休克（septic shock），
- 过敏性休克（anaphylactic shock），
- 心源性休克（cardiogenic shock）。

低血容量休克

导致低血容量休克的常见原因包括出血（显性出血或隐匿出血）、胃肠道大量丢失液体（例如腹泻、呕吐、经瘘管丢失）、重大组织创伤后导致的第三间隙液体大量丢失以及硬膜外麻醉后的相对低血容量。后两者见第 8 章。

低血容量休克的特征性表现为交感神经兴奋性增高：

- 血管收缩及其导致的皮肤苍白、外周性发绀、四肢冰冷、毛细血管再充盈时间延长；

- 外周静脉塌陷；
- 心动过速；
- 出汗；
- 脉压减小；
- 少尿。

术后患者可能存在活动性出血的表现：

- 引流管或伤口大量出血；
- 腹部膨隆；
- 伤口肿胀。

初始治疗

- 所有的患者都应通过储氧面罩吸氧，流量为 15 L/min。
- 所有患者都需要开放大口径静脉通路（14 G 或 16 G 套管）。肘窝是建立外周大静脉的最佳位置。严重低血压时，应该在双侧各建立一条静脉通路。在连接静脉输液前，应采血进行实验室检查（见下文）。
- 给予快速液体冲击（超过 5 ~ 10 min）：
  - 如果收缩压 > 100 mmHg，给予 250 ml 加温晶体液（如 0.9% 盐水或 Hartmann 液）；
  - 如果收缩压 < 100 mmHg，给予 500 ml 加温晶体液；
  - 对于既往有心衰史的患者，给予 250 ml 加温晶体液。

与输注液体本身相比，液体种类（晶体液与胶体液）的选择并不很重要。但应避免输注含糖液，因为其血管内容量效应极低，输注后会迅速分布于全身，并且其还会引起血糖升高并增加危重患者的死亡率。

- 每 5 min 重复测量血压和心率，判断是否有好转的征象：心率下降、血压升高、意识状态改善。如果没有改善，应考虑留置导尿管以监测尿量，每小时 0.5 ~ 1.0 ml/kg 的尿量说明重要脏器灌注充足。
- 如治疗效果不满意，应重复进行液体冲击。
- 动脉血气分析可以帮助判断休克的病理生理学效应。严重且长时间地处于休克状态会导致代谢性酸中毒，表现为 pH 降低、BE 负值增加和血清乳酸值增高。连续血气分析可用于评估治疗效果。

- 如果治疗无效，应尽快寻求高年资医师帮助。即使患者对液体冲击的反应满意，也应寻求高年资医师的帮助以确定进一步的治疗方案。

- 经胸超声心动图（transthoracic echocardiography，TTE）越来越多地被应用于临床诊断，包括低血容量（心室充盈减少）和左心室功能不全（见下文）。

- 急性失血可能是显性的，也可能是隐匿的，但都必须紧急处理。需要迅速转运患者至手术室或介入放射科，并且需要输血进行液体复苏。但有效止血应优先于恢复正常血压。快速、高容液体复苏将会加剧出血且影响预后。

- 低血压复苏需要在经验丰富的临床医师的指导下进行。

辅助检查

- FBC、U&Es、血糖、C 反应蛋白、凝血功能、血培养（如有感染征象）。

- 血型及交叉配血，以备输血。

- 12 导联 ECG，判断是否存在心律失常和心肌缺血。

- X 线胸片，判断是否存在血胸、气胸、心力衰竭和感染。

- 动脉血气分析评估氧合、通气和酸碱平衡。

- 腹部和（或）胸部超声判断是否有游离液体。

- 留取分泌物进行微生物学检查。

对于怀疑心力衰竭的患者应尽早进行有创监测，如中心静脉压。早期进行直接动脉压的监测也同样有价值（表 9.10）。现在通过脉搏波形分析技术，用一根动脉导线就可以监测心排血量（见第 3 章）。

脓毒症和感染性休克

脓毒症导致的低血压的病理生理变化与低血容量休克或心源性休克完全不同。感染、创伤、烧伤或急性胰腺炎等重大伤害引发机体处于高代谢的炎性反应状态，被称为全身性炎症反应综合征（systemic inflammatory response syndrome，SIRS）。SIRS 的标准有四项，符合其中两项即可诊断：

- 体温 > 38℃或 < 36℃；

表 9.10　直接动脉测压的优点和缺点

优点
- 精确（尤其是在血压极高和极低时）
- 连续测量可以在血压发生重大变化时立即发出警告
- 动脉波形的形态能够提供与心肌收缩力和其他血流动力学变量有关的信息
- 便于经常动脉采血

缺点
- 需要专业的插管技术和后续护理
- 如果设备设置不正确，测得数据可能不准确
- 穿刺部位血肿
- 穿刺部位感染 / 菌血症 / 败血症
- 导管断开出血
- 栓塞
- 动脉血栓形成

- 心率＞ 90 次 / 分；
- 呼吸频率＞ 20 次 / 分或者 $PaCO_2$ ＜ 4.2 kPa（31.5 mmHg）；
- 白细胞计数＞ 12 000/mm^3 或＜ 4000/mm^3 或未成熟白细胞＞ 10%。

　　脓毒症是指确定或怀疑 SIRS 由感染所致。当感染击溃了患者的免疫系统，会发生血行全身性播散（即败血症），引发炎症级联反应。炎症介质的释放可导致强烈的血管舒张、毛细血管渗漏以及微循环血流分布不均，并反射性地引起交感神经兴奋性增加，表现为心动过速、每搏量增加、心排血量增加。尽管如此，仍然可能会出现低血压（SBP ＜ 90 mmHg）和低灌注［血清乳酸＞ 2 mmol/L、尿量＜ 0.5 ml/（kg·h）］，这种情况即为严重脓毒症（severe sepsis）。感染性休克就是严重脓毒症的一种，即虽经充分液体复苏依然存在顽固性低血压（SBP ＜ 90 mmHg）和灌注异常（血清乳酸＞ 4 mmol/L）。

　　未经识别和治疗的感染性休克将会进展为多器官功能障碍综合征（multiple organ dysfunction syndrome，MODS）——器官功能改变，如果没有机械通气或肾替代治疗等干预措施将无法维持正常的稳态。感染性休克的典型表现通常是：

- 发热；
- 呼吸急促；
- 毛细血管再充盈时间正常，末梢温暖、红润；
- 心动过速；
- 脉压增大，洪脉；
- 少尿。

初始治疗

根据"拯救脓毒症运动"（Surviving Sepsis Campaign）集束化方案（bundles）[9.7]。

在出现或诊断感染性休克的 3 h 之内：

- 给予高流量吸氧；
- 使用抗生素治疗前，先留置血培养；
- 监测血乳酸水平；
- 使用广谱抗生素；
- 如果低血压或者血乳酸 > 2 mmol/L，给予 250 ~ 500 ml 晶体液进行液体冲击，最大可至 30 ml/kg。

应在 6 h 内完成：

- 开始使用血管加压药以维持平均动脉压（mean arterial pressure，MAP） > 65 mmHg（如果液体复苏对低血压无效）。
- 如果液体复苏后仍持续存在低血压或血乳酸 > 4 mmol/L，应进一步评估容量和组织灌注状态：
  - 临床检查；
  - 床旁超声；
  - 中心静脉置管，监测 CVP 或 $ScvO_2$；
  - 评价液体冲击和被动抬腿的反应。
- 重复测量血乳酸。

早期抗生素治疗与改善生存率密切相关，甚至比液体复苏更为重要。每延迟使用抗生素 1 h，则脓毒症的死亡率增加约 7%。

大量液体通过毛细血管渗漏会导致急性复苏所需的液体量非常大——几小时内可能就会超过 5 L。持续的液体输注将不可避免地导致肺间质和肺泡水肿、呼吸窘迫和低氧血症，即急性呼吸窘迫综合征（acute respiratory distress syndrome，ARDS）。这个问题已经越来越被重视，已经在初始液体复苏后（通常在约 2000 ml 之后）更早地开始使用血管加压药。对于那些在液体复苏后组织灌注没有改善（感染性休克）的患者，则需要转送至重症监护治疗病房，以继续使用血管加压药并建立有创血流动力学监测。

过敏反应

麻醉中出现的药物不良反应大多是轻微和短暂的，主要是组胺释放导致的皮肤局部荨麻疹。由麻醉药引起的过敏反应的发生率在 1：10 000 至 1：20 000 之间，且在女性中更常见。英国药品监管局（Medicines Control Agency）统计的数据显示，麻醉药引起的过敏反应有 10% 是致死性的，而全部药物引起过敏反应的致死比例仅为 3.7%。造成差异的原因可能是麻醉药的给药途径多为静脉注射。过敏反应的临床特征包括（按发生频率顺序）：

- 严重低血压；
- 严重支气管痉挛；
- 皮肤变化——红斑、荨麻疹；
- 血管源性水肿，可能涉及气道；
- 瘙痒、恶心和呕吐；
- 低氧血症。

 关键点

- 单独出现的皮肤改变不是过敏反应的征象。

循环衰竭是最常见和最严重的表现。哮喘患者通常会发生难以治疗的支气管痉挛，导致更大的死亡风险，特别是当哮喘控制不佳或延误治疗时。任何可能减少患者儿茶酚胺释放的情况（如 β 受体阻滞剂、脊髓麻醉）都会使其严重程度增加。

过敏反应包括变态（IgE 介导）反应和非变态（非 IgE 介导）反应作用下的肥大细胞和嗜碱性粒细胞的脱颗粒以及组胺、5- 羟色胺（5-HT）和相关血管活性物质的释放。后者被称为类过敏反应，但现在已不再使用该术语。欧洲变态学和临床免疫学学会术语委员会提出了过敏反应的广义定义：

过敏反应是一种严重的危及生命的全身性或系统性超敏反应。

过敏反应的原因

总的来说，过敏反应最常见的诱发因素是食物、药物、昆虫叮咬和乳胶。麻醉期间最常见的诱发因素如下：

- 麻醉药：
  - 肌松药（约 60%）：琥珀胆碱、罗库溴铵、阿曲库铵、维库溴铵；
  - 全麻诱导药（5%）：硫喷妥钠、丙泊酚。

- 乳胶（20%）。
- 抗生素（15%）：
  - 青霉素（占所有抗生素相关过敏反应的70%）；
  - < 1% 的对青霉素过敏的患者可能会与新型头孢菌素发生交叉反应。
- 静脉输液：胶体（3%）。
- 阿片类药物（2%）。

即刻处理

以下建议基于复苏委员会（英国）发布的指南[9.8]：

- 立即停止所有可能诱发过敏反应的药物。
- 寻求帮助。
- 保持气道通畅，给予高流量吸氧。
- 在通气不受影响的前提下，抬高患者双下肢。
- 在 ECG 监测下，**缓慢**静脉注射肾上腺素 50 μg（0.5 ml 的 1：10 000 溶液）。将肾上腺素稀释至 1：100 000（10 μg/ml）可以更好地滴定并降低发生不良反应的风险。如果没有心电监测，可以肌内注射肾上腺素 0.5 mg（0.5 ml 的 1：1000 溶液）。如果 5 min 内没有改善，可重复给药。
- 确保充足的通气：当存在自主通气不足或严重支气管痉挛时，需要行气管插管。当存在严重喉水肿时，气管插管可能非常困难，此时需要考虑应用针头进行环甲膜穿刺或建立外科气道。
- 维持循环：开始快速静脉输注液体 10 ～ 20 ml/kg。首先使用晶体液可能比胶体液更安全。如果大动脉搏动消失，则应选择合适的方案开始进行心肺复苏（见下文）。
- 监测：
  - ECG、SpO$_2$、血压、呼气末 CO$_2$。进行动脉置管和血气分析。
  - 监测 CVP 和尿量以评估循环容量。

后续处理

- 抗组胺药：氯苯那敏（H$_1$ 受体阻滞剂）10 ～ 20 mg 缓慢 IV 或 IM。没有证据提示应使用 H$_2$ 受体阻滞剂。
- 类固醇：氢化可的松 200 mg 缓慢 IV 或 IM，有助于减少晚期并发症。

- 支气管扩张剂：沙丁胺醇 2.5 ～ 5.0 mg 雾化吸入或 0.25 mg IV，异丙托溴铵 500 μg 雾化吸入。当存在严重的哮喘样表现或者如果患者正在服用 β 受体阻滞剂时，镁 2 g（8 mmol）缓慢 IV 可能是有效的。镁可能引起潮红并加重低血压。

应尽快将患者转移至 ITU 进行进一步的治疗和监测。过敏反应的严重程度不同，可以是双时相的、迟发的（特别是乳胶过敏）和持久的。可能需要输注肾上腺素。还要注意，张力性气胸（继发于气压伤）也可能是发生低血压的原因。

辅助检查

测定血浆肥大细胞类胰蛋白酶水平最有价值。应在治疗后立即采集血样，并于过敏发生后约 1 ～ 2 h 和 24 h 重复测定。类胰蛋白酶水平升高可证实该反应与肥大细胞脱颗粒相关，但不能区分过敏反应和类过敏反应。试验结果阴性也不能完全排除过敏反应，还需要针对过敏原进行后续的跟踪和识别。

最后，应详细记录这些信息，并通过口头和书面方式通知患者及其全科医生。在英国，需要填写 BNF 中的"黄卡"，以向英国药物和保健产品监管机构（MHRA）报告药物的不良事件。

普遍的特异性反应并不能有效预测患者对麻醉药产生免疫反应的风险。如患者有"对麻醉药过敏"的病史则应高度重视，因为同类药物之间交叉反应的风险很高。必须详细询问这些患者的病史[9.9]。

心源性休克

由急性冠脉综合征（acute coronary syndrome，ACS）相关的急性心力衰竭引起的心源性休克存在特殊的治疗方式，因此正确的诊断非常重要。诊断通常可根据疾病的临床特点和典型的体征做出。低血压和 ACS 处理的相关内容将会在本章下文给予介绍。

大多数心源性休克的患者会出现左心室衰竭，可以分为以下两种类型：

- "前向衰竭"——每搏量和心排血量减少。症状和体征包括：苍白、周围性发绀、四肢冰冷、毛细血管再充盈时间延长、少尿、意识变化和奔马律。
- "后向衰竭"——左心急性扩大和肺循环淤血，最终导致发生急性肺水肿。症状和体征包括：呼吸困难、哮鸣音、咳粉红色泡沫样痰、发绀、肺底湿啰音和心尖搏动移位。

两种类型的心力衰竭通常同时存在。

- 对于部分急性下壁心肌梗死的患者，主要问题可能是右心室衰竭，而不是左心室衰竭。症状和体征包括：外周水肿、颈静脉怒张、肝肿大（有触痛）、腹水和胸腔积液。

初始治疗

- 最初的治疗包括上文所述的针对肺水肿的治疗。
- 心排血量差的患者通常没有低血容量，因此当存在过高的充盈压时，液体冲击对这类患者没有益处。
- 可能需要应用多巴酚丁胺的正性肌力作用来改善左心室收缩力，此时需要将患者转移至重症或冠心病监护病房进行有创监测。
- 如果通过监测确定存在充足或过度的左心室充盈压，则需要应用利尿剂和血管扩张剂来改善心排血量。
- 主要表现为右心衰竭的患者不适宜限制液体——右心室的功能差导致左心室充盈不佳，此时液体冲击可能是有益的。

辅助检查

- CXR 可显示出心脏扩大、肺充血、Kerley B 线、肋膈角消失。
- 12 导联 ECG 可提示心肌缺血或心律失常（见下文）。
- 超声心动图可提示左心室和右心室功能不全（缺血、心肌病）或瓣膜性疾病。
- 血液检查如上所述，外加心肌梗死标志物（肌钙蛋白）。

少尿

能够维持机体内环境稳态的最少尿量约为 500 ml/d。如果尿量低于此水平或者肾不能产生足够量的适当浓度的尿液，则会导致肾衰竭[9.10]。少尿通常定义为 < 0.5 ml/（kg·h）。无尿是指完全没有尿液产生，确诊需要先给患者留置导尿管。对于已经留置导尿管的患者，无尿的最常见原因是导尿管堵塞！可以结合下腹部的触诊来明确诊断。无论如何，对于这些患者都应冲洗或更换导尿管。对于普通病房的患者，少尿的最重要原因包括：

- 以下原因导致的低血容量：
  ○ 液体摄入不足；

- ○ 经引流管、胃肠道丢失（呕吐、腹泻、瘘）；
- ○ 大手术后第三间隙丢失；
- ○ 出血；
- ○ 脓毒症。
- 对手术的应激反应（见第 8 章）。

没有及时发现和治疗低血容量将会导致肾前性的急性肾损伤（acute kidney injury，AKI）。及时的诊断和治疗，特别是充足的容量复苏，通常能够缓解肾前性 AKI 并增加尿量。AKI 的病因也可以是肾性和肾后性的。病因总结见表 9.11。

类似地，如果早期发现并且消除了梗阻，肾后性 AKI 也可能是可逆的，有时简单的导尿就可能解决问题。

液体摄入不足的患者会出现脱水的症状和体征，其严重程度取决于液体缺乏的程度：

- 体重减轻＜ 10% 时：
- ○ 口渴、口干；
- ○ 心动过速；
- ○ 外周静脉和中心静脉萎陷（低 CVP）；
- ○ 皮肤张力降低。

表 9.11　急性肾损伤的病因学

肾前性：
- 脱水，例如呕吐、腹泻
- 出血
- 心源性休克
- "第三间隙丢失"，例如外伤、大手术、肠梗阻
- 脓毒症
- 烧伤

肾性：
- 急性肾小管坏死（通常继发于严重的肾前性肾衰竭）
- 脓毒症
- 严重的梗阻性黄疸
- 输血反应
- 继发于缺血性肌肉损伤和横纹肌溶解的肌红蛋白血症
- 急性肾小球疾病
- 感染，例如急性肾盂肾炎
- 血管炎

肾后性：
- 双侧尿路梗阻（如肿瘤）

- 体重减轻＞10％时：除上述症状外，还表现为呼吸频率加快、低血压、无尿、谵妄、昏迷。

患者的液体平衡图通常会呈现脉率加快、尿量减少、血压下降和呼吸频率上升的趋势。

初始治疗

当被呼叫去看病房的少尿患者时，最初的处理是识别和治疗气道、呼吸和循环的相关问题。

- 低氧血症：如上文所述立即进行吸氧治疗。
- 低血压：识别可能导致低血压的原因，并按照上文所述的方法进行治疗。大多数情况下需要液体复苏治疗。恰当的容量复苏后，尿量的增加会延迟出现——此时不要给予利尿剂（如呋塞米），这在肾前性肾衰竭的治疗中没有益处。
- 紧急排除肾后性原因：在临床上通常是通过排除尿潴留来完成的，确保导尿管（如果存在）没有阻塞。
- 停止所有的肾毒性药物：包括 NSAIDs、氨基糖苷类和血管紧张素转化酶（ACE）抑制剂。对乙酰氨基酚在急诊应用是安全的。

任何导致急性肾前性肾衰竭的情况必须进行处理，例如继发于腹部脏器穿孔的脓毒症需要紧急行开腹手术。这些情况被消除或治疗后，应遵循最新的指南进行后续处理[9.11]。

辅助检查

- FBC：通常会因为脱水而显示血细胞比容增加；如果存在感染，白细胞计数升高。
- 血尿素、电解质和肌酐测定：通常会显示为血钠和尿素升高，但血肌酐几乎不升高。
- 尿钠减少（表9.12）。
- 血浆和尿渗透压：尿液渗透压高于血浆渗透压，通常＞1.5∶1。
- 肾和输尿管超声检查：排除尿路梗阻。

如上文所述，未能识别和治疗这些问题将会导致 AKI 和急性肾小管坏死（ATN）的发生。主要根据病史和检查来诊断：

- 留取血样进行血尿素、电解质和肌酐测定；
- 估算的肾小球滤过率（estimated glomerular filtration rate, eGFR）；

表 9.12　肾前性肾衰竭和肾性肾衰竭的鉴别

	肾前性肾衰竭	肾性肾衰竭
尿液浓度	高	稀释
尿比重	≥ 1020	< 1010
渗透压（mOsmol/L）	> 550	< 350
尿钠（mmol/L）	< 20	> 40
尿液 / 血浆渗透浓度比	≥ 2∶1	1.1∶1
尿液 / 血浆尿素比	≥ 20∶1	< 10∶1
尿液 / 血浆肌酐比	≥ 40∶1	< 10∶1
血浆尿素（mmol/L）/ 肌酐（μmol/L）比	> 0.1	< 0.1

- 测定肌酐清除率；
- 尿液分析。

血清尿素和肌酐升高即为肾衰竭。但需要注意以下几个误区：

- 对于某些特殊患者，血清尿素和肌酐值正常不代表肾功能正常。虚弱、老年患者血清肌酐值可能在正常范围内，但实际上肾功能可能异常。
- 单纯的尿素和电解质测定可以初步反映肾功能，但仅在患者肾功能稳定的状态下才可靠。急性少尿患者的尿素和电解质可能是正常的。
- 许多实验室可以提供基于患者年龄、性别和体重计算出来的估算的 GFR（eGFR）。这种算法在血清肌酐上升或下降的急性期无效。
- 只有在肾功能严重受损时，这些数值才会发生变化。当 GFR 低于约 30 ml/min（正常值为 125 ml/min）时，血清肌酐才开始明显高于正常范围。中度升高的肌酐表示总体的肾功能损害已相当严重。
- 尿素升高可能有其他原因。对于脱水的患者，尿素浓度相对高于肌酐可能提示脱水而并没有 AKI。在上消化道出血中，大量蛋白质分解会导致尿素产生增加，从而使尿素血清浓度升高。当然，以上这些情况也都容易发展为 AKI。

尿液分析显示尿液稀释，渗透压低（尿：血浆渗透压比，1.1∶1）（见表 9.12）。尿液显微镜检查可能存在管型（提示 ATN 和肾小球肾炎）和微生物（尿路感染是 AKI 的常见原因）的存在。然而，尿液分析对于诊断少尿的原因是否为肾前性肾衰竭没有意义（见表 9.12）。

应将血清尿素和肌酐升高的急性肾衰竭患者转移至重症监护治疗病房进行中心静脉压、直接动脉压和心排血量监测，以便更加可靠地指导液体治疗。如果需要，可以应用连续性静脉-静脉血液滤过，为患者进行肾替代治疗（renal replacement therapy，RRT），这是一种类似于间歇性血液透析的体外肾支持治疗。

如果排除了肾前性和肾后性原因，那么可能就是肾本身存在问题。需要请肾病学专家进行紧急会诊，以协助检查和治疗。

胸痛

如上文所述，许多紧急情况都以胸痛为典型表现。本节将重点讲述急性冠脉综合征所致的胸痛：不稳定型心绞痛、非 ST 段抬高型心肌梗死（non-ST segment elevation myocardial infarction，NSTEMI）和 ST 段抬高型心肌梗死（ST segment elevation myocardial infarction，STEMI）。治疗依据复苏委员会（英国）发布的相关指南[9.12]。疼痛提示由于心肌血供突然发生显著减少而导致心肌缺血或心肌梗死。这与冠状动脉壁平滑肌收缩或血栓形成以及动脉粥样硬化斑块导致冠状动脉部分或完全闭塞相关。急性心肌缺血或梗死的症状和体征包括：

- 中央型胸痛，常被描述为钝痛或压榨性疼痛；
- 疼痛经常放射至颈部、下颌、左臂 / 双臂或上腹部；
- 恶心、呕吐；
- 苍白；
- 出汗；
- 心动过速；
- 呼吸困难；
- 心力衰竭。

尽管上面描述的疼痛看上去是很典型的，但并不是所有患者都如此。老年人、糖尿病患者和术后患者可能无胸痛表现。

不稳定型心绞痛

以下情况出现一条或多条，可以诊断不稳定型心绞痛：

- 劳力时发生心绞痛，但引发心绞痛的活动量逐渐减小；

- 无诱因发生心绞痛；
- 疼痛延长的心绞痛提示心肌梗死，但没有 ECG 或实验室证据。

12 导联 ECG 可表现为：

- 正常；
- ST 段压低（急性心肌缺血）；
- T 波倒置（非特异性）。

血清肌钙蛋白或心肌酶不升高。

非 ST 段抬高型心肌梗死（NSTEMI）

诊断取决于：

- 如上文所述的胸痛，通常持续 20 min 以上；
- 非特异性 ECG 变化：12 导联 ECG 显示 ST 段压低或 T 波倒置；
- 血浆肌钙蛋白浓度升高。

ST 段抬高型心肌梗死（STEMI）（图 9.7）

诊断取决于：

- 如上文所述的胸痛，通常持续 20 min 以上；
- 12 导联 ECG 显示 ST 段抬高或新发左束支传导阻滞（left bundle branch block，LBBB）；
- 血浆肌钙蛋白浓度升高。

心脏特异性肌钙蛋白的释放是心肌梗死的证据，但是不能因肌

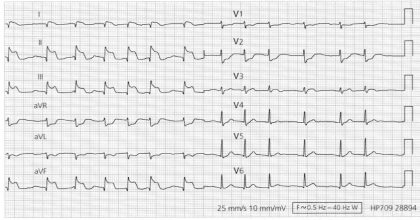

图 9.7　STEMI 的 12 导联 ECG；Ⅱ、Ⅲ和 aVF 导联 ST 段抬高的下壁心肌梗死

钙蛋白水平暂时未升高而延迟 STEMI 治疗。肌钙蛋白水平是风险预测的重要指标；其数值越大，远期事件或死亡的风险就越高。

肌钙蛋白水平在上文描述的许多其他急性疾病中也可能升高，包括肺栓塞、心力衰竭、肾衰竭和脓毒症。

初始治疗

所有 ACS 的患者应立即给予以下治疗：

- 阿司匹林（aspirin），300 mg 口服，碾碎后服用或咀嚼。
- 硝酸酯，通常舌下含服硝酸甘油（glyceryl trinitrate，GTN），除非存在低血压。
- 如果存在低氧血症（吸空气时 $SpO_2 < 94\%$），给予吸氧：
  - 建立监测后，先给予高流量吸氧，然后滴定至 SpO_2 94% ～ 98%；
  - 如果存在 COPD，则 SpO_2 目标值设为 88% ～ 92%。
- 如果需要镇痛，通常应用滴定法静脉注射吗啡，直至疼痛缓解。

持续 STEMI 需要紧急行冠状动脉再灌注治疗，可以选择直接经皮冠状动脉介入治疗（primary percutaneous coronary intervention，PPCI）或纤维蛋白溶解治疗。如果发病还没有超过时间窗，则 PPCI 是首选的治疗手段。理想情况下，从患者呼救至尝试开通闭塞动脉的时间应 < 120 min。为了达到最大疗效，行 PPCI 的患者也需要适当的抗血栓治疗。除阿司匹林外，还应给予抗血小板药物，如氯吡格雷、普拉格雷或替格瑞洛。

纤维蛋白溶解疗法可以降低死亡率，但疗效低于 PPCI。其优点为：不需要心脏导管室并且在院前即可开始治疗，特别是在患者转运至医院的时间有延误的情况下具有明显的益处。

🔑 **关键点**

不稳定型心绞痛或 NSTEMI 患者需要紧急治疗以防止冠状动脉血栓形成：

- 治疗剂量的低分子量肝素或磺达肝癸钠，皮下注射；
- 阿司匹林；
- 如果计划早期 PPCI，考虑应用糖蛋白 IIb/IIIa 抑制剂。

如果没有禁忌，应给予 β 受体阻滞剂以减少心肌氧耗。如果有心力衰竭的证据，应早期使用 ACE 抑制剂和一种他汀类药物。

所有患者都应在备有持续心电监测和除颤器的区域进行处置。应考虑行急诊冠状动脉造影以确定是否需要进行冠状动脉重建术。

心律失常

任何心律失常都可引起急性心血管损害，因为心脏泵血的有效性降低从而导致心排血量降低。多种原因都可导致心律失常，最常见的因素是：

- 结构性心脏病——例如心肌病、左心室肥大、瓣膜疾病；
- 心肌缺血；
- 电解质异常，特别是钾和镁；
- 低血容量；
- 脓毒症；
- 其他药物的副作用。

通常是多种原因的共同作用，例如长期存在左心室肥大情况下的电解质紊乱。

在初步评估患者之后，假设存在心排血量，接下来的步骤如下：

- 监测 SpO_2，如果缺氧则吸氧。
- 确保全部的复苏设备可以随时使用。
- 建立充分的静脉通路并采血。
- 建立连续 ECG 监测并记录 12 导联 ECG。
- 识别并治疗所有可逆的因素（如电解质异常）。

心律失常可导致不同程度的损害，取决于节律、心率和先前存在的心脏疾病。病情的危急程度和相应的治疗取决于是否存在不良特征（adverse features），因为这些特征通常意味着患者病情不稳定，存在进一步恶化风险且需要紧急治疗和高年资医师帮助。

这些不良特征包括以下内容：

- 休克：收缩压 < 90 mmHg，外周灌注不良。
- 晕厥：表示脑灌注受损。
- 心力衰竭：存在肺水肿。
- 心肌缺血：胸痛或 ECG 提示缺血改变。

一旦认识到潜在的节律异常及紧迫性，就可以开始针对恢复正常心率和（或）节律进行更有针对性的处理。下文的阐述基于复苏委员会（英国）2015 年发布的指南（见"扩展阅读"）。

心动过速

心动过速（tachycardia）被定义为静息心率＞ 100 次 / 分。

根据 ECG 上的 QRS 波群的持续时间可以分为：

- 窄 QRS 心动过速（QRS ＜ 0.12 s）——室上性。
- 宽 QRS 心动过速（QRS ＞ 0.12 s）——可能是心室起搏或具有异常传导通路的室上性心动过速。

如果对宽 QRS 心动过速的确切原因有疑问，可将其视为室性心动过速进行治疗。

不管是什么节律，所有**具有不良特征**的患者都需要请麻醉医师协助，在镇静或全身麻醉下进行同步电复律。最多可能需要给予三次能量递增的电击。复律所需的起始能量取决于心律失常的类型：

- 宽 QRS 波群或心房颤动——120 ～ 150 J，能量递增。
- 规律的窄 QSR 波群和心房扑动——70 ～ 120 J。
- 对于心房颤动或扑动，如果允许，尽量将除颤电极置于前后位。

如果三次电击后心律失常没有终止，则给予 300 mg 胺碘酮，10 ～ 20 min 内 IV，然后再进行一次电击。

如果患者**不存在不良特征**，可选择其他治疗方案：

- QRS 波群窄且规律——可能是室上性心动过速（supraventricular tachycardia，SVT），尝试兴奋迷走神经（按压颈动脉窦、瓦尔萨尔瓦动作）。如果无效，可以快速给予腺苷 IV，最多三次（6 mg、12 mg、12 mg）。如果窦性心律仍未恢复，则需要更多的专业帮助。
- QRS 波群窄但不规律——可能是心房颤动；给予 β 受体阻滞剂 IV。
- QRS 波群宽且规律——可能是室性心动过速（ventricular tachycardia，VT），在 20 ～ 60 min 内给予胺碘酮 300 mg IV，在 24 小时后再给予 900 mg（通过中心静脉通路）。
- QRS 波群宽但不规律——需要专业帮助，因为这种情况可能很难判定自身节律。

心动过缓

心动过缓（bradycardia）被定义为静息心率＜ 60 次 / 分。

如果存在**不良特征**：

- 立即给予阿托品 500 μg IV。
- 可以重复给药，直到达到令人满意的心率和血压或达到最大剂量 3 mg。
- 如果对阿托品的反应不好，可以开始输注肾上腺素或经皮起搏。
- 需要输注肾上腺素或经皮起搏的患者接下来还需要经静脉起搏，需要心脏病专业人员给予紧急帮助。

如果**不存在不良特征**：

- 评估心搏停止的风险。高风险与以下情况相关：
  ○ 最近发生过心搏停止。
  ○ 莫氏 2 型房室传导阻滞。
  ○ 完全性心脏传导阻滞伴宽大的 QRS 波群。
  ○ 室性停搏＞ 3 秒。
- 如果存在高风险，应按以上方式进行处理，并寻求专业帮助；
- 如果不存在高风险，则给予心电监测。

经皮起搏

经皮起搏（transcutaneous pacing）可以迅速完成，但通常会导致患者严重不适，需要镇痛和（或）镇静。

- 将电极板放置在常规的右侧和左侧胸部的位置。
- 选择所需的起搏心率，成人一般为 60 ～ 90 次 / 分。
- 选择最低能量设置（如果可用）。
- 打开起搏器，逐渐增加输出，同时观察患者和 ECG 波形。
- ECG 上将会出现起搏脉冲，随着电流的增加，最终会出现 QRS 波形。这提示"电捕获"（'electrical capture'）。
- 检查每个 QRS 波群后面是否有 T 波，以排除起搏电流产生 QRS 假象。
- 一旦发生电捕获，检查每个 QRS 波之后是否有可触及的脉搏。这提示"机械捕获"（'mechanical capture'）。
- 如果机械捕获未出现，则相当于无脉性电活动（PEA）。考虑其他可能的原因（见下文）。

心脏停搏

很不幸，医院中有大量的患者由于原发心脏疾病或继发于生理恶化而发生心脏停搏。所有医护人员，无论是现场急救人员还是心脏停搏救援团队的成员，都应具备处理心脏停搏患者的能力。以下细节基于复苏委员会（英国）发布的指南[9.12]。

理想情况下，呼叫来的心脏停搏救援团队的成员应在开始工作前进行简单会面，并完成以下工作，包括：

- 介绍各自姓名；
- 明确各自的技能和经验；
- 指定团队领导者；
- 分配角色，例如气道管理、除颤；
- 明确团队中存在的缺陷以及该如何处理——例如如果没有人能够进行气管插管；
- 确保每个人都清楚个人安全的重要性——例如使用手套和ANTT 技术（无菌无接触技术，Aseptic Non Touch Technique，ANTT）；
- 需要确保执行审查；
- 安排工作汇报。

心脏停搏的处理

如果心脏停搏发生在医院内，多数情况下，在救援团队到达之前，其他医护人员应该已经开始复苏。标准化的心脏停搏处理方法取决于初始的心脏节律是可电击复律的［心室颤动/无脉性室性心动 过 速（ventricular fibrillation/pulseless ventricular tachycardia，VF/pVT）］还是不可电击复律的（PEA 或心搏停止）。总结在图 9.8 中。

- 确认心脏停搏，同时检查呼吸和大动脉搏动（图 9.9）。
- 确保高质量的 CPR（按压-通气比 30∶2）（图 9.10）。
  - 胸外按压：双手掌根部置于胸骨下部正中，按压深度 5 ～6 cm，频率 100 ～ 120 次/分，确保每次按压后胸廓完全回弹。使用 CPR 反馈或提示设备（如果可用）。
  - 通气：单独使用储氧面罩或结合使用声门上气道装置。进行气管插管（如果会此项技术）。通气频率 10 次/分。
  - 在胸外按压的同时连接自黏式除颤电极片（图 9.11）。
- 建立安全气道后，进行不间断的按压和通气。
- 监测二氧化碳波形图（如果有）。
- 为团队成员做好分工，以便在需要除颤时尽量减少停止按压

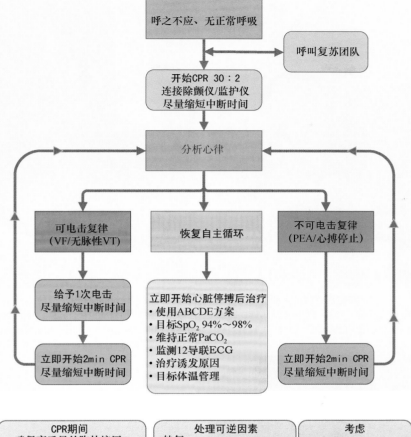

图 9.8 成人高级生命支持（ALS）流程［源自：courtesy of the Resuscitation Council（UK）.］

的时间。

- 停止 CPR 并检查监护仪上的心脏节律后，应立即恢复 CPR。中断时间应少于 5 s。

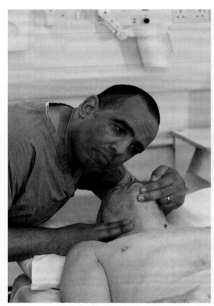

图 9.9 同时检查呼吸和脉搏以确认心脏停搏 [来源：courtesy of Dr Mike Scott and Resuscitation Council（UK）.]

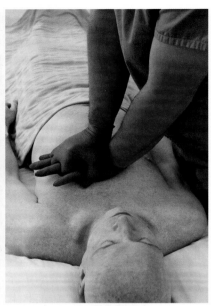

图 9.10 CPR 期间的胸外按压。注意手掌置于胸骨下部的正中 [来源：courtesy of Dr Mike Scott and Resuscitation Council（UK）.]

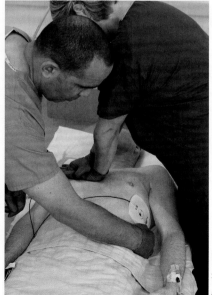

图 9.11 自黏式除颤电极片应用于胸外按压 [来源：courtesy of Dr Mike Scott and Resuscitation Council (UK).]

如果是 VF 或 pVT

1. 指定人员在除颤器上选择合适的能量并对除颤器进行充电。第一次电击应选择至少 150 J 的能量，后续电击选择相同或更高的能量。

2. 在充电期间继续胸外按压，**提醒实施按压以外的其他人员避开**，并移走所有输氧设备。

3. 一旦除颤器充电完成，**提醒实施按压的人员避开，立即释放电击**并马上重新开始胸外按压。按压暂停的时间应少于 5 s。

4. 不需要检查心律或脉搏。

5. 继续 CPR 2 min，团队的领导者为下一次暂停期间需要的处理做准备。

- 2 min 后检查监护仪：
  - 如果看到与心排血量匹配的节律，检查循环恢复的迹象，如脉搏或升高的 $ETCO_2$；
  - 如果 VF 持续存在，重复步骤 1～5。
- 2 min 后检查监护仪：
  - 如果看到与心排血量匹配的节律，检查循环恢复的迹象；
  - 如果 VF 持续存在，重复步骤 1～4；
  - 在进行 CPR 时给予肾上腺素 1 mg 和胺碘酮 300 mg IV。
- 如果 VF 持续存在，重复 "CPR—节律检查—除颤" 的 2 min 序列。
- 在每次的电击间隔（大约每 3～5 min）再次给予 1 mg 肾上腺素。
- 对于难治性 VF，识别和治疗任何可能存在的可逆因素都是有益的，如高钾血症。
- 如果自主循环已恢复（return of spontaneous circulation，ROSC），则需要将患者转移到重症监护治疗病房，进行复苏后管理。
- 如果心律转为心搏停止或无脉电活动，则改为遵照不可电击复律流程进行处理（见下文）。

看到或监测到 VF/pVT

这可能发生于冠心病监护病房、重症监护治疗病房或导管室中。除颤仪在这些地方通常都是随时可以使用的。

- 确认心脏停搏并寻求帮助。
- 如果心律是 VF/pVT，快速给予三次电击（"序贯式电击"）。
- 每次电击后，检查是否有节律变化或其他 ROSC 迹象。如果第三次电击不成功，开始胸外按压，按照成人高级生命支持（Adult Advanced Life Support，ALS）流程进行。

在这种情况下，认为此三次电击等同于标准 ALS 流程中的第一次电击。再进行两次除颤后，如果需要，可给予肾上腺素。

如果是 PEA 或心搏停止

- 确保胸外按压持续进行。
- 给予肾上腺素 1 mg IV。
- 在 2 min CPR 期间，如果尚未完成气管插管，需保护好气道。
- 2 min 后，检查节律，如果看到规律的电活动，检查循环迹象：
  - 如果有 ROSC，组织复苏后管理；
  - 如果没有 ROSC，继续 CPR 2 min，每 3～5 min 重复给予肾上腺素；
  - 每 2 min 重新检查节律；
  - 如果节律变为 VF/pVT，按照可电击复律流程处理。
- 在进行 CPR 时，识别并处理所有可逆原因（4H 和 4T）：
  - 缺氧（hypoxia）；
  - 低血容量（hypovolaemia）；
  - 低/高钾血症及代谢紊乱（hypo-/hyperkalaemia/metabolic disturbances）；
  - 低体温（hypothermia）；
  - 冠状动脉或肺动脉内血栓形成（thrombosis-coronary or pulmonary）；
  - 张力性气胸（tension pneumothorax）；
  - 心脏压塞（tamponade-cardiac）；
  - 中毒（toxins）——例如药物过量。

如果复苏不成功，团队领导者应该组织所有团队成员讨论是否停止复苏。这将需要根据患者发病前的状态、当前的心律、到目前为止对复苏的反应以及如果继续复苏，ROSC 的可能性进行综合判断。

停止 CPR 约 5 min 后确认无大动脉搏动、听诊无心音，可确认死亡。

在每次心脏停搏救治结束后，团队领导者应当确保相关的数据和信息被收集和记录。

术中心脏停搏

患者通常都会进行持续心电监测，所以基本不会出现延迟判断。遵循 ALS 流程，但要考虑特殊情况：

- 俯卧位时胸外按压仍有效——不要在变换体位上浪费时间。
- 如果除颤器不能立即使用，尝试心前区重击。
- 极度心动过缓或突发心搏停止最有可能的原因是手术刺激导致的迷走神经过度兴奋。告知外科医生暂停所有操作；如果没有反应，给予 0.5 mg 阿托品，根据需要可以重复给药。
- 静脉注射肾上腺素，剂量按 50 ～ 100 µg 递增，而不是一次性给予 1 mg。如果需要重复给药，考虑持续输注。

🔑 关键点

- 确保持续高质量的 CPR，为避免疲劳需定时（每 2 min）更换实施 CPR 的人员。
- 尽量缩短停止按压与电击之间的间隔时间，最好少于 5 s。
- 电击后立即恢复胸外按压。即使已经恢复灌注节律，可能仍不能触及脉搏。
- 防非患者出现生命迹象，否则即使在 2 min 的 CPR 期间出现有序的节律也不能停止按压。
- 对于可电击复律的 VF，检查电极片的位置和贴合情况。
- 如果不确定是 VF 还是心搏停止，应继续 CPR，而不是尝试除颤。这样做可以改善 VF 的波幅并提高除颤的成功率。

关于心肺复苏的决定

在英国的医院中，只有约 20% 的患者在接受 CPR 后能够康复。心肺复苏最可能在那些可治疗病因所致的心搏呼吸骤停中有效，通常是可电击复律的心律（VF 或 pVT）。对于具有晚期和不可逆性生命限制条件的患者，例如已经广泛转移的癌症或晚期心力衰竭，CPR的无效尝试将会剥夺个体死亡的尊严或仅仅是使死亡过程延长而非终止，从而使关心他们的人更加的痛苦。对于这些患者，不应尝试实施CPR。

所有具有心脏停搏或死亡风险的住院患者都应尽早做出决定并记录是否接受心肺复苏。这项工作最终将由决策时负责该患者的高年资临床医师负责。判例法规定患者**必须**参与决策过程，除非患者没有决策能力或者讨论将会使其身体或心理受到伤害。但这并**不**意味CPR应该在不会从中得到益处的患者身上实施，也不意味患者有权要求得到没有临床指征的治疗。这意味着在CPR没有任何益处的情况下，应以容易理解的方式向患者解释"不尝试CPR"（Do Not Attempt CPR，DNACPR）的决定和原因。

还应该与照顾患者的所有医护人员讨论有关CPR的决定，并取得家属或其他护理人员的同意。如果患者缺乏决策能力，必须在切实可行的情况下尽快与家属、护理人员或其他授权者讨论该决定。当作出关于心肺复苏的决定时，必须在患者的病历中（通常也需要记录在专用表格中）记录该决定以及做出该决定的原因，并将其传达给所有参与患者管理的医护人员。

DNACPR决定**仅**适用于心搏呼吸骤停时的心肺复苏。必须以最高标准提供患者需要的所有其他管理；这可能包括吸氧、抗生素、营养治疗、水化、镇痛和镇静。DNACPR决定不应阻碍任何其他的护理或治疗[9.13]。最后，应定期评估心肺复苏的决定，以便在患者临床状况变化时做相应调整。

理想情况下，所有临终的患者都应该积极参与讨论进一步的治疗计划，在医疗人员的指导下与其共同商议后续管理的目标，并选择在病情恶化时接受或者不接受某种有创性的治疗方式。通过这种方式选择治疗方案相对于只专注一种没有被提供的治疗手段（CPR）而言，患者和医护人员都会更容易接受。在英国，目前正采用这种方法来制定相关流程和决策文件。

意识水平降低

导致意识水平降低的原因很多。应优先考虑的处理是：
- 建立并保持气道通畅；

- 确保充足的氧合和通气；
- 维持或恢复足够的循环；
- 评估 GCS 评分。

然后再着手确定意识障碍的原因。一些更常见的原因及其处理概述如下。

低血糖

低血糖（hypoglycaemia）最有可能发生于接受口服降血糖药或胰岛素治疗的糖尿病患者。碳水化合物摄入或吸收不足但持续服用正常剂量的降血糖药，以及发生脓毒症均可能导致患者在围术期发生低血糖。血糖控制不佳的糖尿病患者即使血糖浓度正常，也可能出现低血糖症状。其他高危群体包括肝衰竭（饥饿时肝糖异生功能受损）以及胃切除术后的患者。大脑依赖于葡萄糖不断供应能量，因此未治疗的低血糖有可能引起不可逆转的脑损伤。

低血糖的症状取决于血糖浓度，并因自主神经兴奋和脑葡萄糖供给不足而出现症状：

- 自主神经症状——出汗、心动过速、震颤、饥饿：服用 β 受体阻滞剂的患者可能没有任何自主神经体征或低血糖症状。
- 脑葡萄糖供给不足——谵妄、GCS 降低、癫痫发作。

患者病史中的某些细节可能会提示低血糖的诊断，并且清醒的患者可以描述上述典型症状。通过检查末梢血糖浓度可以确诊。所有 GCS 降低的患者都应检查末梢血糖，作为对其初步评估的一部分。

初始治疗

治疗目的是使血糖浓度恢复至正常水平，防止低血糖再次出现。如果患者气道通畅，有呼吸和意识：

- 给予口服葡萄糖凝胶，例如 Glucogel© 葡萄糖能经颊黏膜快速吸收。
- 开放静脉通路。
- 单独口服葡萄糖可能不够，往往需要给予 10% 葡萄糖 250 ～ 500 ml IV。

如果患者无意识

- 确保气道通畅和充足的通气。

- 开放静脉通路，并给予葡萄糖溶液 25 ～ 50 g IV：
  - 50% 葡萄糖通常储存在复苏车中，但可能会导致静脉炎；
  - 10% 葡萄糖应作为首选，因为较少引起刺激。
- 通常会很快恢复意识。

通过浓度计算葡萄糖的剂量（g）：
$$浓度（\%）\times 10 \times 容积（L）=剂量（g）$$
例如：500 ml 10% 葡萄糖溶液，即 $10（\%）\times 10 \times 0.5（L）=50（g）$

辅助检查

- 12 导联 ECG，检查是否存在心肌缺血或心律失常。
- 血液检查，包括 FBC、U & Es、血糖和血液培养。

一旦血糖浓度恢复正常，症状就会缓解。如果仍存在神经损伤，应寻找其他原因。可以通过以下方式来防止再次发作：
- 能够经口进食的患者：
  - 速释或缓释碳水化合物，例如含糖饮料和面包；
  - 考虑调整平时服用降血糖药的剂量。
- 不能经口进食或不能吸收肠内营养的患者：
  - 静脉输注胰岛素和葡萄糖注射液，可以按比例或按照当地的指南采用"Alberti 方案"输注；
  - 停止平时服用的降血糖药直到可以正常经口进食。
- 所有患者必须密切监测末梢血糖，直至度过危险期。

阿片类药物过量

阿片类药物是中重度急性术后疼痛管理的重要组成部分。常用的阿片类药物种类很多，给药途径也很多，如口服、静脉注射、鞘内注射或硬膜外给药。阿片类药物的代谢和消除存在很大的个体差异，这就导致存在阿片类药物过量的潜在风险。对于老年、阻塞性睡眠呼吸暂停和肾功能异常患者，发生阿片类药物过量的风险尤其高。

阿片类药物过量的具体特征包括：
- 病史：阿片类药物用药史、老年人、肾功能异常。
- 通气不足：特别是呼吸频率减慢。
- 瞳孔："针尖样"瞳孔。

初始治疗

- 确保气道通畅，呼吸和循环稳定。
- 建立静脉通路。
- 给予纳洛酮，每次 100 ～ 200 μg IV，直至意识水平和呼吸频率恢复。

纳洛酮同样会逆转阿片类药物的镇痛作用。最理想的结果是通过仔细的滴定，纳洛酮可以逆转有害的副作用而不会拮抗所有的镇痛作用。

纳洛酮的作用时间相对较短（约 20 min）。因此，如果给予长效阿片类药物（如吗啡）或鞘内注射阿片类药物，则可能需要在心电监测下重复注射或持续输注纳洛酮，通常需要转运患者至重症监护治疗病房。

脑卒中 / 颅内出血

脑卒中（stroke）的原因很多，包括但不限于：

- 心房颤动——心房血栓导致的栓塞。
- 严重低血压——出血或脓毒症所致。
- 低氧血症——阿片类药物所致的呼吸抑制。
- 颅内出血——肝素抗凝所致。
- 手术相关——颈动脉内膜剥离术导致的栓塞。

临床表现和处理取决于脑损伤的程度和位置：

- 如果发生大量脑组织梗死或颅内血肿较大，患者的 GCS 会降低，可能无法维持气道通畅。
- 梗死区域小可能仅产生局部运动或感觉缺失，而 GCS 正常。

初始治疗

- 确保气道通畅，呼吸和循环稳定。
- 充分供氧；如果 SpO_2 < 94%，努力将其提高为 94% ～ 98%。

优先顺序

初步评估和稳定后，优先顺序如下：

- 紧急颅脑 CT 扫描以明确诊断（图 9.12）。为了保障安全，可能需要进行气管插管和机械通气。
  - 一些中心会对出现症状 3 h 内，通过 CT 扫描证实的缺血性

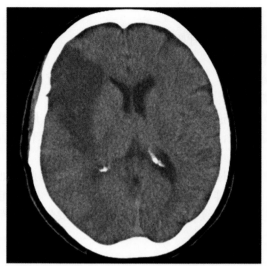

图 9.12　颅脑 CT 显示右侧额叶低密度区域，符合缺血性卒中

卒中患者进行溶栓治疗——对于这些患者，时间至关重要。
  ○ 对于术后患者，溶栓可能是禁忌的。
- 如果 CT 扫描显示没有颅内出血，应尽快给予阿司匹林 300 mg。
- 控制血糖浓度。如有需要可输注葡萄糖和胰岛素注射液；建议将血糖控制在 4 ～ 11 mmol/L。
- 仅在出现其他问题（如颅内出血或心肌梗死）或计划进行溶栓治疗时控制血压。
- 应对有意识的患者进行吞咽评估；对于不能安全吞咽的患者，应在 24 h 内开始鼻饲。
- 急性脑卒中小组应尽早参与治疗。

如果 CT 扫描显示颅内出血，则需要联系神经外科并讨论是否需要手术治疗。如果患者正在接受抗凝治疗，很难确定继续或停止抗凝治疗的相对风险和获益。根据神经外科的会诊意见，决定进一步的治疗。

癫痫持续状态

癫痫持续状态（status epilepticus）被定义为发作持续超过 30 min 或者频繁发作超过 30 min 且无意识恢复的癫痫。由于存在较高的死亡率，因此治疗的目的是尽快终止癫痫发作，通常需要静脉使用抗癫痫药物，而对于难治性癫痫则需要全身麻醉。因此尽早获得专业帮助至关重要。

癫痫持续状态的常见原因包括：

- 不稳定的、控制不佳的癫痫。
- 急性脑损伤：卒中、肿瘤、蛛网膜下腔出血、创伤、缺氧。
- 既往脑损伤：创伤、神经外科手术、动静脉畸形。
- 中枢神经系统感染：脑炎、脑膜炎、脓肿。
- 代谢异常：低血糖、低钠血症、低钙血症、尿毒症。
- 癫痫患者的抗癫痫药物用药量不足。
- 戒断症状：酒精、巴比妥类药物或苯二氮䓬类药物。
- 妊娠子痫。
- 高热惊厥可能会导致幼儿（3 个月至 3 岁）癫痫持续状态。

初始治疗

- 清除气道异物并维持气道通畅，虽然这可能很困难。发作期间牙关紧闭时，应使用鼻咽通气管。
- 通过储氧面罩给予高流量吸氧。
- 建立静脉通路并立即采血进行血糖测定。
- 静脉补液纠正低血压。
- 开始静脉抗癫痫治疗：
  - 一线治疗药物，劳拉西泮，最大剂量 4.0 mg IV；
  - 如果尚未建立静脉通路，可以经直肠给予地西泮 10 mg（可能已经由院前的急救医务人员完成）。

如果发作继续

- 苯妥英钠 15 mg/kg IV，速度 ≤ 50 mg/min。
- 心电监测至关重要，因为存在发生心动过缓和传导阻滞的风险。
- 丙戊酸钠 10 mg/kg IV，速度 ≤ 100 mg/min（在 24 h 之后再给予 1.6 g）。

难治性癫痫持续状态

- 行气管插管和全身麻醉。这需要专业帮助。

辅助检查

- 血浆葡萄糖、U & Es、钙、镁、FBC、治疗性药物水平、毒理学检查、动脉血气。
- 如果怀疑存在 CNS 感染，进行病原菌筛查，包括腰椎穿刺。
- CT 扫描：如癫痫首次发作，则颅内病变的可能性很大。
- EEG。

一旦癫痫发作得以控制，则将患者转交给神经专科医师进行管理。

继发于低氧血症或低血容量的意识障碍

维持正常的脑功能依赖于恒定的脑氧供应。低氧血症和低血容量都会影响脑氧供应。在对患者进行初步的 ABCDE 评估时，应对低氧血症和低血容量进行检查和处理。通常经过恰当的处理，几分钟内就会出现脑功能恢复的迹象。

必须牢记，低氧血症或低血容量本身可能是由于其他原因造成的；例如，低氧血症可能是由于肺炎或气胸所致，而低血容量可能是术后腹腔内出血所致。初步治疗措施可暂时恢复大脑氧合，但还需要针对根本病因进行确定性治疗，例如气管插管和机械通气，针对肺炎行抗菌治疗，闭式胸腔引流治疗气胸或返回手术室止血。

扩展阅读

British Thoracic Society Standards of Care Committee Pulmonary Embolism Guideline Development Group. British Thoracic Society guidelines for management of suspected acute pulmonary embolism. *Thorax* 2003；**58**；470-484.

Lim W，Baudoin S，George R，et al. British Thoracic Society guideline for the management of community acquired pneumonia in adults：update 2009. *Thorax* 2009；**64**（supplement III）；iii1-iii55.

National Institute for Health and Clinical Excellence. *Clinical Guideline 68. Diagnosis and Initial Management of Acute Stroke and Transient Ischaemic Attack*（*TIA*）. London：NICE，2008.

National Institute for Health and Clinical Excellence. *Clinical Guideline 94. Unstable Angina and NSTEMI：The Early Management of Unstable Angina and Non-ST-Segment-Elevation Myocardial Infarction.* London：NICE，2010.

O'Driscoll B，Howard L，Davison A. British Thoracic Society guideline for emergency oxygen use in adult patients. Thorax 2008；**63**（supplement VI）；vi1-vi68（to be updated in 2016）.

Ramrakha P，Moore K，Sam A（eds）. *Oxford Handbook of Acute Medicine*，3rd edn. Oxford：Oxford University Press，2010.

Resuscitation Council（UK）. *Adult Advanced Life Support Manual*，7th edn. London：Resuscitation Council（UK），2015.

［9.1］http://bestbets.org/This web site contains best evidence topic reviews for emergency medicine. Many of these are relevant to anaesthesia and critically ill patients.

［9.2］www.nice.org.uk/CG50 Recognition of and response to acute illness in adults in hospital. July 2007. The National Institute for Health and Care Excellence（NICE）guidelines-you must read this if you are interested in this topic. Soon to be updated.

［9.3］www.rcplondon.ac.uk/projects/outputs/national-early-warning-score-news Documents from the Royal College of Physicians on the application and interpretation of NEWS.

［9.4］www.institute.nhs.uk/safer_care/safer_care/situation_background_assessment_recommen dation.html Detailed information including videos of the use of SBAR.

［9.5］www.tracheostomy.org.uk Organization aiming to reduce preventable deaths from mismanagement of blocked tracheostomies and laryngectomies.

［9.6］www.brit-thoracic.org.uk/document-library/clinical-information/asthma/btssign-asthmaguideline-2014 The British Thoracic Society and the Scottish Intercollegiate Guideline Network guidelines on management of asthma.

［9.7］www.survivingsepsis.org Comprehensive web site run by the European Society of Intensive Care Medicine aimed at improving recognition and management of sepsis.

［9.8］www.resus.org.uk/anaphylaxis/emergencytreatment-of-anaphylactic-reactions/ Resuscitation Council（UK）. Emergency Treatment of Anaphylactic Reactions. Guidelines for Healthcare Providers. Amended 2012.

［9.9］www.nice.org.uk/guidance/cg134/resources NICE guidance on assessment and referral after emergency treatment for anaphylaxis.

［9.10］www.nice.org.uk/guidance/cg169 Guidelines from NICE on acute kidney injury：prevention，detection and management.

［9.11］www.renal.org/Clinical/GuidelinesSection/AcuteKidneyInjury.aspx The Renal Association web site with the current guidelines for management of acute kidney injury. 2011.

［9.12］www.resus.org.uk The Resuscitation Council（UK）. This site contains the current UK guidelines for management of acute coronary syndromes，cardiac arrhythmias and cardiopulmonary resuscitation.

［9.13］www.resus.org.uk/dnacpr/decisions-relatingto-cpr/Joint document from the Resuscitation Council（UK），Royal College of Nursing and British Medical Association covering all aspects of decision making relating to CPR.